Zur Technik der
Kropfoperation

Von

Dr. W. M. Kreiner

Privatdozent, Vorstand der chirurgischen Abteilung
des Landeskrankenhauses Leoben

Mit einem Vorwort von
Prof. Dr. F. Spath
Graz

Mit 33 Textabbildungen

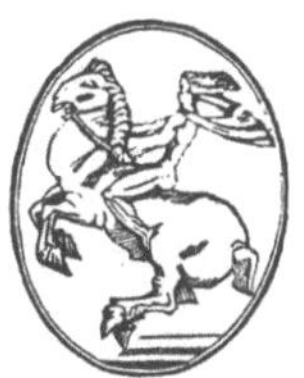

Wien
Springer-Verlag
1952

ISBN-13:978-3-211-80262-5   e-ISBN-13:978-3-7091-7802-7
DOI: 10.1007/ 978-3-7091-7802-7

Alle Rechte, insbesondere das der Übersetzung
in fremde Sprachen, vorbehalten.

Copyright 1952 by Springer-Verlag in Vienna.

Vorwort.

Als langjähriger Assistent der Chirurgischen Universitätsklinik Graz, die mit ihrem großen Krankengut eines Kropf-Endemie-Gebietes vielfache Anregungen und Erfahrungen zu einer chirurgischen Bearbeitung des Kropfproblems vermitteln konnte, hat der Verfasser dieser Monographie es unternommen, die Regeln der operativen Kunst der Strumaresektion darzustellen in einer Technik, wie sie an dieser Klinik schon durch den Mitarbeiter Hofrat v. HACKER's, Prof. E. STREISSLER inauguriert, zur Übung gekommen ist. Der Autor entwickelt diese Technik aus den anatomischen Gegebenheiten und nennt sie die „Präparationsmethode". Bei entsprechendem Vorgehen entwickelt sich die Struma sozusagen von selbst auf geringen Zug hin (Traktions-Methode). So ergibt sich ein schonendes und in jeder Phase sicheres Operieren mit der günstigsten Aussicht, unmittelbare und mittelbare Komplikationen verhindern zu können, ohne sich aber in unnotwendige Details dabei zu verlieren. Da diese Kunst einer zweckmäßig standardisierten Strumaoperation meines Erachtens noch lange nicht so allgemein geübt wird, als man es der Zeit nach erwarten könnte, erscheint mir die Behandlung dieses Problems, vor allem im Zusammenhang mit den heute neu aufgerollten Fragen der Anaesthesie als besonders aktuell. Da die chirurgische Therapie sich nicht allein in der Operation erschöpfen kann, mußten funktionelle Probleme, die Frage der Indikation, die Erfahrungen mit den Thyreostaticis und die Substitutionstherapie (Organo-Opo-Therapie) naturgemäß mit in das Thema aufgenommen werden, sodaß nicht allein, wie der Titel vermuten ließe, rein chirurgisch-operative Fragen zur Darstellung kommen, sondern in begrüßenswerter Weise, in allen Teilen durch instruktive Bilder und Tabellen unterstützt, das große Gebiet der Kropfchirurgie zur Darstellung kommt.

Möge das Buch, das die Erfahrungen in- und ausländischer führender Kropfchirurgen mit berücksichtigt, vor allem zum Nutzen einer jüngeren Chirurgengeneration geschrieben sein.

G r a z, im Herbst 1951.

Prof. Dr. FRANZ SPATH,
Vorstand der Chirurgischen Universitäts-Klinik, Graz.

Inhaltsverzeichnis.

Einleitung.

In den ersten Dezennien dieses Jahrhunderts schien die Kropfoperation ein standardisiertes Verfahren zu sein. Die Arbeiten von REVERDIN, KOCHER, de QUERVAIN, v. WÖLFLER, v. EISELSBERG und v. MIKULICZ haben im allgemeinen ein typisches Vorgehen geschaffen. ENDERLEN, BREITNER, KLEINSCHMID, LAHEY und HERTZLER haben die Methode noch schrittweise verbessert.

Entgegen dieser Erkenntnisse und Fortschritte ist die Kropfoperation auch heute noch als nicht ungefährlich anzusehen und die Sterblichkeit, die nach allgemeinen Statistiken ½—1% beträgt, zeigt immer noch die Möglichkeit tödlicher Komplikationen.

Trotz der Entdeckung SANDSTRÖMS gibt es postoperative Tetanien. Auch die Forschungen der Physiologie und das klare Wissen über die Funktionsnotwendigkeit der Schilddrüse bilden keinen sicheren Schutz gelegentlich ein postoperatives Myxödem zu beobachten.

Diese einleitenden Feststellungen lassen ohneweiters erkennen, daß auch der gewissenhafteste Operateur bei Kropfoperationen vor Problemen steht, deren Lösung nicht als endgültig bezeichnet werden darf.

1. Anatomie.

Bevor auf die Methodik eingegangen wird, ist es notwendig, gewisse anatomische Eigentümlichkeiten zu erörtern.

Die Schilddrüse zeigt normalerweise in ihrer Größe und in ihrem Gewicht Abweichungen, die den einzelnen Völkerschaften und Landschaften entsprechend, sehr verschieden sind. Noch größere Unterschiede treten natürlich bei abnormen Wachstum der Schilddrüse auf. Die ursprüngliche Anlage vergrößert sich entweder nicht gleichmäßig oder es liegen schon anlagemäßig veränderte anatomische Verhältnisse vor, die bei der Operation Überraschungen und Schwierigkeiten verursachen.

Die normale Schilddrüse, im Horizontalschnitt eine Dreieckform zeigend, ist bei normaler Gewebsdichte und normaler Größe als Organ wenig für die Anlage von Muskeln und Gefäßen bestimmend. Die vergrößerte Schiddrüse wirkt jedoch in mechanischer Hinsicht raumbeanspruchend und verdrängend. Sie tritt daher mit der Umgebung in bestimmte Kontaktverhältnisse und verändert einerseits durch Druck den Tonus der Muskulatur, andererseits vermehrt sie das Innenvolumen des Halsraumes unter diesen Muskeln und bewirkt so eine Einflußstauung der gesamten Halsvenen im Bereiche der oberen Thoraxapertur.

Anatomisch wäre festzuhalten, daß die Mm. sternothyreoidei und sternohyoidei in doppelter Kulisse die Schilddrüse von vorne bedecken und den Zugang zu ihr erschweren.

Nach eigenen Untersuchungen an der Leiche und den Erfahrungen bei Operationen läßt sich feststellen, daß der M. sternothyreoideus an der *Linea obliqua des Schildknorpels ansetzend, daselbst häufig eine sehnige Begrenzung medialwärts zeigt.* Dieser Muskel bedeckt den oberen Pol der Schilddrüse und verhindert anatomisch gesehen durch Spannung den Zugang. Der M. sternohyoideus als äußere Kulisse ist in dieser Hinsicht weniger beachtenswert.

Der M. omohyoideus zeigt eine bindegewebige Zwischensehne, die auf der Vena jugularis interna liegt und mit ihrer Adventitia verbunden ist. Eine Verkürzung des Muskels kann dieses Gefäß erweitern. Bei Anspannung des M. omohyoideus bei festgestelltem Zungenbein und sich straffender Halsaponeurose wird ein Kollabieren der tiefen Halsvenen durch den äußeren Luftdruck verhindert.

Der M. thyreohyoideus hebt den Schildknorpel und den Kehlkopf beim Schluckakt gegen das Zungenbein, so daß sich der Kehlkopfeingang schließen kann.

Es ist bekannt, daß große Teile des Schild- und Ringknorpels nach dem 20. Lebensjahr verknöchern und daß die Trachea starrer wird.

Die Anatomie der Linea obliqua ergibt drei Muskelursprünge: den M. laryngopharyngeus, M. sternothyreoideus und M. thyreohyoideus. Weiters zu erwähnen ist das Ligamentum cricotracheale, das sich verschieden stark zwischen Ringknorpel und obersten Trachealspangen vorfindet.

Die hufeisenförmigen Knorpelspangen der Trachea zeigen ihre Konvexität nach vorne; nach hinten gegen den Oesophagus zu ist der Abschluß von weicherer Konsistenz. Der Oesophagus liegt hier eng an und ist durch lockeres Zwischengewebe von der Trachea getrennt. Dieses zarte Bindegewebe in der Umgebung der Trachea hängt mit dem Zellgewebe des Halsbindegewebsraumes zusammen. In das lockere Zellgewebe sind auch die großen Halsgefäße eingebettet. Der Raum steht nach abwärts mit dem vorderen Mediastinum in Verbindung.

In dieses Bindegewebe kann sich die vergrößerte Schilddrüse hineinarbeiten. Es ist außerordentlich wichtig, den Begriff der Hufeisenstruma zu kennen, wobei öfters der linke Schenkel größer ist wie der rechte und sich zwischen Trachea und Oesophagus legen kann. Geschieht dies in breiter Front im Bereiche der gesamten Drüse, so sind diese anatomischen Varietäten leicht zu erkennen. Entwickelt sich jedoch ein intrasyringealer Knoten isoliert, oder zeigt der obere Pol der Schilddrüse eine umschriebene Entwicklung nach oben medialwärts retrotracheal, so kann bei der Operation ein solcher intrasyringealer Knoten übersehen werden und zu späteren Nachbeschwerden Anlaß geben.

Die Rinderhornform der Schilddrüse findet man vorwiegend bei thyreotoxen Schilddrüsen, wobei sich die Hörner der oberen Pole hinter der Trachea berühren können.

Im allgemeinen wird jedoch die H-Form bei der Strumaentwicklung am häufigsten angetroffen. Der Isthmus selbst nimmt nicht sosehr an der Vergrößerung teil. Der in der Höhe des II. und III. Trachealringes liegende Querbalken ist meist bei der Hyperthyreose stark entwickelt. Dieser Umstand ist wahrscheinlich als Infantilismus aufzufassen.

Die verchiedenen Variationen des Lobus pyramidalis mit der vorwiegend linkseitigen Lage sind chirurgisch-technisch ziemlich bedeutungslos. Die Entfernung des Pyramidenfortsatzes bringt kaum Schwierigkeiten, muß jedoch zur Vermeidung von Rezidiven örtlicher Natur radikal durchgeführt werden.

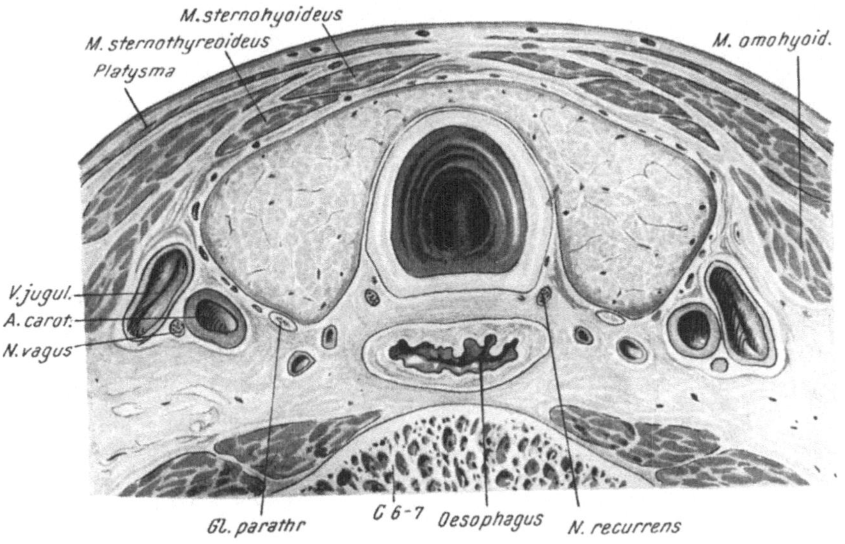

Abb. 1. Horizontalschnitt in der Höhe von C 6—7, schematisch.

Die am Horizontalschnitt schon erwähnte Dreieckform zeigt sich dem Chirurgen als mediale vordere und lateral vordere Fläche. Anschließend findet sich die mediale hintere Fläche. Sie gehen breit ineinander über (Abb. 1).

Die eigentliche Kropfkapsel, die mit feinen Septen in das drüsige Organ eindringt und mit der Drüse in engem Zusammenhang steht, ist — wie erwähnt —, durch lockeres Bindegewebe, die sog. äußere Kapsel, von der gesamten Umgebung abgesetzt. Die Venen der Drüse verlaufen im Bereiche der Drüse selbst in der eigentlichen Kapsel, um später durch die sog. äußere Kapsel durchzuziehen. Bei Luxierung einer normalen Schilddrüse, noch mehr aber einer Struma am Lebenden, besteht daher die Einrißgefahr der Venen an der Übergangsstelle von der inneren in die äußere Kapsel.

Eine gewisse Zweiflächigkeit der Schilddrüse u. zw. Vorder- und Hinterfläche bedingt, daß sich auf beiden Flächen an ihren Übergangsstellen die Venen von vorne und hinten vereinigen, so daß Venae thyreoideae anteriores und posteriores unterschieden werden.

Das Konfluieren dieser Venen kann im Bereiche der eigentlichen Kropfkapsel stattfinden oder es können sich die Vereinigungspunkte etwas weiter lateral im lockeren Bindegewebe befinden. Für die Unterbindung der Venen ist es daher technisch gesehen nicht belanglos, ob der Hauptast unterbunden wird oder ob zwei Unterbindungen für je eine vordere und hintere Vene notwendig sind.

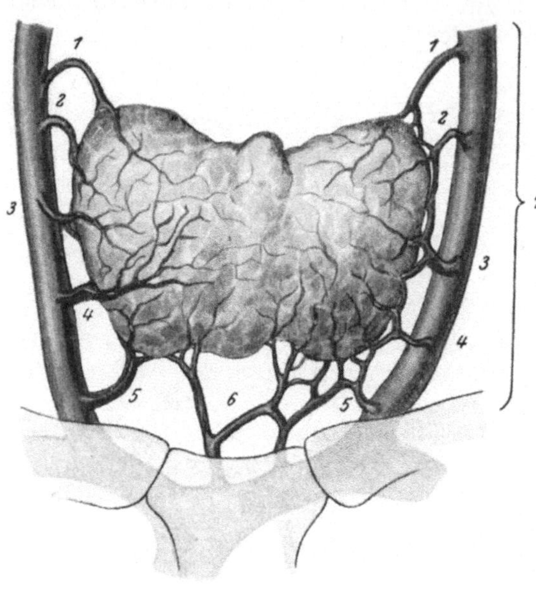

Abb. 2. Venenschema.

1 obere Polvenen; *2* obere Seitenvenen; *3* mittl. Seitenvenen; *4* untere Seitenvenen; *5* untere Polvenen; *6* Plexus thyr. inferior; *7* Anastomosen der vorgenannten Gefäße.

Man unterscheidet an der Schilddrüse obere Polvenen, obere Seitenvenen, mittlere Seitenvenen, untere Seitenvenen und untere Polvenen. Die oberen Polvenen sammeln sich in einem Hauptstamm, der gemeinsam mit der oberen Polarterie cranialwärts verläuft, um in die Vena facialis communis oder in die Vena jugularis interna zu münden. Eine Verletzung dieser kleinen Venen ist meist ohne Folgen und nach vorübergehender Tamponade steht auch die Blutung gewöhnlich von selbst. Die Seitenvenen, gleichgültig ob obere, mittlere oder untere, münden direkt in die Vena jugularis interna ein. Von diesen ist die mittlere Seitenvene als Vena thyreoidea media principalis zu bezeichnen. Sie ist das Gefäß, das bei unbeabsichtigter Verletzung zur Luftembolie Anlaß gibt. Bei der Luxation der Schilddrüse wird sie unter erhöhte Spannung gesetzt, die merkwürdigerweise gut vertragen wird (Abb. 2).

Schon KOCHER hat eine Vena thyr. med. besonders unterschieden und ihre Wichtigkeit betont. Diese Vena principalis kann jedoch nur dann richtig umgangen werden, wenn man sie aus dem Zusammenfluß der vorderen und hinteren Schilddrüsenvenen begreift und bei der Unterbindung diese zwieselförmige Stellung des Zusammenflusses der Venen beachtet. So ist es technisch leicht, nicht nur die Luftembolie zu vermeiden, sondern auch einen zufälligen Einriß der Vena jugul. int. hintanzuhalten. Die Verbindung des M. omohyoideus mit der Vena jugularis kann bei Anspannung der Halsmuskulatur durch den Patienten und bei gleichzeitiger Luxation der Struma die Zerreißung der Vena principalis oder einen Einriß in die Vena jugularis interna bedingen.

Im Gegensatz dazu verlaufen die unteren Polvenen nicht mit der gleichnamigen Arterie und münden oft in die Vena anonyma ein. Diese Venen sind bei der Präparation des unteren Poles und der Trachea ebenfalls leicht verletzbar und geben auch Anlaß zur Luftembolie. Wenn sie infolge der Verletzung bluten, entstehen Schwierigkeiten in der Versorgung, wobei beim Zufassen mit der Klemme auch der N. recurrens, der im gleichen Raum verläuft, geschädigt werden kann.

Die Vena thyreoidea ima kann gelegentlich sehr stark sein; ihre Varietäten und Gefahren sind bekannt.

Die arterielle Versorgung der Schilddrüse ist durch zwei Hauptgefäße gekennzeichnet. Die Art. thyr. cranialis und die Art. thyr.

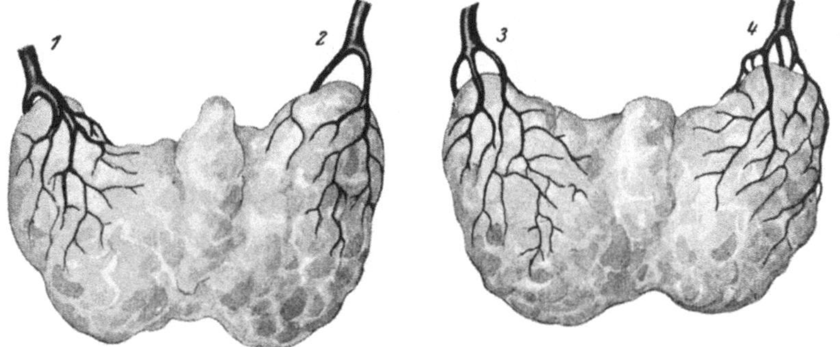

Abb. 3. Schema der cranialen Polgefäße.
1 Starkes vorderes Polgefäß; 2 vorderes und hinteres Polgefäß gleichkalibrig; 3 einfache Doldenform (3teilig); 4 komplizierte Doldenform (4—5teilig).

caudalis. Die Cranialarterie nähert sich als Rohr von wechselnder Stärke dem oberen Schiddrüsenpol. Beim Kalb z. B. tritt sie hauptsächlich an der Vorderfläche der Schilddrüse ein und zeigt öfter gar keine oder nur dichotome Verteilung.

Beim Menschen sind die Spielarten bedeutend häufiger und wir finden eine Dichotomie, d. h. ein vorderes und ein hinteres Polgefäß vor. Meist ist auch der vordere Ast stärker als der hintere. Er ist bei der Präparation des oberen Poles ziemlich tief erreichbar und wird dort präliminar unterbunden. Die Entwicklung der Struma und die anlagemäßige Verteilung der einströmenden oberen Polgefäße bringen es jedoch mit sich, daß wir gelegentlich ein gleichkalibriges vorderes und hinteres Polgefäß beobachten und bei einer Reihe von Fällen eine drei- bis fünfteilige Aufsplitterung des Gefäßzuflusses bemerken. Man kann somit von einer einfachen oder komplizierten Doldenform der Art. thyr. cranialis sprechen (Abb. 3).

Dem unteren Polgefäß wurde in seinen anatomischen Varietäten mehr Beachtung geschenkt, weil seine Unterbindung besondere Schwierigkeiten bereiten kann. Der Ort der Unterbindung ist umstritten. Als Normalverlauf wird die Art. thyr. caudalis, aus dem Truncus thyreocervicalis der Art. subclavia entspringend, zwischen dem medialen Rand des M. scalenus ant. und der Art. carotis communis bis in die Höhe des Ringknorpels aufsteigend, beschrieben. Anschließend tritt sie mit medialer und caudaler Wendung in den retrovisceralen Spaltraum ein und verläuft hinter dem Gefäßnervenbündel, das Bindegewebsblatt zwischen Gefäßscheide und Fascia prävertebralis durchbohrend. Die Arterie tritt dann in den caudalen Schilddrüsenpol von hinten ein. In einem geringen Prozentsatz werden das Fehlen des unteren Polgefäßes, eine schwache Entwicklung und eine Doppelung des Gefäßes beschrieben. Nach TAGUCHI zieht in 8% der Fälle das Gefäß schräg von unten aufwärts zur Drüse. Die Teilungsstelle des unteren Polgefäßes kann verschieden weit entfernt von der Schilddrüse sein, es ist sehr wesentlich zwischen früher und später Dichotomie des unteren Polgefäßes zu unterscheiden.

Nach eigenen Untersuchungen an der Leiche und vielfachen operativen Wahrnehmungen, läßt sich der Verlauf der Art. thyr. caudalis folgendermaßen schematisch darstellen:

1. Hirtenstabform,
2. S-Form (Doppelbogen),
3. Schlingenform,
4. Winkelform,
5. schräger direkter Verlauf mit Nahteilung,
6. schräger direkter Verlauf mit Fernteilung.

Die Unterscheidung des verschiedenen Verlaufes der unteren Polarterien hat chirurgisch eine außerordentliche Bedeutung. Es besteht kein Zweifel, daß die ursprüngliche Anlage des unteren Polgefäßes an sich schon stärkeren Unterschieden unterworfen ist. Das Lebensalter, die Krankheitsgenese bei hyper- oder hypothyreoten Kröpfen, die Wachstumsgeschwindigkeit und die Art und Größe der Struma bedingen zum Teil diesen verschieden gearteten Verlauf.

Bei jüngeren Leuten ist häufig der direkte Verlauf oder die Winkelform anzutreffen. Bei zunehmendem Lebensalter und bei Colloidstrumen finden sich oft Hirtenstabform, Doppelbogen und Schlingenform; sie sind jedoch auch bei jungen Individuen anzutreffen und somit keine reine Alterserscheinung.

Die Arterie ist, abgesehen von der erhöhten Rigidität der höheren Dezennien bei hyperthyreotischen Kröpfen manchesmal überraschend zart. Es läßt sich unter Umständen sogar behaupten, daß Hyperthyreosen mehr zu zarten direkten Verlaufsformen neigen. Dies könnte mit einem Infantilismus der Schilddrüse in Zusamenhang gebracht werden. Die Wachstumsgeschwindigkeit und die zum Teil umschriebene Vergrößerung der Schilddrüse verändern die ursprünglichen Verhältnisse oft wesentlich und führen zu einer Nahteilung oder zu einer weitgehenden Elongation des Gefäßrohres mit einer Mündung in die Drüse von hinten oder von der Seite (Abb. 4).

Diese eingehende Beschreibung würde sich nicht lohnen, wenn nicht die Unterbindung des unteren Polgefäßes in allen Lebensaltern bei verschiedenen Kropfformen notwendig wäre.

Aus dem Gesamten ist jedoch ersichtlich, daß ein absoluter Unterbindungspunkt nicht gegeben ist und daß bei einer großen Anzahl von Kropfoperationen die Unterbindung nicht immer an der gleichen Stelle erfolgen wird.

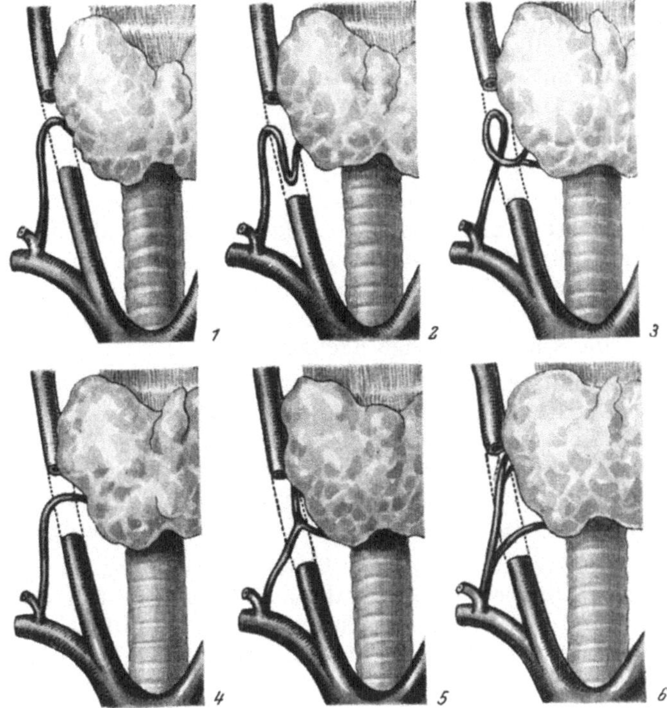

Abb. 4. Schema der caudalen Polgefäße.
1 Hirtenstabform; *2* Doppelbogen (S-Form), *3* Schlingenform; *4* Winkelform; *5* schräger, direkter Verlauf mit Nahteilung; *6* schräger, direkter Verlauf mit Fernteilung.

Anatomisch wichtig ist, daß sowohl die große Halsschlagader als auch das untere Polgefäß von einer dichten Gefäßscheide eingehüllt sind. Diese muß zuerst eröffnet werden, um zu dem caudalen Polgefäß zu gelangen.

In 2% der Fälle fehlt die Art. thyr. caudalis. Vikariierend ist eine Art. thyr. ima oder eine Hypertrophie des oberen Polgefäßes zu beobachten. Es treten bei dieser anatomischen Variante ähnliche Verhältnisse wie bei Kalbschilddrüsen auf.

Das untere Polgefäß, das — wie schon erwähnt — in einer Gefäßscheide liegt, wird durch diese von der Art. vertebralis geschieden (CORNING). Eine seltene Variation, die jedoch als wichtig anzusehen ist, bildet die Doppelung der Art. vertebralis. Eine Wurzel dieses Gefäßes liegt hinter der Art. thyr. caudalis, die andere Wurzel vor dem unteren Polgefäß.

Es ist möglich, daß eine Wurzel der Art. vertebralis in das Foramen transversarium V eingeht, die zweite Wurzel in das Foramen transversarium VII, so daß das untere Polgefäß wieder zwischen diesen beiden Gefäßwurzeln liegt (CHANAMIRJAM).

Obwohl es noch andere Möglichkeiten gibt, ist anatomisch-chirurgisch festzustellen, daß der Gefäßverlauf der Art. vertebralis gelegentlich das untere Polgefäß der Schilddrüse, entgegen der üblichen anatomischen Lage, von vorne kreuzen kann. Der vertikale Verlauf der Art. vertebralis, der bogenförmige horizontale Verlauf der Art. thyr. caudalis schützen bei Gesamtbetrachtung der anatomischen Lage vor Verwechslungen (HAFFERL).

Wenn anatomsich eine innere und äußere Kapsel unterschieden werden, so ist dies im allgemeinen so aufzufassen, daß die innere Kapsel die Schilddrüse direkt überzieht und von ihr aus bindegewebige Septen und die Gefäße in die Tiefe der Schilddrüse ziehen. Die äußere Kapsel ist nur als spinnwebenartiges, abstreifbares Gebilde in den Fascienräumen um die Schilddrüse her nachzuweisen.

Eine Verdichtung der Capsula externa in Verbindung mit der Trachea, der Cartilago cricothyr. und der Fascien des M. sternothyreoideus als Fixation der Drüse sind bekannt. Die äußere Kapsel wird von Gefäßen und Nerven, die in die Schilddrüse eindringen, durchlaufen. Die innere Kapsel steht als echte Drüsenkapsel in Zusammenhang mit dem Gerüst der Drüse und ist als ihre Differenzierung aufzufassen.

Das Verstärkungsband der äußeren Kapsel (lig. suspensorium thyreoid.) das Ligamentum denticulatum, ausgehend von Schild- und Ringknorpel und den obersten Trachealringen, strahlt in die Capsula interna und schließt beiderseits medial den oberen Rand des oberen Poles mit ein.

Die Verbindung der Schilddrüse mit ihrer Umgebung kann mehr oder minder locker sein, was sich bei der Lösung des oberen Poles operativ auswirkt. So wie eine innigere Verbindung mit Hochstand bestehen kann, ist auch ein allgemeiner Tiefstand der Drüse möglich, der von KOCHER beschrieben wurde.

Die nervöse Versorgung der Schilddrüse erfolgt durch Vagus und Sympathicus. Der Vagusstamm, der N. laryngeus sup. und der N. laryngeus inf., der in der Höhe des Artic. cricothyreoid. den M. laryngopharyngicus durchbohrt und alle Kehlkopfmuskeln mit Ausnahme des M. cricothyreoid. versorgt, die Nn. pharyngei und der N. depressor sind bei der chirurgischen Intervention an der Schilddrüse selten in Gefahr. Die Cervicalganglien, die Nn. cardiaci, die sympathischen Gefäßgeflechte und der Sympathicusstamm selbst fallen präparativ bei der Kropfoperation nicht ins Gewicht.

Trotzdem die Art. thyr. caudalis während ihres Verlaufes den Grenzstrang des Sympathicus kreuzt, ist eine Verletzung des Grenzstranges bei anatomischer Präparation kaum möglich.

Der Verlauf des N. recurrens bietet rein anatomisch gesehen die Möglichkeit, auch bei korrektem Arbeiten unbemerkt verletzt zu werden. Sein Verlauf wird üblicherweise in der Rinne zwischen Trachea und Oesophagus beschrieben.

Eigene Arbeiten an der Leiche zeigten, daß der Verlauf des N. recurrens rechts und links sehr verschieden ist.

Der Durchmesser des Nervs beträgt 1—2 mm. Er kann im direkten Verlauf ohne Aufsplitterung hinter das Cricoidhorn ziehen oder aufgesplittert in die Umgebung Äste abgeben. Bei starkem Zug reißt der Nerv ungefähr 2 cm unterhalb des Cricoid ab.

Der rechte N. recurrens kann nach Freilegung und Linksdrehung der Schilddrüse um eine vertikale Achse ohneweiteres im Stamm gefunden werden. Der caudale Anteil des Nervs kommt von lateral her und legt sich erst im unteren Teil der Schilddrüse an Oesophagus und Trachea an. Voraussetzung ist, daß diese anatomische Lage eine starke Linksziehung der Schilddrüse mit der Trachea an der Leiche vorwegnimmt. Damit ist eine zwangsläufige Verschiebung der Speiseröhre nach rechts verbunden. Die Umschlingung des Nervs um die Art. subclavia bedingt einen schrägen Verlauf dieses Nervs von lateral herkommend im Gegensatz zum linken N. recurrens, der sich um die Aorta schlingt und sich schon viel tiefer im Thorax dem Oesophagus und der Trachea anschließt.

Die Auffindungsstelle für den N. recurrens ist am Stamm der Übergang der Pars cartilaginea in die Pars membranacea der Trachea.

Splittert sich der Nerv frühzeitig auf, so dringen viele kleine Äste in der Höhe der Schilddrüse in die Trachea und in den Oesophagus einzeln ein und nur ein ganz dünner Faden ist hinter dem unteren Horn des Schildknorpels auffindbar. Typisch für die frühzeitige Aufsplitterung des N. recurrens mit mehrfacher Verzweigung zur Luft- und Speiseröhre ist die Bildung eines nur kleinen Hauptstammes, der nicht größer als die Seitenäste des cranialen Anteiles der Schilddrüse ist.

Als seltener anatomischer Befund konnte (gemeinsam mit HAFFERL), ein Nervenast mit der Lupe verifiziert werden, der sich in das sympathische Geflecht des Halses im Bereiche der Art. carotis int. einschaltete.

Der rechte so wie der linke N. recurrens verlaufen bekanntlich vor der Arterie, in der Dichotomie oder hinter der Arterie des unteren Schilddrüsenpoles.

Der linke N. recurrens ist im Winkel zwischen dem Oesophagus und der Trachea auffindbar, wobei die Absplitterung kleiner Nervenstämme in den Oesophagus häufiger links als rechts festgestellt werden kann. Diese Nervenwurzeln können als Leitgebilde verwendet werden. Für die grobe anatomische Orientierung ist das Cricoidhorn heranzuziehen. An dieser Stelle verschwindet der N. recurrens hinter dem Horn.

Der N. recurrens kann rechts oder links — am gleichen Präparat wechselnd — vor, zwischen oder hinter der Teilungsstelle der Art. thyr. caudalis liegen. Die gelegentlich fächerförmige Ausbreitung von kleinen Nervenstämmchen in der Höhe des unteren Polgefäßes läßt sich durch Anziehen der Schilddrüse entwickeln. Ein *Nachlassen der Schilddrüse zeigt dann scheinbar nur einen einzigen Nerven.* Gelegentlich zerfällt der N. recurrens in einen vorderen und einen hinteren Hauptast.

Chirurgisch und anatomisch wichtig ist, daß der N. recurrens nicht auf beiden Seiten gleich verläuft, sondern meist in der Höhe des unteren Polgefäßes sich aufzusplittern beginnt. Bei Hochziehen oder seitlichem Wälzen der Schilddrüse kann der Nerv, wenn er oberhalb der Arterie verläuft, wie ein Spazierstock auf dem sich anspannendem Gefäß dargestellt werden. Das Hängen des Nervs gleich einem Spazierstock am Haken liefert die anatomische Erklärung dafür, daß zu stark luxierende Bewegungen an sich schon zu funktionellen Störungen des Nervs nach der Operation genügen.

Am unteren Schilddrüsenpol durchläuft der N. recurrens gelegentlich ein Konvolut von Venen. Die Nähe des Nervenverlaufes mit den abfließenden unteren Polvenen, ist, wie schon erwähnt, für den Operateur von besonderer Wichtigkeit, weil der Nerv an dieser Stelle viel leichter verletzt wird, als an der Unterbindungsstelle der Art. thyr. caudalis.

Als wesentlich ist noch zu erwähnen, daß bei Frühaufsplitterung des N. recurrens mit pluritomer Verästelung im Bereiche der Thyreoidea und des Oesophagus an eine Naht nicht zu denken ist. Bei unaufgesplittertem N. recurrens können die chirurgischen Erfahrungen von LAHEY als anatomisch möglich bestätigt werden, der über mehrere erfolgreiche Nähte des durchtrennten Nerven berichtet.

Sehr wichtig ist der Verlauf des Ramus externus des N. laryngicus cranialis. Er zieht schräg abwärts zum M. cricothyreoideus und gibt leicht Anlaß zu Verletzungen, die besonders bei Kinder- und infantilen Schilddrüsen, die hoch nach aufwärts reichen, erwähnenswert scheinen. Ist die Art. cricothyreoidea stärker entwickelt, so besteht bei ihrer Unterbindung ein nicht zu übersehendes Gefahrenmoment. Der überaus zarte Nerv kann dabei leicht verletzt werden.

Es würde den Rahmen der Arbeit sprengen, wollte man eingehende physiologische Betrachtungen anstellen.

2. Physiologischer Hinweis.

Für die Technik der Kropfoperation ist wesentlich: Die Schilddrüse als Erfolgsorgan übergeordneter Zentren und in ihrer selbständigen Funktion darf nur in gewissen Grenzen reduziert werden. Schon nach dem makroskopischen Aufbau ist es allgemein möglich, die Grenzen der Resektion des Parenchyms festzulegen. Es ist jedoch unzweifelhaft, daß gelegentlich auch heute noch zuviel Schilddrüsengewebe entfernt wird und vor allem bei der Unterbindung aller 4 Polgefäße Spätnekrosen das Operationsresultat gefährden. Eine Reihe von postoperativen Myxödemformen, zum Teil als formes frustes, sind gelegentlich immer noch zu beobachten, weil die Reduktion von Drüsenparenchym auch trotz zurückgelassener Reste die physiologische Aufgabe der Schilddrüse zu sehr einschränkt.

Die Schädigung der Epithelkörperchen, sowie das postop. Myxödem, lassen sich jedoch bei geeigneter Technik mit großer Sicherheit vermeiden. Diese Frage ist eine rein anatomisch-operative und soll im Folgenden bei der Beschreibung der Technik der Operation behandelt werden.

3. Vorbehandlung.

Nach Abschluß der anatomischen Darlegungen ist die präoperative Behandlung zu besprechen.

Bei der Vorbehandlung sind zwei wesentliche Probleme zu beachten:
1. der Kreislauf des Erkrankten,
2. die örtlichen Gegebenheiten im Bereiche der Schilddrüse selbst.

Jeder Kropfträger zeigt eine gewisse Schädigung des Herzens, die nicht so selten latent besteht. Abgesehen von den üblichen Betrachtungen des mechanischen und toxischen Kropfherzens ist es nötig, eine allgemeine Feststellung, die für jeden großen chirurgischen Eingriff gilt, anzuerkennen: Operationen, die unmittelbar nach Einlieferung des Kranken vorgenommen werden, verlaufen im allgemeinen schwerer als solche, die nach Bettruhe zur Ausführung gelangen.

Dies hängt schon rein mechanisch mit der Umlagerung des menschlichen Körpers von der Vertikalen in die Horizontale zusammen. Bei Kreislaufgeschädigten kann eine mehrtägige Bettruhe allein eine Belastung des Herzens bedeuten; dies geschieht dadurch, daß sich der unvermeidliche Operationsschock mit der dauernden Bettruhe summiert. Der Einwand, Bettruhe allein wäre kaum als Belastung aufzufassen, ist insofern hinfällig, da wir wissen, daß Bettruhe bei Herz- und Gefäßkranken Thrombosen auslösen kann.

Wenn trotzdem eine präoperative Bettruhe von mehreren Tagen gefordert wird, so geschieht es im Hinblick auf die notwendige Angewöhnung des Kranken an seine postoperative mehrtägige schwierige Situation, an die er sich vorher gewöhnen soll.

Es steht außer Zweifel, daß diese Zeit nützlich anzuwenden ist und daß bestimmte Untersuchungen inzwischen ausgeführt werden können.

Die Prüfung der Herzfunktion, der Volhardsche Verdünnungs- und Konzentrationsversuch, die Kontrolle der Flüssigkeitsein- und -ausfuhr sind geeignet, ein klares Bild über die Leistung des Kreislaufes zu geben. Grundumsatz und Götsch können ebenfalls in dieser Hinsicht verwertet werden.

Der zweite Grund, warum die Bettruhe als Vorbehandlung zur Kropfoperation wesentlich ist, liegt in dem nachweislichen Abschwellen der Schilddrüse um $^1/_5$ bis $^1/_4$ ihrer Größe. Es ist erstaunlich, wie klein manche Schilddrüsen allein durch Bettruhe werden. Bei größeren Kröpfen bedeutet die physiologische Abschwellung eine große Erleichterung der später auszuführenden Operation.

Große Kolloidkröpfe können durch eine Jodvorbehandlung, 2—3mal 10 Tropfen Lugolscher Lösung, noch weiter bis zu einem Drittel ihres Volumens gebracht werden. *Die Plummersche Jodvorbehandlung bei Hyperthyreosen kann somit zur Vorbehandlung in der Absicht, Kröpfe zum Abschwellen zu bringen, auch auf große Kolloidkröpfe, besonders Alterskröpfe, erweitert werden.*

Die Vorbehandlung bei Hyperthyreosen ist eine wesentlich andere als bei Kolloidkröpfen.

Durch die Arbeiten von ASTWOOD wurden die Präparate der Thiourea-Gruppe zur Behandlung der Hyperthyreosen herangezogen. In der eingehenden amerikanischen Literatur, wobei besonders auf die Arbeiten LAHEYS und BARTELS hingewiesen wird, ist anfänglich Thiouracil, dann Thiobarbital und später Propylthiouracil angewendet worden.

Eigene Erfahrungen konnte ich mit dem amerikanischen Deracil und mit Propyl-Thiouracil sammeln. Außerdem wurden vergleichend Thiomidil, sowie Thiuryl herangezogen. Einem späteren Abschnitt über Hyperthyreosen soll es vorbehalten sein, eingehender zur Verwendung dieser Präparate Stellung zu nehmen.

4. Anästhesie.

Die Ausführung des operativen Eingriffes an der Schilddrüse erfordert eine gute Schmerzausschaltung. Daneben erscheint gerade bei Hyperthyreosen und Basedowfällen eine psychische Beruhigung dringend notwendig.

Unter diesen Gesichtspunkten wurde anfänglich die Allgemeinnarkose angewendet und es gibt auch jetzt noch Chirurgen, die diese Form der Betäubung bevorzugen. Besonders die psychische Erleichterung für den Kranken, das Nichtwissen um das operative Geschehen, werden als Hauptgründe für dieses Vorgehen angegeben.

Mit der Ausbildung der Lokalanästhesie wurde die Leitungsanästhesie der Hauptnerven zur Resektion der Struma benützt Die Betäubung des Plexus cervicalis und die tiefe Umspritzung der Schilddrüse hat gelegentlich Komplikationen gebracht. Novokainschock sowie Hämatome störten die Operation und im Laufe der letzten Jahre bemühten sich die Chirurgen immer wieder, die Anwendung der Anästhesie auf den einfachsten Nenner zu bringen.

Zu diesen Verfahren treten noch die Allgemeinbetäubung mit Lachgas, sowie die moderne endotracheale Narkose. Die Allgemeinbetäubung befürworten amerikanische Autoren. J. NICHOLSON fordert für die

Struma toxica grundsätzlich die Allgemeinanästhesie. Bei mechanischen Störungen des Luftweges wird die endotracheale Narkose bevorzugt. Bei intrathoracalen Kröpfen wird ebenfalls dieser Anästhesie das Wort gesprochen. Helium, Cyclopropan und Stickoxydul werden angewendet, wobei bei Letzterem mit geringer Sauerstoffquote, die Cyanose besonders bei toxischen Kröpfen, als gefährlich angesehen wird. Aethylen, von LUCKHARD 1923 angegeben, wird ebenfalls empfohlen, u. zw. als Cyclopropan-Aethylengemisch oder als Aethylen allein mit Sauerstoff. Dieses nicht explosible Gemisch (Cyclopropan 10%, Sauerstoff 30%, Aethylen 60%) wird für Kropfanästhesien verwendet. Ein rasches Einschlafen ohne Cyanose bedeutet den Vorteil dieses Verfahrens.

Die Entscheidung des Chirurgen über das Betäubungsmittel wird nicht nur von der Operation, ihrer Technik und der Gefährdung des Patienten diktiert, sondern auch von dem subjektiven Wunsch des Kranken und der objektiven Wirkung des Anästhetikum. Bei Strumaoperationen mußte bis in die letzte Zeit streng zwischen Kolloid- und Parenchymkropf unterschieden werden. Die Ursachen lagen allein in der Konstitution des Kranken, der einerseits bei Kolloidkropf die Lokalanästhesie leichter ertrug, andererseits beim Parenchymkropf in vielen Fällen unmöglich diesem Verfahren unterworfen werden konnte, weil die psychische Bereitschaft dazu vollkommen fehlte. Schmerzen, das Geräusch der Instrumente, Angst und die Einbildung zu wenig frische Luft zu haben, waren gewichtige Gründe gegen die Lokalanästhesie Stellung zu nehmen, wie es KASPAR und seine Schule getan haben. Diese scharfe Trennung der Kropfformen besteht heute als Grundlage für die Wahl der Anästhesie nicht mehr ganz zurecht.

Die Lokalanästhesie kann heute mit Hilfe eines Basisnarkotikums so gestaltet werden, daß optimale Bedingungen für den Patienten und Operateur vorhanden sind. Allerdings ist die intratracheale Narkose in einer Weise entwickelt, daß sie als Konkurrenzverfahren infolge ihrer Ungefährlichkeit durchaus in Frage kommt. J. L. DECOURCY fordert besonders bei Basedow, grundsätzlich einen eigenen Narkotiseur. Die intratracheale Narkose ist sehr geeignet bei schweren Fällen angewendet zu werden, erfordert aber eine kostspielige Apparatur und unbedingt einen gut eingearbeiteten Narkotiseur. Für große intrathoracale Strumen bedeutet die intratracheale Narkose sicher einen größeren Vorteil, K. M. MILLY bezeichnet sie als die Narkose der Wahl für alle großen intra- und transthoracalen Eingriffe.

A. E. HAERTZLER veröffentlichte, daß die Lokalanästhesie bei Kropfoperationen grundsätzlich mit gutem Erfolg angewendet und daß außer bei Kindern immer in örtlicher Betäubung operiert werde. LAHEY betont die Wichtigkeit des Anästhesisten. Äther wird wegen des postoperativen Erbrechens und der verzögerten Erholung abgelehnt und die Gasnarkose als das Verfahren der Wahl empfohlen. — In diesem Zusammenhang sei kurz darauf hingewiesen, daß an der Klinik Lahey der N. recurrens grundsätzlich aufgesucht wird. Zur Lokalanästhesie wird eine ablehnende Stellung eingenommen, weil die Emotion des Patienten zu stark sei. Die Kombination von Cyclopropan und Lachgas wird in schweren Fällen bevorzugt.

Wenn KIRSCHNER erklärt hat: „Der Chirurg hat heute die sittliche und ärztliche Pflicht, Jammern und Stöhnen aus dem Operationssaal unbedingt zu verbannen", so ist diesem Satz vorbehaltslos beizustimmen. Der Chirurg ist aber verpflichtet, auch auf Kosten seiner Beliebtheit ein Operationsverfahren durchzusetzen, das dem Kranken die größte Sicherheit bietet.

TRÖLL veröffentlicht, daß beinahe sämtliche Eingriffe in den letzten Jahren in Lokalanästhesie ausgeführt und bei Basedow seit der Plummerbehandlung fast nur mehr Lokalanästhesie angewendet wurden. HOLST gibt an, auch Thyreotoxikosen in Lokalanästhesie zu operieren und nur ausnahmsweise die Allgemeinnarkose zu gebrauchen.

Bei Basedowkranken wurde von einer Reihe von Autoren die Überraschungsnarkose als das Verfahren der Wahl empfohlen. Es ist kein Zweifel, daß vor der Einführung des Thiourazil dieses Verfahren vorteilhaft war und seine Anwendung bei schweren Toxikosen gute Erfolge brachte. Bei der allgemeinen Durchsicht der Literatur ist aber nicht zu verkennen, daß die Mehrzahl der Chirurgen bei Strumaresektionen der Lokalanästhesie den Vorzug geben.

Bevor auf die eigene Methode eingegangen werden soll, ist noch eine wichtige Frage zu erörtern. Die Anwendung der Lokalanästhesie hängt innig mit dem geistigen und körperlichen Zustand der Patienten zusammen. Es gibt regionäre und völkische Unterschiede. Der Großstädter ist im allgemeinen viel empfindlicher als der Landbewohner. Es ist auch ein großer Unterschied, ob im Süden oder Norden Europas operiert und ob Industriearbeiter oder Bergbauern solchen Eingriffen unterworfen werden. Persönliche Erfahrungen haben mir bestätigt, daß die steirische Bevölkerung in ihrer Einstellung zum Chirurgen einheitlich große Ruhe an den Tag legt und zur Anwendung der Lokalanästhesie bei Operationen sehr geeignet ist. Auch HABERER hat dies schon ausgesprochen als er seine Tätigkeit von der Steiermark nach Westdeutschland verlegte.

Der Erfolg der Lokalanästhesie wird sehr wesentlich durch eine entsprechende Basis bedingt. Morphium oder Morphium-Dilaudid haben sich insofern nicht so sehr bewährt, als postop. manchmal Erbrechen durch das Alkaloid ausgelöst wird. Avertin und Evipan als Basisnarkotica sind auch nicht empfehlenswert. Die Schlaftiefe kann nicht so ideal bemessen werden und durch die verschiedenen Stadien des Benommenseins ist eher ein Nachteil als ein Vorteil gegeben. Uns hat sich als das beste Basisnarcoticum SEE schwach bewährt. Bei sehr nervösen Personen kann nochmals ein zweites SEE schwach zur Hälfte oder zur Gänze nach 45 Minuten gegeben werden.

Der Patient wird durch eine Einspritzung von SEE schwach subcutan 1 Stunde vor der Operation vorbereitet und die Lokalanästhesie *im Dämmerschlaf* anschließend ausgeführt. Als Injektionsflüssigkeit wird ½% Novokainlösung mit Adrenalin-Zusatz gegeben, der früher bei Hyperthyreosen reduziert oder weggelassen wurde. Jetzt wird er nur bei schweren Fällen vermieden. Die Infiltration beginnt als Quaddel über dem Jugulum und wird schräg kranial nach beiden Seiten subcutan durchgeführt. Von diesem Fächer wird am Rande des M. sternocleidomastoideus ein zweites Depot subcutan gesetzt und von hier nach oben und hinten kieferwinkelwärts weiter eingespritzt. Bei dieser Form der Anästhesie wird mit 60 ccm ½%iger Lösung leicht das Auskommen gefunden. Von einer tiefen Umspritzung sehen wir ab.

Die Anästhesierung des kranialen Poles wird unter Abtasten des Polgefäßes mit 5 ccm Novokainlösung am oberen Rand der Schilddrüse ausgeführt. Das ist jedoch nicht unbedingt notwendig. Der Unterbindungsschmerz im Bereiche der oberen Polgefäße ist zu vermeiden, wenn während der Operation beim Freilegen des oberen Poles daselbst ein Novocaindepot gesetzt wird. Sehr wichtig ist es, mit dem Hautschnitt einige Minuten zu warten, um die Schmerzlosigkeit eintreten zu lassen. Die tiefe Umspritzung von allen Seiten mit Anheben der Struma, die Anästhesierung beider Pole und die Injektion unterhalb des Isthmus sind nicht erforderlich.

Die subcutane Infiltration ist vollkommen ausreichend. Wichtig ist nur die Anästhesie in der Mitte des Außenrandes des M. sternocleidomastoideus. Diese oberflächliche Leitungsanästhesie der cervicalen Nerven am Sternocleidomastoideus ist als genügend zu betrachten. Die obere sensible Gruppe des Plexus cervicalis (N. occipitalis minor, N. auricularis magnus, N. cutaneus colli) tritt am hinteren Rand des M. sternocleidomastoideus hervor und wird durch diese Form der Anästhesie ausgeschaltet. Der N. cutaneus colli zieht nach vorne und erreicht unter der Vena jugularis externa und dem Platysma die vordere Halsgegend.

Die untere sensible Gruppe (N. supraclaviculares ant., med. und post.) divergiert im steilen Verlauf am seitlichen Halsdreieck nach abwärts. Sie kreuzt den lateralen Rand des M. sternocleidomastoideus etwas tiefer. Beide Gruppen aus C 3 mit Anastomosenbildung von C 2, die untere Gruppe mit Ursprung C 4 und Anastomosenbildung von C 3 sind durch entsprechende Depotbildung am hinteren Sternocleidomastoideusrand soweit ausgeschaltet, daß die Strumaresektion ohne Schmerzen durchgeführt werden kann. Eine fächerförmige Anästhesie, wie sie Braun-Haidenhain angegeben hat, sowie eine paravertebrale Leitungsanästhesie nach Kappis sind nicht notwendig.

Zur Anatomie der Nervenversorgung sind als Leitpunkt der Austritt von C 3 in der Höhe des Kieferwinkels, der Austritt von C 4 in der Höhe des oberen Randes des Schildknorpels anzusehen. Die tiefe Umspritzung durch den M. sternocleidomastoideus hindurch mit Knochenfühlung der Querfortsätze der Halswirbel, ist nicht ungefährlich und kann zu ausgedehnter Hämatombildung Anlaß geben. Die paravertebrale Anästhesie birgt Kollapsgefahr.

Bei Kindern unter dem 14. Lebensjahr ist die allgemeine Betäubung unbedingt notwendig. Retrosternale und intrathoracale Kröpfe werden in Lokalanästhesie operiert. Auch die Einführung des Endotrachealrohres kann mit Oberflächenanästhesie vorgenommen werden.

Wie verschieden die Meinungen auch sein mögen, ist zur Schonung und Sicherheit für den N. recurrens die Anwendung örtlicher Betäubung stets vorteilhaft.

Es ist sicher unrichtig, irgendeiner Methode allein den Vorzug zu geben, besonders in einer Zeit, da die allgemeine Narkose mit Injektionspräparaten verschiedener Art länger dauernd und mit Erfolg gegeben werden kann und außerdem die Möglichkeit einer idealen Narkose bei Anwendung der intratrachealen Methode besteht. Für Kliniken und größere chirurgische Abteilungen wird bei Vorhandensein eines Anästhesisten bei allen schweren Fällen der intratrachealen Narkose der Vorzug zu geben sein.

Im amerikanischen Schrifttum stehen sich die Meinungen für und wider die Lokalanästhesie trotz der hoch entwickelten Narkosetechnik noch entgegen.

Allerdings ist eine größere Anzahl von Autoren für die intratracheale Methode der Anästhesie bei Kropfoperationen eingetreten.

Große Beobachtungsreihen sind noch notwendig, um ein endgültiges Urteil über den unbedingten Vorzug der Allgemeinbetäubung zu fällen. Es wird sich erst zeigen, wie weit größere Statistiken die gleiche Ungefährlichkeit für den Stimmbandnerven in Lokalanästhesie, im Dämmerschlaf und bei der Intratrachealnarkose beweisen werden.

5. Historischer Abriß.

Die geschichtliche Entwicklung der Kropfoperation zeigt, daß erst mit dem Aufkommen der Asepsis eine wirklich erfolgreiche Bekämpfung des Kropfes auf operativem Weg möglich war. Daraus läßt sich auch heute noch der Schluß ziehen, daß bei Kropfoperationen über allem die Asepsis steht. So trivial dieser Satz scheinen mag, so fundamental ist er auch heute noch begründet. Trotz erstklassiger technischer Leistung wird das Resultat bei Kropfoperationen auch durch leichte Infektion gefährdet und es sei nur kurz auf die Vereiterung mit folgender Strumitis, Myxödem, langdauernden Ligaturfisteln, entzündliche postop. Umstände und durch diese ausgelöste Paresen der Nn. recurrentes hingewiesen.

Seitdem im Jahre 1850 die Academie française die Kropfoperation mit Verdikt belegt hatte und im selben Jahr PORTA schon eine Operation des Kropfes mit Unterbindung aller 4 Polgefäße durchführte, sind mannigfache Verfahren und Methoden empfohlen und ausgebaut worden, um in den letzten Jahrzehnten mehr oder weniger der typischen Luxationsmethode mit Unterbindung aller 4 Polgefäße den Weg freizugeben.

Die Chirurgie des Kropfes ist sehr alt; die Gefäßligatur wurde schon im Jahre 1629 von J. MUYS vorgeschlagen.

BLIZARD hat 1813 die erste Ligatur wirklich ausgeführt, der Kranke ist jedoch dem Eingriff erlegen. Erst v. WALTHER hat 1817 erfolgreich eine Arterien-Ligatur am Patienten beendet. Von SOCIN wurde das Verfahren der Enucleation ausgebaut.

Die erste Halbseitenexstirpation wurde von DESAULT Ende des 18. Jahrhunderts ausgeführt. Angeblich hat er alle 4 Schilddrüsenarterien mit Erfolg unterbunden. Um die Mitte des vorigen Jahrhunderts betrug die Mortalität ca. 40%, um bis auf ungefähr 1% nach den amerikanischen Statistiken, vor allem aus der Klinik LAHEY, abzusinken.

Die starke Blutung, die gelegentlich bei solchen Operationen auftrat, führte die Chirurgie dazu, Methoden zu ersinnen, diesen unangenehmen Zwischenfällen zu begegnen. Zwei Wege waren gangbar. Der erste ist die rasche Enucleation des Kropfes und anschließend Blutstillung durch Kompression, bzw. Ligatur der caudalen Polgefäße. Der Vorschlag stammt von GREEN und hat sich heute noch bei vielen Chirurgen methodisch trotz des Fortschrittes der Technik in gewissen Grenzen erhalten.

Der zweite Weg sieht die präventive Unterbindung der Polgefäße vor, wobei KOCHER und de QUERVAIN ein systematisches Vorgehen in dieser Hinsicht ersonnen haben.

ENDERLEN und HOTZ forderten die grundsätzliche Unterbindung aller 4 Polarterien, wobei WÖLFLER schon im Tierversuch eine beträchtliche Schrumpfung des Kropfes nach Unterbindung aller 4 Arterien feststellen konnte.

Abgesehen von der Beobachtung des Myxödems bei der Totalexstirpation der Schilddrüse, die von WÖLFLER und WEISS schon in ihren Auswirkungen erkannt wurde, hat die Entdeckung der Cachexia thyreopriva die Technik der Kropfoperation auf eine ganz bestimmte Basis gestellt. Der Zwang, einen Rest der Schilddrüse zurückzulassen und die Notwendigkeit, diesen zurückgelassenen Teil auch funktionstüchtig zu erhalten, führte zum Begriff der Resektion der Schilddrüse. Um den Ausbau dieser Technik haben sich MIKULICZ-RADECKI und REVERDIN sehr verdient gemacht.

6. Technik.

Nach diesem kurzen Überblick der wichtigsten historischen Abschnitte der Kropfoperation ist es nun notwendig festzulegen, welche Methoden zur Zeit in der modernen Kropfchirurgie angewendet werden.

Unter den aufgezählten Verfahren sind die ersten drei als seltene Art des Eingriffes anzusehen, während das letztgenannte Verfahren wohl als Methode der Wahl bei den meisten Kropfkranken bezeichnet werden muß. Die Ligatur der Polgefäße, entweder als Ligatur nur der oberen Polgefäße oder als Unterbindung der unteren Polgefäße allein, die Enucleation einer großen Cyste oder eines großen Adenoms und die Halbseitenresektion sind bestimmten Ausnahmsfällen vorbehalten.

Die doppelseitige Resektion wird in Form der Luxationsmethode als Standardoperation betrachtet. Ihre Hauptgefahren sind Luftembolie, Verletzung oder Abriß eines größeren Gefäßes, entweder des oberen oder unteren Polgefäßes, oder einer großen Vene. Die Läsion des N. recurrens ist durch die Luxation allein in seltenen Fällen auslösbar und nach den großen Statistiken in ca. 3—4% möglich, wie URBAN in seinem eingehenden Werk angegeben hat.

Daraus geht wohl eindeutig hervor, daß die zur Zeit geübte Technik der Kropfoperation noch gewisse unvermeidliche Gefahren birgt und es erscheint verständlich, daß die Gefahrenquote durch technische Kniffe oder grundsätzliche Änderung des Eingriffes unter Vermeidung der Luxation entsprechend gesenkt werden kann.

LAHEY in Boston berichtet über 23.000 Kropfresektionen und schreibt: "These technical procedures are the result of progressive refinement of our technique prompted by added experiences and constantly widening contacts with all aspects of thyroid disease"

Die außerordentlich große Zahl von Operationen zeigt, wie erfolgreich die Schilddrüsenchirurgie heute ist. Es muß wohl als das Ziel der Technik bezeichnet werden, die Resektion eines Kropfes auf das Gefahrenäquivalent einer Leistenbruchoperation herabzudrücken. Der technische Fortschritt beeinflußt natürlich die Indikationsbreite und ist unter diesem Gesichtspunkt betrachtet, einem viel größeren Kreis von Schilddrüsenerkrankten zu helfen, gleichgültig, in welchem Funktionszustand sich die Schilddrüse befindet.

Im Folgenden soll die Methodik beschrieben werden, deren Ziel die Vermeidung jeder Blutung (trockenes Operieren) sowie die möglichste Ausschaltung der Gefahr einer Luftembolie ist.

Hautschnitt.

Die Anlage des Hautschnittes ist schon im Schrifttum von verschiedenen Seiten kritischen Betrachtungen unterzogen worden.

Sicherlich ist die Schnittführung oberhalb des Jugulums operativ angenehmer. Folgt man bei dieser Schnittlage den Langer'schen Spaltlinien, so sind häufig sehr schöne, wenig sichtbare Narben zu erzielen. Diesen hohen Schnitt bevorzugen URBAN, CRILE, COURTY et ANSELM. Er ist sicher bei älteren Menschen, bei welchen die kosmetische Indikation weniger ins Gewicht fällt und bei schweren Fällen empfehlenswert. Jüngere Patienten jedoch tragen, der heutigen Mode folgend, kaum eine Halskette die so kurz wäre, daß sie die Narbe in idealer Weise verdecken könnte. Es gibt also eine Reihe von Patientinnen, die eine tiefe Schnittführung bevorzugen. Wird eine solche ausgeführt, so soll sie unterhalb des Jugulums 1—2 cm in der medianen Linie zu liegen kommen, um einem Kollier in seiner Lage ungefähr zu entsprechen. Dieser Schnitt wäre daher passenderweise als Kollierschnitt zu bezeichnen (Abb. 5):

Nach Durchtrennung der Haut ist die Unterbindung der beiden Venae jugularis anteriores notwendig. Hierauf wird die Halsfascie durchtrennt. Soll die Halsmuskulatur nicht quergespalten werden, muß unbedingt ein Hautplatysmafascienlappen präpariert werden. Erst durch die Trennung der Fascie kann der Hals gut nach hinten gestreckt und die Muskulatur in der vorderen Kulisse gedehnt werden (Abb. 6, 7).

Muskelschnitt.

Im allgemeinen wird bei größeren Kröpfen die Querspaltung in beiden Kulissen der Halsmuskulatur zur Erleichterung der Luxierung als notwendig erachtet. Dies ist bei der Luxationsmethode auch berechtigt. Die einfache Längsspaltung der Halsmuskulatur ist jedoch ein weitaus schonenderes Verfahren und hat sich bei einer großen Serie von Resektionen unter den nun zu beschreibenden Umständen als genügender Zugang erwiesen. Die Querspaltung der Muskulatur führt zu einer Ausweitung des Eingriffs; die Muskulatur kann kaum ideal wiederhergestellt werden; es entstehen starke postoperative Verwachsungen, wie sie bei Recidivstrumen festgestellt werden konnten. Schließlich können sich andere postop. Nachteile ergeben. Die Erhöhung des Schocks, die Schmerzen und postop. Starre des Halses, das schlechte Aushusten, lassen sich in den ersten Tagen beobachten. Unmittelbar nach der Operation sind Hohlraumbildung, Möglichkeit einer Blutung ex vacuo und die Schwierigkeit des primären Schlusses evident. Als späte Störung ist die Veränderung des Reliefs an einem zarten Frauenhals gelegentlich sehr unangenehm und fällt besonders dann in die Waagschale, wenn Ligatureiterungen oder — was noch schlimmer ist, — eine Sekundärheilung das kosmetische Resultat trüben.

In seltenen Fällen, hauptsächlich bei Kunstsängern, kann die Durchschneidung der vorderen Halskulisse, d. s. die Mm. sternothyreoidei

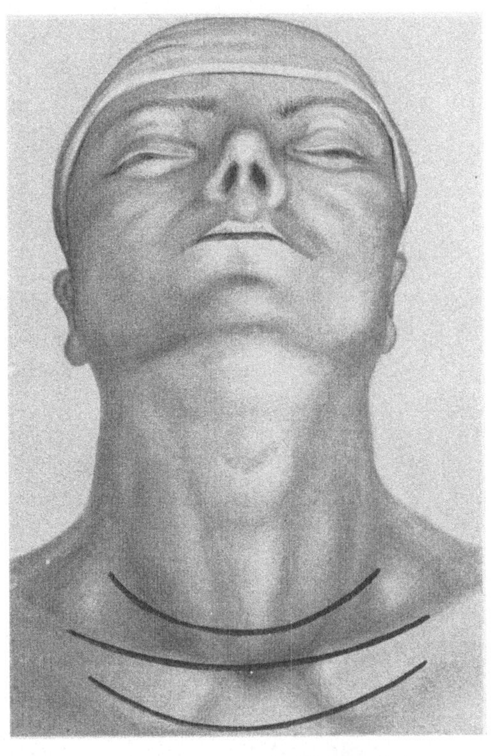

Abb. 5. Kocherschnitt und Kollierschnitt.

und sternohyoidei, zu einer Störung der Stimmleisten führen. Nach den Untersuchungen SCHILLINGS ist dies so zu erklären, daß der M. sternothyreoideus als aktiver Entspanner der Stimmlippen die

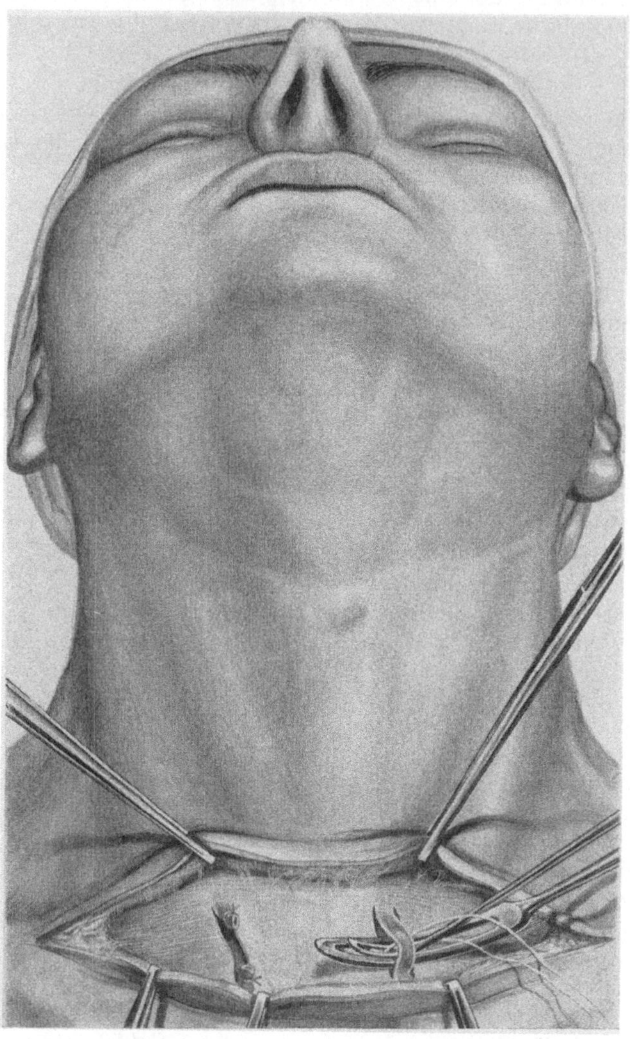

Abb. 6. Unterbinden der äußeren Jugularvenen.

Funktion des M. vocalis erleichtert. Diese Beobachtungen stammen von ARNOLD. Er teilt außerdem mit, daß eine beiderseitige Hypoglossuslähmung schwere Störungen der Sprache hervorruft. Auf Grund stimmphysiologischer Überlegungen führt ARNOLD die Störung auf die Läh-

mung der mit Hilfe des vom N. hypoglossus versorgten äußeren Halsmuskulatur, insbesondere auf den Ausfall des M. sternothyreoideus
zurück.

Diese Mitteilung ist deswegen wichtig, weil der Kropfoperateur gewarnt sein muß, bei der hohen Durchschneidung der vorderen Halskulisse nicht auf die spätere Funktion dieser Muskulatur zu vergessen,
oder ihre nervöse Versorgung zu wenig zu beachten.

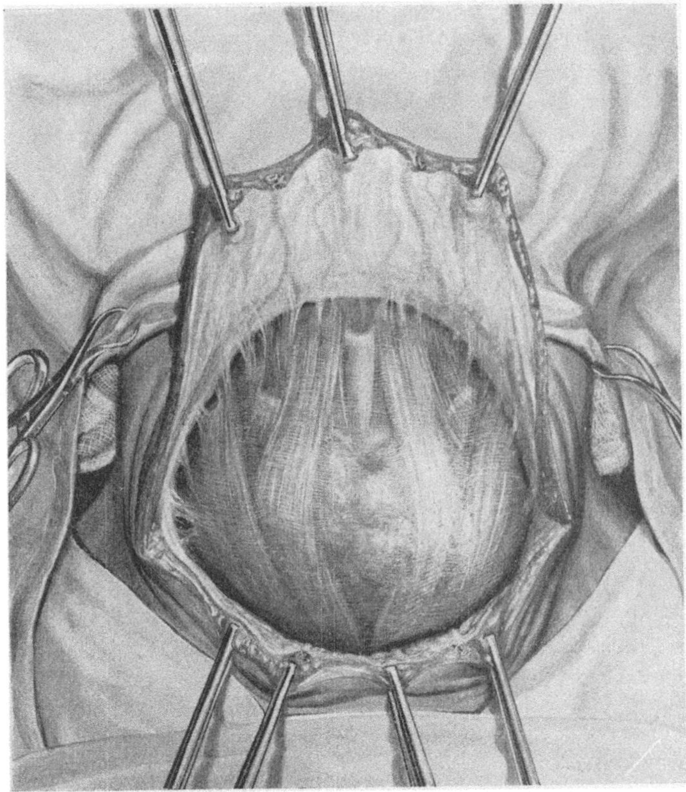

Abb. 7. Präparation des Hautplatysma-Fascienlappens.

Es ist jedoch unbedingt festzuhalten, daß die *Vermeidung der queren
Spaltung der Halsmuskulatur nur dann einen Sinn hat, wenn dadurch
die Gefahrenquote der Operation nicht erhöht wird.* Dazu ist es notwendig, ein Vorgehen einzuleiten, welches ungefähr den gleichen Zugang
wie die quere Spaltung der Halsmuskulatur gibt und in unkompli-
zierten Fällen anzuwenden wäre.

Nach den anatomischen Untersuchungen von SIEGLBAUER, SOBOTA,
PERNKOPF u. a. ist die Halsmuskulatur mit der Schilddrüse nicht ver-

wachsen. Nach eigenen Erfahrungen am Lebenden muß diese Angabe
für den praktischen Chirurgen doch als nicht immer ganz zu Recht
bestehend festgestellt werden.

Die vordere Halsmuskulatur wird in eine vordere und hintere
Kulisse eingeteilt, die sich ausgezeichnet trennen lassen, wobei die vordere Kulisse (M. sternohyoideus) am Lebenden dehnbar ist, die hintere
Kulisse (M. sternothyreoideus) aber nicht. Der Ansatz der hinteren
Kulisse an der Linea obliqua und der viel kürzere Verlauf des Muskels
gestatten das Freimachen des oberen Poles häufig nicht. Bei vorübergehender Peristrumitis, wie sie nach Jodmedication oder anderen Ursachen beobachtet werden kann, tritt gar nicht so selten eine mehr oder
weniger innige Verwachsung des cranialen Teiles der hinteren Kulisse
mit dem oberen Pol der Schilddrüse auf.

Außerdem konnte ich feststellen, daß die mediale Begrenzung und
ein Teil der Hinterfläche des M. sternothyreoideus sehnige Einlagerun-
gen zeigen, die einen starken Widerstand setzen. Schon LAHEY und
seine Schule weisen darauf hin, daß die Querspaltung der Halsmuskulatur möglichst cranial vorgenommen werden soll, weil dadurch ein
viel besserer Zugang wie bei der tiefen Querspaltung geschaffen wird.
Die gleiche Meinung der hohen Durchtrennung wird von URBAN vertreten, allerdings nur in der Absicht, die Innervation möglichst zu
schonen.

BERARD und PEYCELON durchtrennen die Halsmuskulatur ebenfalls
quer; sie bevorzugen diese Methode nur wegen der leichteren Wiederherstellung bei der späteren Naht.

JEANNENEY und FOUCAULT gehen überhaupt auf das gestellte
Problem nicht ein und schreiben: „Aprés section de l'aponévrose, on
coupe transversalement les muscles soushyoidiens".

Aus diesen Schrifttumsangaben ist zu ersehen, daß die quere Spaltung der Halsmuskulatur meist als die Methode der Wahl von den
Chirurgen geübt wird.

URBAN schreibt, daß man mit der einfachen Längsspaltung der
Muskulatur in der Mitte nur bei kleinen Strumen das Auskommen
findet. Bei größeren Kröpfen muß man die Muskulatur oft breit spalten,
soll die Operation nicht unnütz erschwert und der Kranke damit gefährdet werden.

Meine Beobachtungen, daß das operative Vorgehen durch die hintere
Kulisse entscheidend gehemmt wird und der *Nachweis der teilweise
sehnigen Beschaffenheit der Kulisse im kranialen Teil*, haben mich be-
wogen, bei größeren Strumen die vordere Kulisse nur bei Seite ziehen
zu lassen; die hintere Kulisse wird dann hoch im kranialen Anteil, in
der Höhe des Ringknorpels nach Bedarf um ein Drittel oder die Hälfte
gekerbt und die sehnigen Anteile durchschnitten. Diese von mir geübte
Methode hat mir in einer Reihe von Fällen soviel Raum geschaffen, daß
der obere Pol und im übrigen die ganze Operation an der Schilddrüse
ohne Querspaltung der Halsmuskulatur durchgeführt werden konnte
(Abb. 8, 8 a).

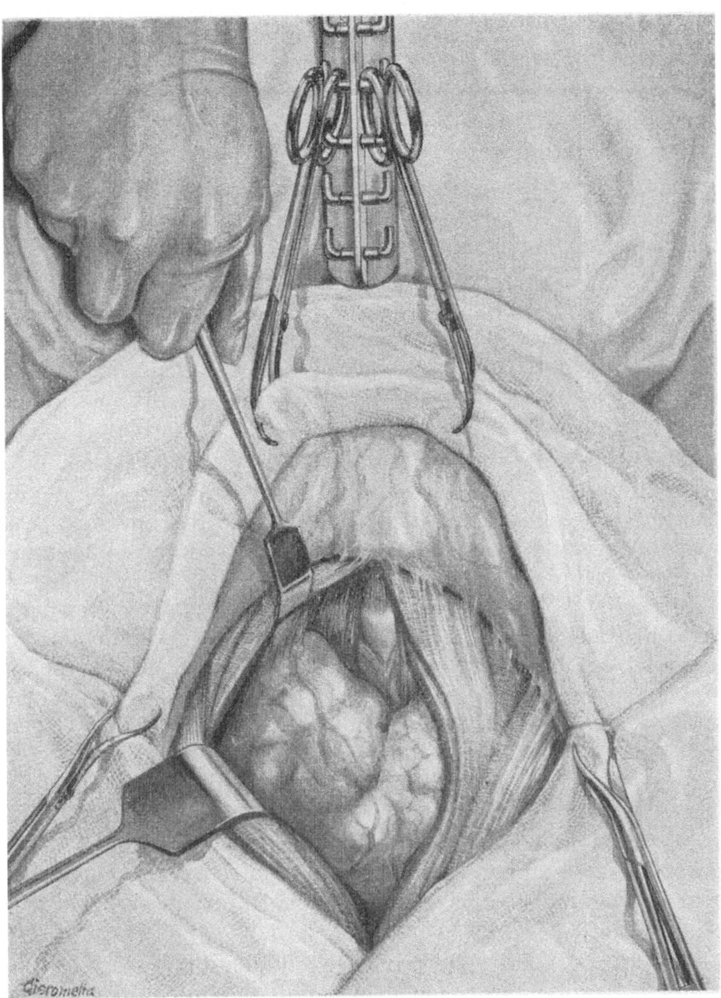

Abb. 8. Darstellung der teilweise sehnigen Kulisse des Musculus sternothyreoideus und zarte
Verbindungen mit dem oberen Schilddrüsenpol.

Querspaltung und Kerbung
der Halsmuskulatur.

				Komplikationen	
				mit	ohne
				Querspaltung	
Gesamtzahl:	290 =				
ohne Spaltung:	229 =	78,3%			
mit Querspaltung:	28 =	9,1%			
mit Kerbung:	43 =	12,6%		1 = 3,5%	1 = 0,4%

Abb. 8 a.

Wie aus den oben gezeigten Bildern zu ersehen ist, läßt sich in vielen
Fällen die Strumaresektion bloß mit der einfachen medianen Durchtrennung der vorderen Halsmuskulatur und Fascie bis auf die Schilddrüse bewerkstelligen; nur in einem geringen Prozentsatz ist die Teil-
spaltung der hinteren Kulisse im proximalen Abschnitt notwendig.
Zweifellos setzt dies eine feinere Technik des Operateurs voraus, was
bei der Kropfoperation grundsätzlich anzustreben ist.

Wenn die Querspaltung dem Patienten im postop. Verlauf auch nur
geringe Nachteile bringt, so ist der Operateur dennoch verpflichtet sich
ihrer nur dann zu bedienen, wenn hiefür eine entsprechende Notwendigkeit besteht.

Die ersten Tage nach der Operation verlaufen bei nicht quer-
gespaltener Muskulatur in den meisten Fällen viel leichter und glimpf-
licher. Bei postop. Komplikationen ist das anatomische Bild, sei es
unmittelbar nach der Operation oder bei Recidivoperationen nach Jahren wesentlich einfacher und für den Kranken vorteilhafter.

Gleichgültig ob die Durchtrennung der vorderen Muskelkulissen
am Halse längs und quer oder nur längs erfolgt, muß der nächste
Schritt darauf abgestellt sein, in die richtige Schicht zu gelangen. Die
Unterscheidung einer äußeren und inneren Kropfkapsel besteht inso-
ferne zurecht, als das lockere Bindegewebe, das die gesamte Schilddrüse umgibt und ihr beim Schlucken eine relative Beweglichkeit
möglich macht, abgeschoben werden muß. Ein Verfehlen der Schicht,
d. h. also ein Nichtfreilegen der Struma selbst mit der Capsula interna,
bedeutet eine außerordentliche Erschwerung des operativen Vorgehens
und macht unter Umständen das weitere Präparieren fast unmöglich;
am meisten stört hiebei die Blutung aus vielen kleinsten Gefäßen.

Wird nur die mediane Spaltung der Halsmuskulatur durchgeführt,
so ist das Operationsfeld etwas kleiner. Es ist in diesem Falle besonders
wichtig, die Schicht zwischen äußerer und innerer Kapsel — chirurgisch gesprochen — zu erreichen, um beim Einsetzen der Haken, die nur
kurz sein sollen und oberflächlich greifen, sofort den richtigen Überblick zu haben.

Bei dieser Art des Vorgehens entwickelt sich die vordere und hintere
Kulisse der Halsmuskulatur meist getrennt; der innere, häufig sehnige
Rand des M. sternothyreoideus liegt dem oberen Pol sichtlich auf, kann
mit diesem verwachsen sein und läßt sich in seinen derben medialen
Randfasern hoch oben in Schildknorpelhöhe kerben. Damit ist bei dieser
Technik der Weg zum oberen Pol frei.

Präparation des oberen Poles.

Nach Jodvorbehandlung und Röntgenbestrahlungen sind zarte
Adhäsionen oft hinderlich, die zur Vermeidung auch kleiner Blutungen
sorgsam unterbunden werden müssen. Ein Loslösen des oberen Poles
mit dem Finger ist nicht ratsam, wohl aber kann man die Muskulatur
seitlich und nach hinten mit der Kochersonde abschieben.

In dieser Phase des Eingriffes ist es sehr wesentlich, die Schilddrüse mit einer schweren Klammer am oberen Pol zu fassen und nun mit einer leichten Medialbewegung den kranialen Teil der Schilddrüse langsam zur Darstellung zu bringen. Der Operateur steht nun vor der Entscheidung, ob er beim Herunterhanteln des oberen Poles lateral oder medial mit der Lösung der Drüse beginnen soll.

Vom Schildknorpel und Ringknorpel strahlen straffe Verbindungen gegen den Isthmus und die oberen Pole der Schilddrüse aus und diese ist in ihrer oberen Begrenzung daher innig mit den vorgenannten Organen verbunden. Eine Beweglichkeit der kranialen Abschnitte ist nur dann zu erreichen, wenn diese fibrösen Verbindungen, die in ihrer Gesamtheit als Ligamentum denticulatum bezeichnet werden sollen, durchtrennt sind. Wenn man also nur mit medianer Spaltung der Halsmuskulatur präparativ gegen den oberen Pol vorgeht, ist es unerläßlich das Ligamentum denticulatum vorerst lateral zu durchtrennen. Besteht ein Processus pyramidalis, so muß dieser als erster präparativ in toto gelöst sein, um den oberen Teil der Trachea frei zu bekommen. Das gleiche gilt für einfache, in der Mittellinie zur Schilddrüse hinziehende fibröse Stränge, die nach ihrer Durchtrennung von der medianen Seite her den Pol freigeben.

Nun steht dem Operateur nichts mehr im Wege, sich hart an die Schilddrüse haltend, schrittweise die lateralen Teile des Ligamentum denticulatum zu durchtrennen und den oberen Pol so zu mobilisieren, daß er durch immer höher gesetzte Klemmen heruntergezogen werden kann. Diesem Vorgehen stehen nur die Gefäße entgegen, die unterbunden und nach oben geschoben werden müssen. Bei normaler Entwicklung des oberen Polgefäßes findet sich meist ein vorderer starker Ast, der, wenn er zu tief unterbunden wird, immer noch Widerstand bereitet und eventuell ein zweitesmal kranialwärts unterbunden werden muß. Die Gefäße sind aber nicht nur ein Hindernis sondern auch ein Vorteil, weil die Klemmen an den Gefäßeinstrahlungen in die Struma bei brüchigem Kropfgewebe immer noch einen relativen Halt finden und sich zur vorsichtigen Traktion eignen.

Es soll nicht unerwähnt bleiben, daß bei hyperthyreotischen Kröpfen mit dieser Methode die Traktion des oberen Poles nach abwärts schwierig ist, so daß das Herunterhanteln bei solchem zerreißlichen Gewebe unmöglich wird. Haltefäden sind noch unfruchtbarer, so daß in solchen Fällen unter Umständen nach der Präparation, auch der lateralen Polseite, zu vorsichtiger Luxation des oberen Poles Zuflucht genommen werden kann.

Im allgemeinen vorteilhafter ist jedoch das grundsätzliche Vorgehen der Präparationsmethode, die systematische Unterbindung der oberen Polgefäße hart am Rand der Drüse und das Herunterziehen des oberen Poles.

Durch das Angehen der kranialen Schilddrüsenteile von der medianen Seite her, jegliches Vermeiden der Blutung und systematische Präparation an der Capsula interna wird von vornherein die Ver-

letzung des Ramus externus des N. laryngeus superior vermieden. Die
Schädigung dieses Nervs kann schon durch starkes Ziehen am oberen
Pol ausgelöst werden. URBAN weist besonders darauf hin, daß der
innere Ast des N. laryng. sup., der die Adduktion der hinteren Teile der
Stimmbänder, die Mm. inter arytaenoidei versorgt, durch starkes Ziehen
am oberen Pol geschädigt werden kann. Wenn also von vorneherein d:e
medianen Anteile des oberen Poles präparativ frei gemacht sind, so ist
diese Gefahr bei weiterem Vorgehen am oberen Pol nicht mehr zu befürchten.

Zur Technik der Unterbindung der oberen Polgefäße muß *die isolierte Ligatur nicht nur des vorderen Astes sondern auch der hinteren
Äste gefordert werden.*

Wie schon erwähnt wird im allgemeinen nur von einem vorderen
und hinteren Ast der Arteria thyreoidea superior gesprochen, was
jedoch den Erfahrungen im Operationssaal widerspricht. Es besteht
eine einfache oder komplizierte Aufsplitterung des oberen Polgefäßes,
wobei ein vorderer Ast meist als Hauptast imponiert, weitere 2 bis
4 Äste setzen sich wie eine Dolde an der Kuppe des oberen Poles an.
Die einfache oder komplizierte Doldenform, je nach dem Einströmen
von 3 oder 5 Gefäßen, ist in ihrer Gesamtheit der Unterbindung zu
unterwerfen.

Wenn der obere Polwinkel erfolgreich ligiert und was noch wichtiger ist, auch denerviert werden soll, so ist es notwendig, den oberen
Pol im Bereiche der Innenkapsel nackt zu präparieren und alle Gefäße
nach oben abzuschieben. Dieses Verfahren beinhaltet eine Gefahr u. zw.
die Verletzung des oberen Epithelkörperchens und einen Vorteil, die
sichere Entnervung des größten Anteiles der Schilddrüse.

Der Gefahr der Verletzung des oberen Epithelkörperchens entgeht
man fast mit Sicherheit, wenn die Technik streng auf die Innenkapsel
der Schilddrüse achtet. Im Zweifelsfalle läßt man bei der Durchtrennung des oberen Poles einen Rest von Schilddrüsengewebe an den
oberen Polgefäßen bestehen. Diese kleinsten Überbleibsel von Geweb?
recidivieren erfahrungsgemäß nicht, schützen uns jedoch vor der Schädigung des oberen Epithelkörperchens (Abb. 9).

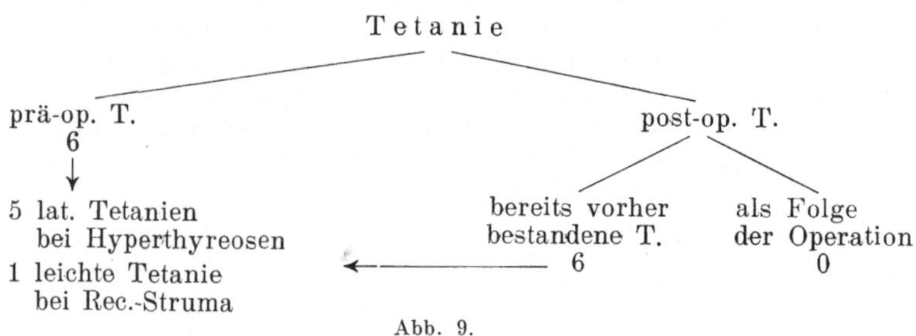

Abb. 9.

Wie aus der Tabelle zu ersehen ist, besteht bei dieser Methode keine
erhöhte Tetaniegefahr, wohl aber ist der Vorteil der Sympathektomie

des oberen Poles gegeben. Die Angioneurektomie ist das Ziel der Präparation des oberen Poles; sie wurde bei der isolierten Unterbindung der oberen Polgefäße zur Behandlung des Kropfleidens, besonders von GIRARD eingehend schon beim französischen Chirurgen-Kongreß 1910 behandelt.

Durch diese Art des operativen Vorgehens und die fast totale Entfernung aller Vasodilatatoren der Schilddrüse, ist ein sicherer Dauererfolg der Operation zu erwarten. Auch die amerikanischen Autoren sind zu denselben Ergebnissen gekommen, (MAYO, DENVER, VERNON und MASTIN).

Aus dem Vorhergesagten läßt sich feststellen, daß grundsätzlich an der medialen Seite die Präparation des oberen Poles beginnt, daß eine Luxierung des oberen Poles am Anfang der Operation vermieden werden soll und eine exakte Präparation des oberen Poles mit gänzlicher Entkleidung von allen zuführenden Gefäßen empfehlenswert ist.

In diesem Zusammenhang sei noch erwähnt, daß bei nicht zartem Vorgehen, brüskem Ziehen und Mitfassen von umgebenden Gewebe, bei der Unterbindung des hinteren Astes am oberen Pol, auch der N. recurrens verletzt werden kann.

Wenn die Möglichkeit des Herunterhantelns gegeben ist, so ist in diesem Abschnitt des operativen Geschehens durch eine Drehung des oberen Poles um eine horizontale Achse das Herausziehen dieses Schilddrüsenanteiles ohne Querspaltung der Halsmuskulatur möglich und ratsam.

Eine Reihe von Schwierigkeiten sind jedoch noch zu erwähnen, die diesem Vorgehen Hindernisse setzen. Die mediane Vergrößerung des Isthmus, die Bildung eines Kragenkropfes, die zentrale Vergrößerung der Schilddrüse mit einer medianen kugeligen Cystenbildung oder breiten fächerförmigen Verwachsungen am Schildknorpel hoch hinauf reichend, können den Gebrauch dieser Methode einschränken. Allerdings ist die typische Präparation in solchen Fällen zwar schwieriger, aber bedeutend erfolgreicher. Bei vorsichtigem Arbeiten im Hinblick auf die Schädigung des N. laryngicus cranialis, exakter Beachtung der Schichten und Vermeidung jeder Blutung, ist jedoch gerade diese Methode geeignet, die Gefahren der starken Blutung und der Schädigung der Stimmnerven zu vermeiden.

Nach Vorziehen des oberen Poles kann bei exakter Unterbindung aller Gefäße mit dem Finger leicht das gesamte restliche Bindegewebe nach hinten abgeschoben und gleichzeitig zur nächsten Phase geschritten werden, nämlich von cranial nach caudal gehend die systematische Unterbindung der Mittelvenen durchzuführen.

Unterbindung der Venen.

Bei Durchsicht der großen Arbeiten und Lehrbücher, die sich mit der Technik der Kropfoperation befassen, fällt in der amerikanischen, englischen, französischen, deutschen und österreichischen Literatur auf, daß dem Problem der Venenligatur relativ wenig Beachtung geschenkt wird. (CRILE, MAYO, LAHEY, HANDFIELD-JONES, JEANNENEY, FOUCAULT, PEYCELON, BERARD, KOCHER, DE QUÈRVAIN, RIÈDÉL, ENDERLEN, v. WÖLFLER, v. EISELSBERG, BREITNER, URBAN, usf.).

Die anatomische Beschreibung zählt obere, mittlere und untere Polvenen auf.

Die Vena thyreoid. sup. verläuft gleichsinnig mit den Arterien. Die Vena thyreoid. inf. zieht nicht mit der gleichnamigen Arterie und mündet in die Vena anonyma dext. oder sin. ein. Der Plexus thyr. impar empfängt auch die Vena laryngeae inferiores. Seitlich gehen noch kleine, in ihrer Ausdehnung inkonstante Venen ab, die sich in einem Stamm vereinigen und in die V. jugul. int. münden.

Die Venen der Schilddrüse bilden auf der Oberfläche des Organs dichte Geflechte und senken ihre Wurzeln in die Schilddrüse. Diese Stellen sind für das Ansetzen der Klemmen bei nicht zu großer Zerreißbarkeit der Gefäße für die Traktion verwendbar. Die Venen selbst sind viel zahlreicher als die Arterien und in ihrem Verlaufe nicht an die Wege der Arterien gebunden.

Wenn im cranialen Teil noch eine gewisse Parallelität zwischen Vene und Arterie besteht, so ist diese im mittleren und unteren Abschnitt meist völlig aufgehoben. Die V. thyr. cranialis mündet oft gemeinsam mit der Vena lingualis in die V. facialis communis. Häufig jedoch ist eine Doppelung dieses Gefäßes zu finden und auch schon im Bereiche des oberen Poles eine direkte Mündung in die V. jugularis interna möglich. So wie die craniale Arterie sind die oberen Polvenen aufgesplittert und diese konfluieren von der Vorder- und Hinterseite des oberen Poles, um sich später in einem Stamm hoch ober dem Pol in einer Distanz von 2—3 cm und mehr zu sammeln. Dies ist für die Präparation des oberen Poles insofern chirurgisch von Bedeutung, weil bei der Durchtrennung der Gefäße hart an der Schilddrüse bei systematischem Vorgehen jede Blutung vermieden werden kann und bei vorsichtiger Traktion und schrittweiser Unterbindung dieser kleinen Venen, der obere Pol sich zwanglos entwickelt und um eine horizontale Achse gedreht, oft mühelos geborgen wird. Die Nichtbeachtung dieser kleinen zarten Venen am oberen Pol, ruft gelegentlich lästiges Bluten hervor. Die Blutstillung erfordert dann mehr Zeit als bei systematischer Unterbindung an Zeit verloren wird. Gleichzeitig ist dies ein sicherer Schutz für das obere Epithelkörperchen, das sich mit der Capsula externa und den ernährenden Gefäßen nach oben abschieben läßt. Seine intraglanduläre Lage ist äußerst selten.

Die Gefahr einer Luftembolie besteht bei diesen Venen kaum und auch eine stärkere Blutung kann durch lange Tamponade während der Operation auf die Dauer gestillt werden. Allerdings ist das Ziel der Technik, ständig ein anatomisches Vorgehen zu erreichen, dadurch verfehlt.

Der Horizontalschnitt der Schilddrüse mit seiner Dreieckform, einer posterior medialen Fläche, einer posterior lateralen und anterior lateralen Fläche ist veränderlich. Diese Flächen können bei unregelmäßiger Vergrößerung der Schilddrüse, infantiler Entwicklung des Organs oder durch Druck von außen verschiedene andere Formen annehmen. Zu erwähnen wäre die Walzen- oder die Kugelform. Wie immer jedoch sich die Deformierung entwickelt, die ursprüngliche Anlage der Venen in einen rückflächigen und vorderflächigen Teil bleibt bestehen und kommt bei den mittleren Venen und unteren Polvenen zum Ausdruck. Auch bei den Venen selbst läßt sich eine verschiedene Teilung in Nah- und Fernteilung feststellen. Bei den Mittelvenen ist ein Zusammenfluß von mehreren Ästen zu beobachten. Dieser nun einzige große Ast der Mittelvenen, der als *Vena capitalis* bezeichnet wird, *mündet direkt in die Vena jugularis interna ein.*

Wenn bei den oberen Polvenen vordere und hintere Äste unterschieden werden, so ist dies bei den mittleren Seitenvenen gleich. Es ist außerdem nur noch eine Unterscheidung von oberen, mittleren und

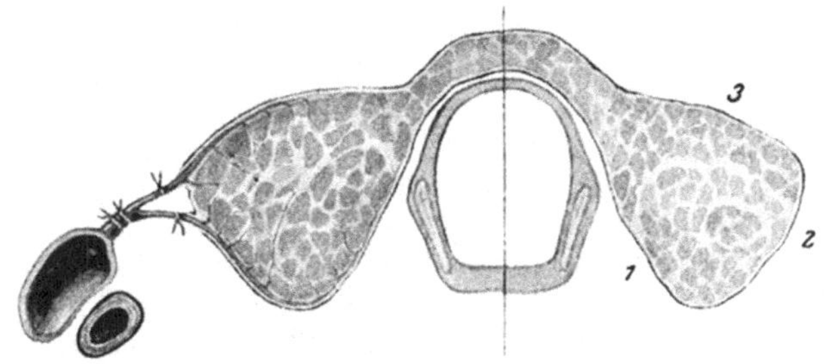

Abb. 10. Venenunterbindungs-Schema.
Ligatur der seitlichen Venen: Querschnitt der Seitenlappen (dreikantig);
1 mediale hintere Fläche; *2* laterale vordere Fläche; *3* mediale vordere Fläche.

unteren Seitenvenen notwendig. Diese können getrennt oder als ein großer Stamm konfluierend in die Vena jugularis interna einmünden. Bei rückgebeugtem Haupte sind diese Venen gespannt, die V. jugul. int. durch den M. omohyoideus offen gehalten und somit emboliebereit. Das Durchreißen solcher Venen bei der Luxation schafft die vorhin genannte Komplikation, wobei die V. capitalis, die in ca. 80% vorhanden ist, als Embolievene zu bezeichnen wäre. Da wir von der Vorder- und Hinterfläche einen Venenzustrom haben ist es technisch wesentlich, die Nah- und Fernteilung zu beachten, d. h. von vorneherein die Unterbindung der Vena capitalis anzustreben.

Nach der Mobilisierung der Schilddrüse im oberen Pol und der Drehung um die Horizontalachse sollen die Unterfahrungen zur Unterbindung der Venen von oben nach unten und *nicht* von unten nach oben vorgenommen werden, sowie sukzessive die Traktion der Schilddrüse um die Vertikalachse erfolgen. Dieses Vorgehen schafft im Gegensatz zur Luxationsmethode, ein fast sicheres Verfahren, das fatale Ereignis der Luftembolie zu vermeiden und vor allem die anatomischen Verhältnisse, die zur Unterbindung des unteren Polgefäßes angestrebt werden müssen.

Bei schwierigen Strumen kommt es gelegentlich vor, daß die abfließenden Mittelvenen nicht im Hauptstamm, sondern in zweifacher Unterbindung in ihren vorderen und hinteren Anteilen zu ligieren sind. Dies ist jedoch kein Vorteil, sondern ein Nachteil, da die eindeutige Unterbindung der V. capitalis als Schlüssel zur Darstellung des unteren Polgefäßes und der unteren Epithelkörperchen bezeichnet werden muß. (Abb. 10.)

Wie wichtig dieses Vorgehen ist, beweist die eigene Statistik, die in den letzten zwei Jahren bei 290 Kröpfen keine tödliche Luftembolie intra operationem zu verzeichnen hat.

Unterbindung der unteren Polarterie.

Ehe das Problem der Unterbindung der unteren Polvenen eingehend besprochen wird, muß hervorgehoben werden, daß im Anschluß an die Unterbindung der V. capitalis bei Traktion und folgender Drehung der Schilddrüse um die Verticale, bei allfälliger Ligatur einer oberen und unteren Polvene, die caudale Schilddrüsenarterie sich gut darstellen läßt und als nächstes zu unterbinden ist. Diese Ligatur des caudalen Polgefäßes hat verschiedene Vorteile, die den nächst folgenden Gang der Operation wesentlich erleichtern.

Bevor auf die Technik der Unterbindung des unteren Polgefäßes eingegangen wird, muß grundsätzlich zu dieser Frage Stellung genommen werden. In den letzten Jahren sind Stimmen laut geworden, die eine Unterbindung des unteren Polgefäßes ablehnen und als Hauptgrund eine Reihe von beobachteten postoperativen Myxödemfällen ins Treffen führen. Außerdem geben diese Autoren die Schädigung der Epithelkörperchen an, da angeblich durch die Unterbindung dieses großen Gefäßes, die Arteria parathyreoidea nicht mehr imstande wäre, Blut an die Nebenschilddrüse heranzubringen.

J. Braine und R. Rivoire bezeichnen die untere Polarterie als nourricière essentielle des parathyroiides et sur ses branches terminales.

Leriche hat bei unauffindbaren Nebenschilddrüsen die Unterbindung der unteren Schilddrüsenarterie vorgeschlagen.

Außerdem haben Leriche und Jung im Hundeversuch festgestellt, daß die Nebenschilddrüsen sehr empfindlich gegen Blutverarmung sind und teilweise oder gänzliche Zerstörungen der Drüse nachzuweisen waren.

Auf der Salzburger Ärztetagung 1949 hat Breitner in sehr eindringlicher Weise gegen die Unterbindung der unteren Schilddrüsenarterie Stellung genommen und im Gegensatz dazu eine ausgiebige Resektion empfohlen.

Schon vor Jahrzehnten haben Enderlen und Hotz die Unterbindung aller vier Polgefäße angegeben und mit Erfolg ausgeübt. Vereinzelte Autoren weisen auf regionäre Verschiedenheiten der Kropfbildung hin und glauben darin die Erklärung gefunden zu haben, daß in einigen Ländern oder Gegenden die Ligatur aller vier Polgefäße mit

Erfolg geübt wird, während andernorts die Unterbindung der caudalen Polgefäße strikte abgelehnt wird. Aus den anatomischen Untersuchungen und den Lehrbüchern ist jedoch keineswegs ersichtlich, daß in Frankreich, Deutschland und Österreich, noch weniger zwischen Steiermark und Tirol, so grundlegende anatomische Unterschiede nachweisbar wären, die dieser Erklärung eine entsprechende Basis bieten würden.

Die anatomischen Verschiedenheiten der unteren Schilddrüsenarterie sind von LAHEY eingehend beschrieben (Abb. 11).

Wie aus beiliegender Skizze nach LAHEY zu ersehen ist, beschäftigt sich der Autor damit, eine gewisse Typisierung der Arteria anzu-

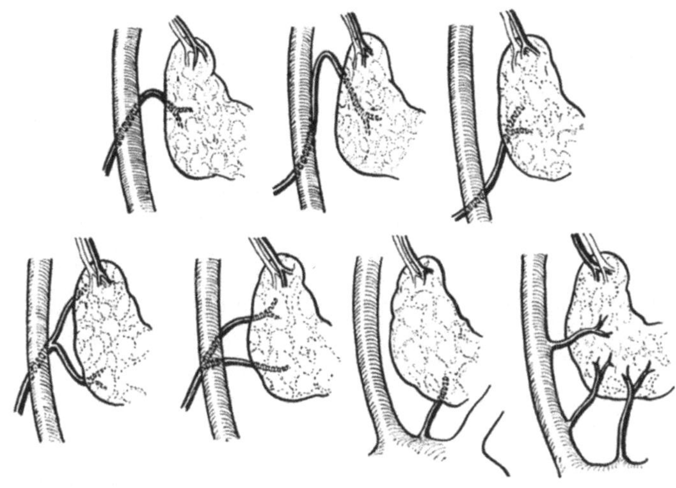

Abb. 11. Verschiedene Arten und Lagen der Arteria thyr. inf. und Venenschema
(nach L a h e y).

streben. Allerdings ist dabei das in deutscher Sprache erschienene Schrifttum kaum berücksichtigt und die Darstellungen als nicht erschöpfend zu betrachten.

Nach eigenen Beobachtungen ist eine Typenbildung des Verlaufes versucht und angegeben worden.

Erfahrungen an der LAHEY-Klinik und meine eigenen Untersuchungen haben zur Feststellung geführt, daß *die Schilddrüse von einem arteriellen Rahmen umgeben ist*, der je von der Arteria cricothyreoidea, thyreoidea superior, thyreoidea inferior und einer allfälligen Ima, bzw. eines kleinen Querganges zwischen beiden caudalen Polgefäßen gebildet wird (Abb. 12). Dieser Gefäßrahmen bildet, grob schematisch vorgestellt, einen horizontalen und einen vertikalen Schenkel, wobei die Fälle kleiner Anastomosen der hinteren Kapselfläche völlig unbesprochen bleiben sollen. Da die Drüse ein paariges Organ geworden ist und eine segmentäre Versorgung zeigt, ist die Unterbrechung der Horizontalschenkel des Gefäßrahmens belanglos. Dies gilt für die oberen und unteren Anteile der Drüse und hat sich in völlig eindeutiger Weise durch die regelmäßig ausgeübte mediane Freilegung der Trachea als bewährt und unschädlich erwiesen.

Ganz anders ist die gänzliche Unterbrechung des vertikalen Schenkels auf beiden Seiten zu werten. Wie aus den verschiedenen Verlaufsformen hervorgeht, besteht die Möglichkeit, besonders bei Nahteilung des unteren Polgefäßes oder bei erst intracapsulärer Aufsplitterung der caudalen Polarterie, den Blutkreislauf im vertikalen Schenkel völlig zu unterbinden und somit dem Kollateralkreislauf ein beträchtliches Hindernis zu setzen. Bei dieser Art des Vorgehens, d. h. bei paracapsulärer Ligatur der Arteria thyr. caud. tritt einerseits eine Ernährungsstörung, sogar in den hinteren Schilddrüsenanteilen, andererseits eine Ernährungsstörung der Nebenschilddrüse ein.

De QUERVAIN hat die präliminare Unterbindung des unteren Polgefäßes zur Vermeidung größerer Blutungen angegeben. Der Unterbindungspunkt nach De QUERVAIN ist jene Stelle, wo die untere Schilddrüsenarterie medial und hinter der Halsschlagader getastet werden kann. Diese Unterbindung, fernab von der Schilddrüse, gewährleistet die Erhaltung des vertikalen Gefäß-

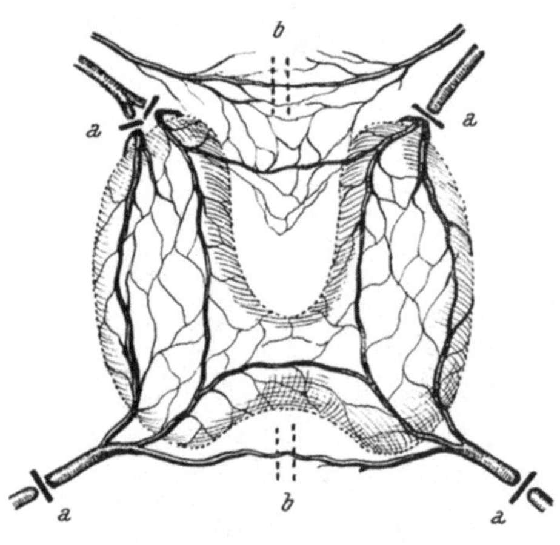

Abb. 12. Schema des Arterienrahmen.
a Cranio-caudalanastomosen; *b* Latero-lateralanastomosen.

rahmenanteiles und birgt auch die Sicherheit für die kleine Arterie der Nebenschilddrüse. De QUERVAIN selbst hat diese Ligaturen geübt und anscheinend keinerlei Nachteile gesehen.

Bei dem heutigen Stand der Technik ist der Unterbindungsort bei der Strumaoperation ohneweiters wählbar. Einzig die Gefahr der Verwechslung der thyreoidea caudalis mit der Art. vertebralis wäre möglich. HAFFERL hat jedoch einen solchen eigenartigen Verlauf der Vertebralis, der zur Verwechslung Anlaß geben könnte, nur ein einzigesmal beobachtet. Der Verlauf des zur Schilddrüse hinziehenden Gefäßes läßt bei einer normalen Strumaoperation jederzeit die Unterscheidung zu. Das vertikale Ansteigen gegenüber der Arteria vertebralis im Vergleich des transversalen Verlaufes der Schilddrüsenarterie ist nicht zu übersehen. Schwierigkeiten können überhaupt nur bei der isolierten Unterbindung des unteren Polgefäßes als alleinige Maßnahme bei Behandlung einer Erkrankung der Schilddrüse in Frage kommen, wenn die Drüse selbst nicht freigelegt wird (Methode nach De QUERVAIN). Diese anatomischen Voraussetzungen sind die Basis, welche heute gestatten, sich dennoch für die Unterbindung der unteren Polgefäße beiderseits einzusetzen. Die klinischen Beobachtungen sind als weitere Stütze dieser These heranzuziehen.

Die größte Reihenstatistik bringt die Klinik LAHEY, die sich für die Unterbindung aller vier Polgefäße einsetzt. Den gleichen Standpunkt vertritt heute NORDLAND, der die Ligatur der Arteria thyr. caud. empfiehlt.

Auch die Verkürzung der Blutumlaufszeit, die bei Hyperthyreosen nachgewiesen ist, spricht für die Notwendigkeit der Unterbindung, aller vier Polgefäße. (Normaler Mittelwert 10,5 Sec., Hyperthyreosen Mittelwert 5,5 Sec.).

Von den Gegnern der Unterbindung des unterer Polgefäßes wird die mangelhafte Blutzirkulation mit teilweiser Infarcierung der Schilddrüse ins Treffen geführt. Die Unterbindung dieses Gefäßes wird von den meisten Chirurgen in der Nähe der Schilddrüse oder im Bereiche ihres schilddrüsennahen Verlaufes vorgenommen.

LAHEY beschreibt die Unterbindung der von unten nach aufwärts ziehenden unteren Polarterie als etwas schwieriger und betont, daß der untere Pol zuerst luxiert werden müsse, um die Arterie ungefähr an der Stelle des De QUERVAINschen Punktes zu erreichen.

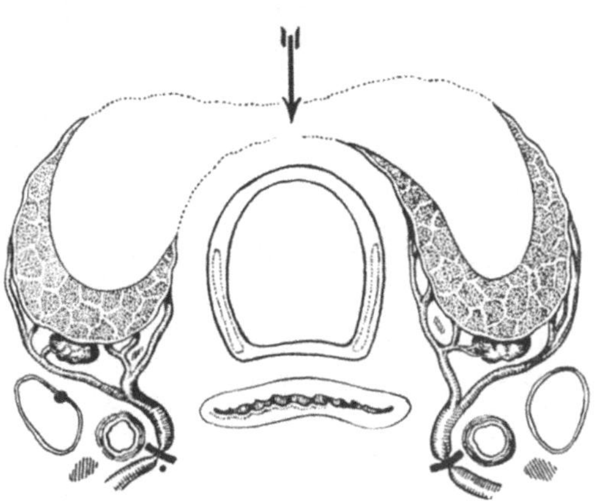

Abb. 13. Horizontalschnitt mit Ligaturschema der unteren Polgefäße.

Aus dieser Beschreibung geht jedoch hervor, daß die LAHEY-Klinik die Unterbindung immer noch in der Nähe der Schilddrüse durchführt und die Ligatur fernab von der Drüse nicht die Methode der Wahl ist.

Der normale Verlauf der Caudalarterie wird von SAUERBRUCH eingehend beschrieben, er stellt fest, daß sich dieses Gefäß zwischen dem medialen Rand des M. scalenus anterior und carotis communis aufsteigend bis in die Höhe des Ringknorpels erstreckt, von dort eine mediale caudale Wendung ausführt, in den retrovisceralen Spaltraum eintritt, hinter dem Gefäßnervenbündel ziehend das Bindegewebsblatt zwischen Gefäßscheide und Fascia prävertebralis durchbohrt und von hinten an den caudalen Schilddrüsenpol herantritt. Aus dieser Schilderung läßt sich ein Punkt festhalten, d. i. der typische Verlauf hinter dem Gefäßnervenbündel mit gleichzeitiger Durchbohrung des hinteren Bindegewebsblattes. An dieser Stelle ist das caudale Gefäß nach Feststellung des Carotisverlaufes mit großer Sicherheit zu finden und es ist auch die Stelle, die zur Unterbindung des Gefäßes geeignet ist.

PEMBERTON und BLACK schreiben in der Operationslehre von WAREN H. COLE, daß die *caudale Polarterie gewohnheitsmäßig durch Palpation gefunden werden kann*. Gerade bei schwieriger Auffindung des unteren Polgefäßes ist die Palpation oft nicht möglich und es hat sich uns als notwendig gezeigt, gelegentlich die Resektion einer Seite vollkommen durchzuführen, ja sogar mit Vorsicht die Resektion der zweiten Seite zu beenden und erst dann nochmals nach dem scheinbar nicht vorhandenen Polgefäß zu suchen und es *bei übersichtlichem Operationsfeld doch noch zu finden* (Abb. 13).

Der Hauptstamm der Arterie wird, um den N. recurrens aus dem Wege zu gehen, weit lateral unterbunden. Dazu wird die Arteria carotis communis nach lateral verzogen. Die beiden Autoren erwähnen in diesem Zusammenhang, daß der Kollateralkreislauf der Schilddrüse sehr reich ist und eine ausgedehnte Erfahrung hat gezeigt, daß die Unterbindung der unteren Schilddrüsenarterie die Blutzufuhr zu den zurückgelassenen Resten der Schilddrüse oder zur Nebenschilddrüse kaum eingeschränkt. Allerdings unter der Voraussetzung, daß die Schilddrüsenstümpfe nicht zu weit von der Seitenwand der Luftröhre losgelöst wurden, weil in diesen der hauptsächliche kollaterale Blutzufluß erfolgt.

Diese Befunde decken sich mit unseren Erfahrungen.

Die caudale Arterie teilt sich erstmalig am unteren Ende der Seitenbegrenzung der Schilddrüse und zieht einerseits mit einem Ast zum Isthmus hin, eine Anastomose mit der anderen Seite bildend, andererseits an der hinteren Fläche der Drüse empor.

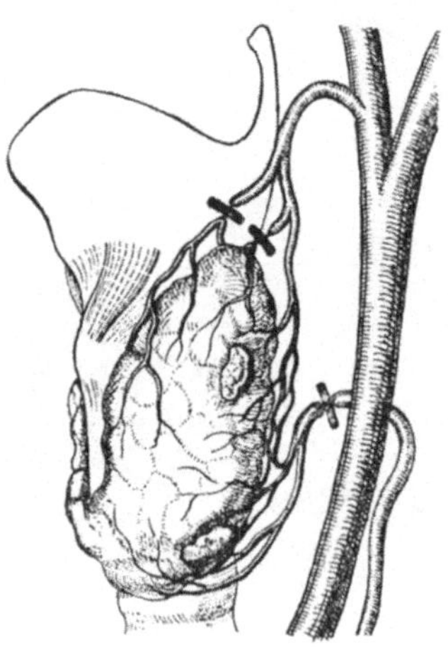

Abb. 14. Seitliche Ansicht mit Ligaturen.

Es werden somit an die Drüse, an die Trachea und an den Oesophagus Äste abgegeben, die ihrerseits wieder zur Kollateralkreislaufbildung fähig sind.

Das zweitemal teilt sich die Arterie unterhalb des Ringknorpels, um eine Anastomose mit den hinteren Ästen des oberen Poles zu bilden und einen Ramus perforans zum oberen Isthmusrand zu senden. Diesem Verlauf zwischen Drüse und Trachea, der vielfachen Verzweigung der Arterie entsprechend, ist auch eine vielfache Möglichkeit des Kollateralkreislaufes gesetzt (Abb. 14). Wie schon einmal erwähnt, ist es wesentlich, den vertikalen Schenkel des arteriellen Rahmens der Schilddrüse nicht zu unterbrechen. Aus dem Studium der Verzweigungen des unteren Polgefäßes geht theoretisch hervor, daß *nur die Unterbindung fernab von der Drüse die Gewähr bietet, den Blutumlauf in der Drüse nicht zu stören, weil der vertikale Teil des Gefäßrahmens geschont wird.* Fern- und Nahteilung, die verschiedenen anderen Formen des Gefäßverlaufes erscheinen dann unwichtig. Wenn überhaupt dieses untere Polgefäß unterbunden werden darf, ist infolge der Schonung der Kollateralen und der Möglichkeit ungestörter Ernährung für die Drüsenreste *der* De QUERVAIN*sche Punkt als Unterbindungsort für die Caudalarterie zu empfehlen.*

Das zweite wichtige Problem ist die Frage des Recidivs, falls die Schilddrüsenarterien nicht alle unterbunden sind. Es ist sicher richtig, daß eine große Anzahl von Patienten nur der Ligatur der oberen Polgefäße unterworfen wurden, die unteren Polgefäße nicht unterbunden worden waren und trotzdem ein Recidiv durch viele Jahre nicht auftrat. Ohne auf den endokrinen Faktor der Strumabildung, auf die alimentären und Milieubedingungen eingehen zu wollen, kann in gewissen Landschaften mit besonders kalkreichem Wasser und anderen kropffördernden Umständen, die hohe Recidivgefahr bei dem Verfahren, beide untere Polgefäße zu schonen, nicht übersehen werden.

Aus den vorliegenden Zahlen ist wohl in einwandfreier Weise zu ersehen, daß regionär bei unseren Recidivkröpfen das Verabsäumen der Unterbindung des unteren Polgefäßes zugrunde liegt. Festlegen läßt sich daraus nur die Lehre, daß bei recidivgefährdeten Personen auf jeden Fall die Unterbindung der Caudalarterien zu fordern ist und außerdem eine Nachbehandlung der Patienten in Form der „blauen Lösung", wie sie EGGENBERGER und WESPI empfehlen, anzuraten wäre. Welche Ursachen immer zum Recidivkropf führen mögen, ist in unserer Gegend als ein wesentlicher Grund der Recidive, die Nichtunterbindung der unteren Polgefäße anzusehen.

Die einseitige Unterbindung der unteren Polgefäße rechts oder links bedingt auch die Gefahr, daß sich das entsprechende Recidiv auf der anderen Seite der nicht unterbundenen Arterie entwickelt.

Epithelkörperchenschaden.

Die so gefürchtete postoperative Tetanie kann einerseits auf eine direkte, andererseits auf eine indirekte Schädigung der Epithelkörperchen bezogen werden.

Wenn die Aufsuchung des oberen Epithelkörperchens zu den größten Schwierigkeiten gerechnet wird und wir wissen, daß nicht nur beim Kalb, sondern auch beim Menschen gelegentlich das obere Epithelkörperchen intrathyreoidal gelegen sein kann, so ist das untere Epithelkörperchen bei nicht blutiger anatomischer Arbeit mit der Präparationsmethode ziemlich regelmäßig zur Darstellung zu bringen.

Die anatomische Lage ist oftmals beschrieben worden.

Dazu sei bemerkt, daß die Lage des unteren Epithelkörperchens nicht immer unmittelbar bei der ersten Dichotomie der Caudalarterie ist, sondern daß dieses kleine Drüschen auch caudal von dieser Arterie gegen den unteren Pol zu gelegen sein kann und von einer mehr oder minder nachweisbaren Endarterie versorgt wird. Ohne es zum Prinzip zu erheben, ist die Sicht auf das Epithelkörperchen außer-

ordentlich vorteilhaft und führt auf jeden Fall zur unmittelbaren
Sicherheit dieser Drüse. Die schilddrüsennahe Unterbindung der Caudalarterie kann natürlich, wenn einer der Hauptäste in unmittelbarer
Nähe der Nebenschilddrüse unterbunden wurde, zu Gefäßstörungen
und zur Anämisierung in diesem Gebiete, zumindest vorübergehend,
Anlaß geben. Wenn also durch die Darstellung des Epithelkörperchens die unmittelbare Gefahr gebannt ist, kann man *durch die Fernunterbindung der unteren Schilddrüsenarterie auch die mittelbare Gefahr für diese Drüse ausschalten*, weil sich, wie schon vorher beschrieben, der Kollateralkreislauf seine Wege bilden kann. Das kleine ernäh-
rende Gefäß für die Nebenschilddrüse unterliegt diesen Gesetzen.

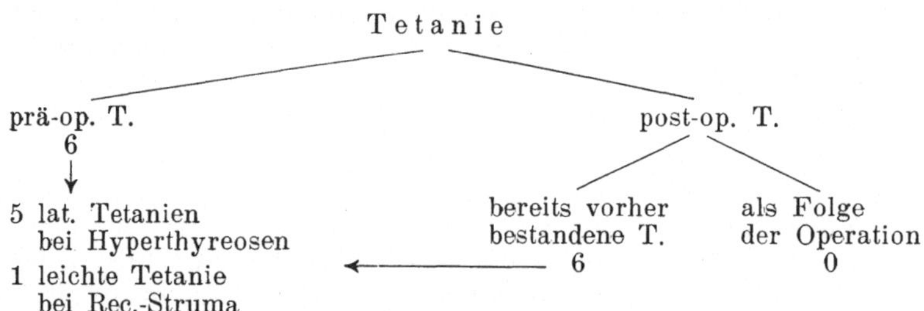

Wie aus den obenangeführten Zahlen zu ersehen, ist diese Art des
Vorgehens für die Epithelkörperchen nicht schädlich und hat zur Vermeidung von postop. Komplikationen wesentlich beigetragen.

Recurrensschaden.

Die Fernunterbindung hat ihren Vorteil auch im Hinblick auf die
Schädigung des N. recurrens. Ohne vorläufig auf die gesamte Anatomie des Nervenverlaufes und auf das Problem des Recurrensschadens
einzugehen, sei Folgendes festgehalten: Der Stimmnerv verläuft entweder vor oder hinter der Gefäßmündung der Caudalarterie, besonders
bei ihrer Vergrößerung knapp neben der Schilddrüse. Auch in der
Teilungsstelle kann dieser Nerv verlaufen. Jedenfalls geht aus dieser
einfachen Tatsache hervor, daß ein Recurrensschaden in dieser Gegend
durch die Fernunterbindung durchaus zu vermeiden ist.

LAHEY empfiehlt überhaupt die Darstellung des N. recurrens, um
ihn sicher zu schonen. Die Eigenart dieses Nervs, die später beschrieben wird, läßt es jedoch nicht ratsam erscheinen, in jedem Falle eine
Darstellung seines Verlaufes anzustreben.

Wenn der Zugang zur Unterbindung des unteren Polgefäßes, d. i.
die Ligatur der V. capitalis, am richtigen Punkt etwas entfernt von
der Drüse erfolgt ist, die Traktion um die Vertikale beginnt, so läßt
sich der De QUERVAINsche Punkt bei Vermeidung von Blutungen unschwer auffinden. Nach Darstellung der Arteria carotis communis sieht

man die Caudalarterie oder tastet man sie in der Tiefe und nun ist es notwendig, die derbe Fascie und die Gefäßscheide selbst zu spalten, um die Arteria caudalis nackt darzustellen. Bei dieser Art des Vorgehens ist eine Schädigung des N. recurrens fast ausgeschlossen.

Unterbindung der unteren Polvenen.

Ist die Ligatur der unteren Polarterien erfolgt, so wird auf der anderen Seite, wie schon beschrieben, vorgegangen und ebenfalls versucht, die oberen und unteren Polgefäße zu ligieren. Wenn diese Unterbindungen gelungen sind, schwillt die Drüse meist so wesentlich ab, daß nach Hochheben beider Lappen mittels Klemmen, die unteren Pole relativ leicht zugänglich werden und vor allem die gefürchteten, oft mit Blut strotzend gefüllten unteren Polvenen unter Sicht des Auges systematisch und leicht unterbunden werden können. An dieser Stelle sei eindringlich gewarnt, die unteren Polvenen in eine Massenligatur zu nehmen, sowie eine einfache Ligatur zentralwärts zu setzen. Der oft geringe Raum für die craniale und caudale Ligatur führt bei diesen harmlosen Venenunterbindungen gelegentlich zum Abgehen einer solchen Unterbindung. Jede kleine Blutung bedingt nicht nur Zeitverlust, sondern auch eine wesentliche Gefahr, einerseits in Form der Luftembolie oder infolge des Zwanges die Blutung durch rasches Zufassen zum Stehen zu bringen und dadurch den N. recurrens zu quetschen.

Ist eine große Vena thyreoidea ima vorhanden, so mündet diese in die Vena anonyma ein. Als regelmäßiger Befund lassen sich an beiden unteren Polen 2—3 Venen darstellen, die einen Durchmesser von mehreren Millimetern bis zu einem Zentimeter aufweisen können.

Erst nach restloser Unterbindung der unteren Polvenen beider Seiten ist die mediane Durchtrennung des Isthmus anzuraten. Sie bildet dann keine Schwierigkeiten mehr und erfordert meist kaum eine Blutstillung.

Die Schilderung der Venen ist nur durch das Interesse an der Vermeidung der Luftembolie begründet.

Trotz dieser genauen Maßnahmen kann ein Zwischenfall auftreten, allerdings wird er kaum zum tödlichen Ende führen, wenn die Systematik des Operierens, wie oben beschrieben, eingehalten werden kann. Die Gefahr der Luftembolie ist gegeben, wenn bei der Unterführung der Venen einmal eine große Vene nicht unterführt, sondern durchstoßen wird, weil dann, abgesehen von der Blutung, die Möglichkeit des weiteren Längseinreißens vorliegt.

Gefahr der Luftembolie.

Welche Stellen sind als besonders gefährdet für die Luftembolie anzusehen?

Aus der Beschreibung der Mittelvenen ist unschwer zu erkennen, daß an dieser Stelle, besonders bei der Luxationsmethode, große Vorsicht geboten ist. Brüskes Manipulieren, zu starkes Vorwälzen der

Drüse geben Anlaß zum Zerreißen von Mittelvenen, besonders der V. capitalis und bei großen Kröpfen zum Einriß der V. jugul. int., die gar nicht so selten am Rande der Schilddrüse verlaufend einen Einriß bekommen können. Die direkte Einmündung der Mittelvenen in die Jugularis, das Ausgespanntsein dieser großen Vene durch den M. omohyodeus schaffen hier eine Aspirationsbereitschaft. Die caudalen Mittelvenen, sowie die cranialen Venen des unteren Poles sind meistens der Darstellung und Unterbindung gut zugänglich.

Schwierig und gefahrvoll ist die Unterbindung der untersten Polvenen besonders dann, wenn die untere Schilddrüsenarterie nicht schon vorher ligiert wurde.

Es soll eindringlichst darauf hingewiesen werden, daß die beiderseitige präliminare Unterbindung der unteren Polarterien vor der endgültigen Darstellung der Drüse im Operationsfeld wesentlich zur Erleichterung der Technik und zur Vermeidung der Luftemboliegefahr beiträgt. Besonders die in unserem Land so häufig retrosternalen Strumen entwickeln sich viel besser und werden müheloser dargestellt, wenn die beiderseitige präliminare Unterbindung erfolgt ist.

7. Die Epithelkörperchen.

Die Technik der Kropfoperation verlangt gründlichste Kenntnis der Anatomie, die sich auch auf die topischen Gegebenheiten der Nebenschilddrüse erstreckt. Diese kleinen Drüsenkörperchen, die sich gelegentlich trotz normalen operativen Vorgehens der objektiven Kenntnis des Operateurs entziehen können, sind durch ihre physiologische Wichtigkeit so gezeichnet, daß geringfügige Verletzungen zu weitgehenden postoperativen Folgen führen. Schon im Jahre 1808 machte DUPUYTREN auf Krampfzustände aufmerksam, die nach einer Schilddrüsenoperation aufgetreten waren.

LANGENBECK hat 1833 auf die gefährlichen Folgen der Schilddrüsenexstirpation hingewiesen, und SANDSTRÖM die Nebenschilddrüse als erster beschrieben. Der Nachweis der innersekretorischen Funktion ist von VASSALE GENERALI erbracht worden. Von EISELSBERG und HALSTED haben die klinischen Erscheinungen des Ausfalls der Epithelkörperchenfunktion festgehalten und GLEY hat erstmals dargelegt, daß die Epithelkörperchen (Ek.) die Ursache eines Krankheitsbildes sind, welches mit dem Ausfall der Schilddrüse nichts zu tun hat.

Die Anatomie der Ek. ist von allen Autoren eingehend beschrieben worden und auch die Tieranatomie hat sich mit diesem Problem beschäftigt. Beim Haustier gibt es wie beim Menschen 4 Ek., die je als 2 äußere und 2 innere bezeichnet werden. Die sogenannten inneren Ek. liegen innerhalb des Schilddrüsengewebes und sind bei den meisten Tieren aufgefunden worden.

Die Farbe der Ek. ist stets heller als das Schilddrüsengewebe und je nach der Tierart, ja sogar bei den gleichen Tierarten, verschieden. Im allgemeinen wird bei den Haustieren das Ek. gelblich bis braun bis rötlich beschrieben, wobei der Fettgehalt der Drüsen die Farbe beeinflußt. ARNDT stellte fest, daß der Fettgehalt bei älteren Tieren größer ist als bei jüngeren.

Für den Humanmediziner ist es wissenswert, daß die Oberfläche der Ek. bei Fleischfressern und bei kleinen Widerkäuern glatt, beim Pferd fein gekörnt ist, beim Rind leicht höckerig und lobulären Aufbau zeigt.

Nach den Arbeiten von GRAU können, wie bei der Schilddrüse, auch akzessorische Ek. vorhanden sein. Sie liegen mehr oder weniger in der Nähe der Hauptorgane entlang des Halses zwischen den Blättern des präcardialen Mittelfells am Herzbeutel und im Nackenfett. (RIEDL, TRAUTMANN, COHRS).

Die Größe der Ek. ist nach der Tierart verschieden. Beim Pferd wird das Ek. meist erbsengroß, nach DECKER bis 1 cm lang beschrieben. Beim Rind findet sich das äußere Ek. in der Regel cranial von der Schilddrüse, in unmittelbarer Nähe an der medionuchalen Seite der Arterie carotis communis, einige Zentimeter caudal von ihrer Aufgabelung entfernt.

Das äußere Ek. ist bei Kälbern in der Spitze des Thymus eingebettet. Es ist ca. linsengroß, nach DECKER 2—4 mm lang. Das innere Ek. ist an der medialen Seite des Schilddrüsenlappens in der Nähe des dorsalen aboralen Lappenrandes an der Luftröhrenfläche eingelagert. Es kann auch völlig von Drüsengeweben umgeben sein.

Aus diesen Ausführungen ist zu ersehen, daß die Veterinärmedizin eingehende Untersuchungen über die Nebenschilddrüsen durchgeführt und ihre Lage bestimmt hat und damit die Möglichkeit schuf, die Körperchen zu finden.

Trotz all dieser Arbeiten bleibt die Tatsache jedoch bestehen, daß nach vielen eigenen Untersuchungen an Kalbsschilddrüsen die Ek. außerordentlich schwierig nachzuweisen sind und für eine Transplantation nicht immer die Gewähr der sicheren Findung gegeben ist. Dies mögen die Gründe dafür sein, warum von einem relativ hohen Prozentsatz von Mißerfolgen bei Überpflanzungen in der gesamten Weltliteratur berichtet wird.

Beim Menschen sind ebenfalls 4 Ek. vorhanden, die ein Gesamtgewicht von ca. 0,12—0,15 Gramm haben.

SIEGLBAUER beschreibt diese Körperchen weizenkorngroß und von kaffeebrauner Farbe. Das rechte und das linke obere Ek., die sich aus der 4. Schlundtasche entwickelt haben, können nach SIEGLBAUER am oberen Pol des Schilddrüsenlappens an einem kleinen Ästchen der oberen Polarterie hängen. Die Nebenschilddrüse kann aber auch tiefer an einem Einschnitt des hinteren Schilddrüsenrandes liegen, wo der N. recurrens die untere Polarterie kreuzt. In diesem Falle hängt auch das obere Ek. an einem kleinen Ast der unteren Polarterie.

Die unteren Ek. werden von der unteren Polarterie versorgt; sie liegen an der Seitenfläche der Trachea, eventuell zwischen Lymphknoten eingebettet. Ihnen kommt ein besonderer Gefäß- und Nervenreichtum zu. Auch beim Menschen ist es möglich, daß das untere Ek. auf seiner Wanderung und Entwicklung aus der 3. Schlundtasche am oberen Rande des Thymus gefunden wird.

Wenn beim Haustier eine intrakapsuläre Lage eines Ek.s zur Regel gehört, so ist diese beim Menschen zu den Ausnahmen zu rechnen, die Lage der Nebenschilddrüsen ist praktisch als eine extrakapsuläre zu bezeichnen.

Für die Technik der Kropfoperation erscheint die Höhenlage besonders wichtig. Das obere Ek. liegt an der Medialseite der Schilddrüse in der Höhe des Ringknorpels. Das untere Ek. liegt an der Rückseite der Schilddrüse, an der Einmündungsstelle der A. thyreoidea caudalis (Abb. 15).

Es ist müßig, auf die histologischen Untersuchungen und auf die physiologisch vielfältige Bedeutung der Nebenschilddrüse einzugehen, weil diese mit Technik nur insofern im Zusammenhang steht, als eine unbedingte Schonung dieser Drüse gefordert werden muß.

Deshalb ist es notwendig, die Ek. während der Operation zumindest schonend zu behandeln und dies kann nur erreicht werden, wenn sie, wie im Falle des oberen Ek., vorsichtig abgeschoben oder im Falle des unteren Ek. apriori gesichtet und geschont werden. Nach den klassischen

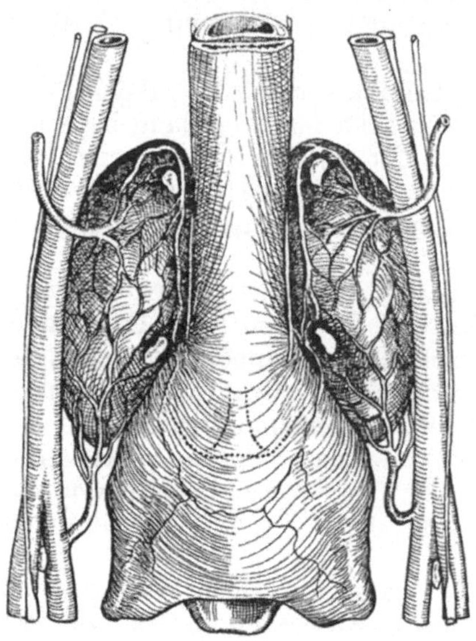

Abb. 15. Lage der Epithelkörperchen (Schema).

Arbeiten von SANDSTRÖM, McCALLUM, DELORE und ALAMARTINE, ERDHEIM, BERARD, MOREL, WELTI und HENRY sind die divergierende Größe, Anzahl, Farbe und Position der Nebenschilddrüse die Ursache mancher Schwierigkeiten, um sie aufzufinden. Die intrathyreoidale Lage einzelner Ek. kann heute kaum widerlegt werden, sie wurde durch eine Reihe von Arbeiten, besonders von HARVIER, bewiesen. Es ist für die praktische Chirurgie jedoch von geringem Belang, weil nicht alle 4 Ek. eine solche Lokalisation aufweisen und wahrscheinlich die Entfernung eines solchen Körperchens kaum ins Gewicht fällt.

Beim Menschen haben die Ek. fast die gleiche Farbe wie die Schilddrüse, sie sind vielleicht etwas dunkler und zeigen einen spiegelnden Glanz; sie haben Nieren-, Milz- oder Blattform und sind ungefähr 6—4—2 mm groß, die Farbe ist gelb, braun bis rötlich. Durch die außerordentliche Verletzbarkeit des Gewebes kann auch bei vorsichtigen Maßnahmen ein Hämatom in diesem Gewebe erzeugt werden. Aus diesen Gründen ergibt sich als operative Forderung bei der Unterbindung des unteren Polgefäßes die absolute anatomisch gerechte und blutarme Präparation.

Nur bei Beachtung der zuletzt hervorgehobenen Umstände hat die anatomische Lage der Ek. eine Bedeutung, weil sie sonst sofort von einem Hämatom, auch wenn es klein ist, verdeckt werden.

Beim Menschen liegt das obere Ek. außerordentlich versteckt rückwärts nahe der Einmündung des N. recurrens im Bereiche des Cricoidhorns, wo der Nerv in die Tiefe verschwindet. Nach dem Gebot der operativen Technik sind die gesamten oberen Polgefäße zu unterbinden. um mit großer Sicherheit ein Strumarecidiv zu vermeiden. Bei der einfachen oder komplizierten Doldenform der oberen Schilddrüsenarterie ist es daher notwendig, sich hart an die innere Kapsel der Schilddrüse zu halten und nach Unterbindung der Gefäße das ganze den oberen Pol bedeckende Gewebe mit dem Finger abzuschieben, um damit gleichzeitig auch das Ek. aus der Gefahrenzone zu bringen.

Trotz reicher operativer Erfahrung ist es in den wenigsten Fällen möglich, das obere Ek. zur Darstellung zu bringen, was besonders bei großen, nach oben reichenden überentwickelten Polen ins Gewicht fällt.

Die Unterbindung aller zuführenden Polarterien ist für die Erhaltung der Nebenschilddrüse ohne Belang, solange der Hauptgefäßarterienrahmen in der Vertikalen nicht unterbrochen wurde.

Außerdem sind gerade im pharyngealen Teil eine große Anzahl von Anastomosen vorhanden, die zur Schilddrüse, mithin auch zur Nebenschilddrüse, ziehen (Postop. Tetanien).

Schon DE QUERVAIN und GRASSMAN haben den großen Wert der Schonung der hinteren Kapselanteile des oberen Poles erkannt. Die anatomisch regelmäßig nachgewiesene Lage der Ek. an der hinteren und Medialseite des oberen Poles rechtfertigen das derzeitige Vorgehen. Zu dieser Frage soll festgestellt werden, daß der obere Pol ohne weiteres restlos freipräpariert werden kann und nur seine Freilegung dem Operateur die Möglichkeit bietet, die Schilddrüse um eine Horizontalachse zu bewegen, den oberen Pol vorzuziehen und in idealer Weise resektionsreif zu machen. Nachteilige Folgen sind bei dieser Art des Vorgehens trotz Ligatur der Gefäße bei enger Anlehnung an die innere Kropfkapsel bisher nicht beobachtet worden.

Für das obere Ek. kann also zurzeit angenommen werden, daß es selten zur Darstellung gebracht wird und mit dem perithyreoidalen lockeren Bindegewebe abgeschoben werden muß.

LAHEY fordert zur Schonung der Ek. die quere Spaltung der Halsmuskulatur, ein komplettes trockenes Operationsfeld, gute anatomische Verhältnisse und gutes Licht.

Für das obere Ek. ist jedoch bei der vorgeschlagenen Technik eine quere Spaltung der Halsmuskulatur durchaus nicht notwendig und bei

richtiger Präparation in der Schicht und Drehung der Schilddrüse um
die horizontale Achse kann eine Schädigung des Ek. vermieden werden.

Das untere Ek. ist im Gegensatz zum oberen Ek. leicht darstellbar.
Seine Lage ist durch die Einmündungsstelle der unteren Schilddrüsenarterie bestimmt und eine Unauffindbarkeit von Nebenschilddrüsen auf
beiden Seiten kann nach der Erfahrung einer großen Zahl von Kropfoperationen nicht bestätigt werden. Wenn bei der operativen Darstellung des hinteren Schilddrüsenanteiles die Gefahrenzone, also das Gebiet der Hinterfläche der Schilddrüse, der Seitenfläche der Trachea und
der vorderen Seitenfläche der Speiseröhre, erreicht ist, so läßt sich fast
mit Gewißheit die Teilungsstelle der unteren Schilddrüsenarterie finden.

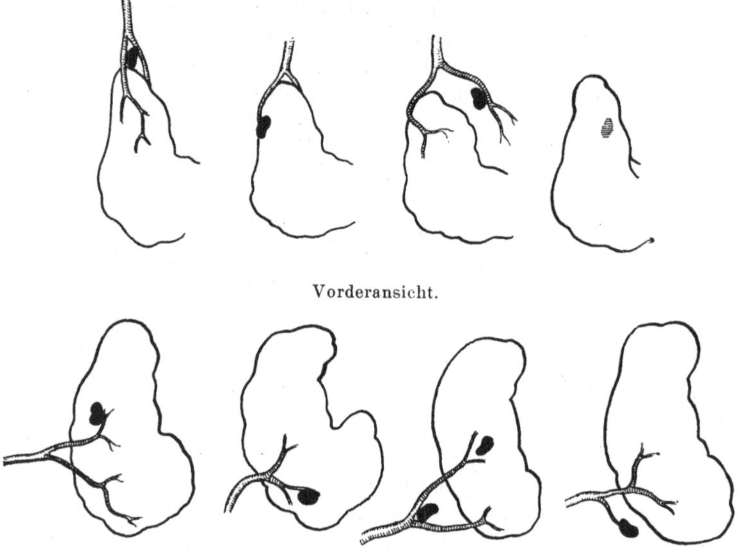

Vorderansicht.

Rückwärtige Ansicht.

Abb. 16. Lage der Epithelkörperchen (nach L a h e y)

Das untere Ek. liegt meist etwas distal dieser Dichotomie. Es ist in
vielen Fällen möglich, sogar die kleinen Nebenschilddrüsenarterien zu
erkennen. Sehr wichtig erscheinen die Feststellungen von BRAINE,
WELTI und HENRY, die eine doppelte Arterienversorgung der Nebenschilddrüsen nachweisen konnten. Es ist auch gelungen, die große Anzahl von Kollateralen und Anastomosen von Pharynx, Ösophagus und
Trachea mit der Schilddrüse zu finden. Besonders DE QUERVAIN und
CURTIS, GREGOIRE, BRAINE und FUNCK-BRENTANO haben an der Leiche
zeigen können, daß nach der Unterbindung der Arterie Anastomosen
die Zirkulation wieder herstellen.

LERICHE und JUNG haben im Hundeversuch die außerordentliche
Empfindlichkeit des Ek. für fehlende Blutversorgung gezeigt. Daraus
ergibt sich für die Behandlung des unteren Ek., daß bei seiner durchaus

möglichen Darstellung (LAHEY-Skizze) (Abb. 16), das Ek. zwar nicht gesucht, jedoch während der Operation und Unterbindung des unteren Polgefäßes gesehen werden soll. Mit der Sicht dieses Drüschens ist die Sicherheit der Vermeidung der postop. Tetanie gegeben.

Die grundsätzliche Unterbindung des unteren Polgefäßes bei der Resektion der Schilddrüse, und zwar wenn möglich am DE QUERVAIN-schen Punkt, hat für die Blutversorgung der unteren Nebenschilddrüse keine nachteilige Bedeutung. Das Vorhandensein des vertikalen Schenkels des Hauptgefäßrahmens der Schilddrüse bedingt ein rasches Einspielen des Kollateralkreislaufes aus der Tiefe und damit eine gute Blutversorgung der Nebenschilddrüse.

Welche Möglichkeiten einer Schädigung des unteren Ek. bestehen trotz der vorhin beschriebenen Technik?

Dazu läßt sich vor allem als wichtiger Faktor die Luxation der Schilddrüse nennen.

Das brüske Hervorholen und in diesem Operationsgang unzulässige Zerren am Schilddrüsenstiel kann ohneweiters ein Hämatom in der Gefahrenzone bewirken und im Gefolge dieses Hämatom eine kurz- oder langdauernde Tetanie auslösen. Auch eine Lösung des Ek. von seinem Bett kann dadurch erfolgen und nun bei der Empfindlichkeit des Organs eine Funktionsstörung bedingen. Freilich täuscht die Luxation vor allem bei retrosternaler Struma scheinbar ideales und rasches Handeln vor, jedoch ist eine Nebenverletzung im Bereiche der Nebenschilddrüse, sowie auch im Gebiet der Venen, nicht mit Sicherheit abzusehen. Diesen Gefahren kann durch vorsichtiges systematisches Präparieren und langsames Vorziehen nach Unterbindung der V. capitalis begegnet werden. *Erst nach Ligatur und Durchschnitt der seitlichen Hauptvene kann die richtige Schicht für das untere Polgefäß zur Darstellung gelangen und mithin auch das untere Ek.* In dieser Phase wird die Schilddrüse durch Klemmenzug um die Vertikale gedreht und die nun erfolgende Unterbindung des unteren Polgefäßes weitab von der Schilddrüse ermöglicht die sichere Schonung der Nebenschilddrüse. Die Anzahl der Ek. ist nach MORGAN verschieden. Nach seinen Erfahrungen sind in 70% der Fälle 4,

in 24% der Fälle 3,
in 5% der Fälle 2,
in 1% der Fälle 1 Ek. vorhanden.

Die Gefahrenquelle eine schwere Tetanie auszulösen, ist damit jedoch noch nicht erschöpft, denn ACKERBERG hat eine einseitige Entwicklung der Ek. beschrieben. Er gibt 1,2% postop. Tetaniefälle an, während URBAN in seinem reichen Material auf 5000 Fälle einen einzigen Fall von postop. Tetanie fand .

SWINTON gibt bei 15.300 Strumaoperationen ein halbes Prozent postop. Tetanie an. Diese großen Zahlen zeigen uns, daß die postop. Tetanie bei der entsprechenden Technik, wie sie die Amerikaner propagieren und der Präparationsmethode, die meinerseits in den Vordergrund gestellt werden soll, praktisch gut zu vermeiden ist.

Rohde hat fernab vom normalen Sitz in der Schilddrüsensubstanz selbst im Mediastinum und im Thymus versprengte Ek. gefunden. Diese ·Drüsen, die nur sekundär eine räumliche Beziehung zur Schilddrüse haben, gewinnen eine größere klinische Bedeutung, weil sie vicariierend für den Verlust der Ek. nach einer Kropfoperation eintreten können.

Eine besonders hohe Quote latenter Tetanie ist in unserer Gegend im Industriegebiet festzustellen. Die Erkrankung tritt ohne wesentliche Strumabildung auf. Auch bei Kropfträgern wird eine latente Tetanie als Forme fruste häufig nachgewiesen.

Bei solchen Kranken kann man trotzdem unbedenklich die Strumaresektion durchführen, weil vielfältige Erfahrung uns lehrt, daß oft gerade nach der Resektion der Schildrüse im Rekonvaleszenzstadium auch die latente Tetanie sich wesentlich gebessert hat. Eine besondere Gefahr postop. Tetanie besteht bei entsprechenden prophylaktischen Calciumgaben, hohen Vitamin-D$_2$-Dosen und der üblichen präoperativen Vorbehandlung mit Leber und Vitamin B Komplex nicht. Eine Änderung von Farbe, Größe und Form der Ek. konnte man bei diesen Patienten als Operationsbefund nicht feststellen.

Auch eine Änderung der Technik, der unteren Nebenschilddrüse aus dem Wege gehen zu wollen, ist bei diesen Kranken durchaus nicht notwendig. Prae- und postop. A T 10 oder Calcaminbehandlung erwiesen sich ebenso überflüssig. Das positive Chvostek-Phänomen, sowie die mechanische Übererregbarkeit der Vasomotoren sind in ihrer Intensität nach Strumaresektion eher abgesunken als vermehrt worden.

Die prim. Tetanie ist keine Gegenindikation zur Operation und vor allem keine Gegenindikation zur systematischen Unterbindung des unteren Polgefäßes am De Quervainschen Punkt und zur Darstellung des unteren Ek. während des operativen Eingriffes.

Urban schreibt in seiner Monographie: „Die Hinterseite der Schilddrüse, wo die Ek. und der Recurrens liegen, bleibt am besten ein Noli me tangere!" Diese Auffassung können wir heute nicht mehr vertreten. Urban erwähnt, daß Jeandelizes den Vorschlag gemacht hat, die Ek. jedesmal freizulegen. Wie Lahey und seine Schule grundsätzlich den N. recurrens aufsuchen, soll auch das Ek. prinzipiell dargestellt werden.

Diese beiden technischen Forderungen gehen sicherlich zu weit. Aus den Ausführungen ist jedoch zu ersehen, daß die sicherste Art, Verletzungen dieser wichtigen Gebilde zu vermeiden, ihre Sichtbarmachung während der Operation ist. Bei Einhaltung der reinen Präparationsmethode ist dies auch in den meisten Fällen leicht möglich. Bei Darstellung des unteren Polgefäßes in der richtigen Schicht und guter Sicht der Verzweigung des unteren Polgefäßes ist fast mit Sicherheit eine Verletzung des Ek. zu umgehen.

8. Die retrosternale Struma.

Ehe von der Technik der operativen Entfernung der hinter dem Brustbein gelegenen Kröpfe gesprochen wird, ist eine Klärung der Nomenklatur notwendig.

Zu unterscheiden ist zwischen Kröpfen, die zungenförmig hinter das Brustbein hinabreichen oder zum Teil hantelförmig abgeschnürt innerhalb der Brusthöhle liegen und den rein wirklichen, unabhängig von der eigentlichen Schilddrüse bestehenden, in der Brusthöhle liegenden Kröpfen. In den folgenden Zeilen sollen nur diese retrosternalen Kröpfe behandelt werden, die noch im Zusammenhang mit der Schilddrüse stehen, deren eigentümliche Entwicklungsart ihre Volumenvermehrung innerhalb des retrosternalen und intrathoracalen Raumes begünstigt haben. Diese Unterscheidung ist besonders wichtig, weil die retrosternalen Kröpfe ohne weiteres mit dem typischen Operationsverfahren zur Entfernung der Schilddrüse angegangen werden können, während die reinen intrathoracalen Kröpfe ein weitaus schwierigeres Verfahren fordern, sogar gelegentlich einen atypischen Zugang notwendig machen.

Das Rö-Verfahren ist in diesem Falle sehr wesentlich und ausschlaggebend, weil die mit der Schilddrüse noch im Zusammenhang stehenden Knoten eine gewisse Beweglichkeit beim Schlucken zeigen und auch der Schatten der Schilddrüse undifferenziert in den Tumorschatten übergeht. Ohne auf die Rö-Details einzugehen, kann vom Standpunkt des Operateurs festgelegt werden, daß es auch dem geübten Röntgenologen nicht immer möglich ist, eine solche Entscheidung festzulegen. In zweifelhaften Fällen ist daher das Schwerere anzunehmen und die Vorbereitung für einen intrathoracalen Eingriff notwendig.

Die oft tief in das Mediastinum hinabreichende zungenförmig retrosternale Struma ist, wie schon gesagt, mit der üblichen Methode durchaus erreichbar und auch entfernbar. Wenn es sich um eine solch schwer zugängliche Kropfform handelt, ist eine Diskussion ob eine quere Spaltung der Halsmuskulatur notwendig ist oder nicht, gegenstandslos. Es ist weitgehend auf beiden Seiten die Halsmuskulatur zu spalten und im Gegensatz zum sonstigen Vorgehen sehr wesentlich von vornherein vollkommen klare anatomische Verhältnisse zu schaffen, um den retrosternalen Anteil für die vorhergehende Mühe sozusagen als Geschenk ernten zu können. URBAN weist auf die lange Dauer der Operation hin und betont besonders den Blutverlust bei derartigen Kröpfen mit ihren von Blut strotzenden, leicht zerreißlichen Gefäßen. Diese allen Chirurgen geläufigen Tatsachen sind bei entsprechendem Vorgehen mit ziemlicher Sicherheit zu vermeiden.

Ein wesentlicher Faktor bei der Operation der retrosternalen Kröpfe ist die exakte Vorbehandlung, die von zwei prinzipiellen Gesichtspunkten ausgeht.

Der erste Faktor ist die Tatsache, daß die Schilddrüse um mindestens $1/_3$ kleiner wird, wenn der Kranke absolute Bettruhe einhält. Nach 8—10—14 Tagen, ja auch länger, ist nicht nur eine Erholung des

Herzens eingetreten, sondern auch die Schilddrüse wesentlich abgeschwollen. Eine vorhergehende Stroph.-Kur oder andere Herzmittel sollen, wenn möglich, nicht gegeben werden. Die genaue Kontrolle der Flüssigkeitsein- und -ausfuhr können weitere Hinweise für die Operationsfähigkeit bilden. Man beobachtet häufig, wie sich das Hinken der Ausscheidung vermindert und nach Ablauf von 8—10 Tagen ein beachtliches Zunehmen, ja Überschießen der Ausscheidung. So kann sich das mechanische Kropfherz, wenn man es so nennen darf, gut erholen.

Der zweite Faktor ist die Vorbehandlung mit hohen Joddosen nach PLUMMER. Man verabreicht dreimal 10 bis dreimal 15 Tropfen Lugolscher Lösung und erreicht damit ebenfalls ein weiteres allerdings vorübergehendes Abnehmen des Kropfes ohne nachteilige Folgen. Eine Peristrumitis, die während der Operation in irgendeiner Form gestört hätte, wurde nicht beobachtet.

Nach erfolgtem Abschwellen und typischem Hartwerden der äußeren noch zugänglichen und tastbaren Schilddrüse nimmt man die Operation in Lokalanästhesie vor.

Allerdings sind wieder zwei Forderungen zu erfüllen, deren Nichtbeachtung zu recht schwierigem Arbeiten und Zwischenfällen führen kann. Die erste ist das Bereitstellen eines Tracheoscopes mit einem geübten Arzte, der imstande ist, es jederzeit ruhig und sicher einzuführen. Bei sehr schweren Fällen ist es besser, das Tracheoscop von vornherein einzulegen und bei liegendem Rohr zu arbeiten. Grundsätzlich ist jedoch festzuhalten, daß bei retrosternalen Strumen bei Beachtung der zweiten Forderung, nämlich die Anwendung der Präparationsmethode mit präliminarer Unterbindung aller zuführenden Polgefäße, ohne Tracheoscop meist ein Auslangen gefunden wird. Auch die schweren Atemnotzustände, die der Kranke während der Luxationsmethode hat, fallen bei Beachtung gewisser Vorsichtsmaßnahmen weg.

Schon eingangs wurde zur Technik erwähnt, daß die quere Spaltung der Halsmuskulatur gefordert wird und die anatomische Freilegung in exakter Weise notwendig ist. Entgegen dem üblichen Verfahren ist es ratsam, zuerst die Unterbindung der beiden oberen Polgefäße vorzunehmen und die der unteren Polgefäße nicht zu erzwingen. Eine Ausnahme bildet jener Fall, bei dem das untere Polgefäß während des Operationsganges leicht zu unterbinden ist.

Das Prinzp der Ausschaltung der oberen Polgefäße bewährt sich insofern, weil dadurch die Schilddrüse weiter erheblich abschwillt, auch wenn diese Gefäße nicht sehr stark entwickelt sind. Freilich muß die Forderung nach vollkommener Darstellung des gesamten oberen Poles der Schilddrüse erfüllt werden.

Als nächstes ist die Unterbindung der Caudalarterie an der Seite der kleineren Schilddrüsenschwellung anzustreben. Als letztes Gefäß wird die untere Polarterie der massiv vergrößerten Seite aufgesucht. Um zu den unteren Polarterien guten Zugang zu haben, ist ein exaktes Unterbinden aller abführenden Venen, besonders der großen Mittelvene, vorher notwendig. Bei diesem Vorgehen gelingt es auch, eine allfällig vorhandene Arteria thyreoidea ima zu finden und zu unterbinden. Während dieser Manipulationen hat der Patient keine Atemnot. Luxierende Bewegungen werden vermieden und die Schilddrüse schwillt langsam ab. Die beiden oberen Pole sind vorgezogen, die abführenden Venen unterbunden und an ihren an der Schilddrüse verbleibenden Stümpfen sind Klammern gelegt, die eine Handhabe zur Traktion bieten.

Es ist meist so, daß die retrosternale Entwicklung der Schilddrüse mehr oder weniger unilateral stattgefunden hat und man grundsätzlich versucht, bei gleichzeitiger Unterbindung der unteren Polvenen, den kleineren Teil aus seinem Bett zu heben.

Wenn dies gelingt und die Trachea an einer Stelle tastbar geworden ist, empfiehlt es sich, die Durchtrennung des Isthmus mit größter Vorsicht durchzuführen und nun die einseitige präliminare Resektion als ersten Eingriff zu erledigen. Mittlerweile ist der zungenförmige Zapfen überraschend klein geworden und es gelingt in den meisten Fällen unschwer, diese retrosternale, 10—15 cm in die Tiefe reichende vergrößerte Schilddrüse vorsichtig auf der anderen Seite herauszuheben. Dazu können Seidenzügel verwendet werden, falls dies überhaupt notwendig erscheint. Als Prinzip ist die Unterführung von lateral oben zur schrittweisen Unterbindung einzelner Caudalvenen wieder ratsam.

Mit der gelungenen Darstellung dieses retrosternalen Knotens ist die Operation in ein ruhiges Endstadium getreten. Das Morcéllement ist nicht nötig. Die Resektion wird heute allgemein üblich mit Zurücklassung einer breiten hinteren Schale durchgeführt. Die *Catgutdurchstechungen* zum Vernähen der Schilddrüsenwunden sollen jedoch in solchen Fällen *nicht vertikal, sondern im horizontalen Gang angelegt werden.* Dies bringt den Vorteil, eine weitere retrosternale Entwicklung eines Rezidivkropfes zu verhindern.

Die Kontrolle der Trachea ergibt gelegentlich eine außerordentliche Weichheit an einer Seite. Ist dies festgestellt, so empfiehlt sich die Fixation des Schilddrüsenlappens dieser Seite an die Muskulatur des Stclm. mit zwei durchgreifenden Catgutnähten. Die große Wundhöhle, die während der Operation sofort mit einer Gaze ausgelegt wird, kann bei richtiger Technik zum Teil beim Verschließen der Wunde verkleinert werden. LAHEY empfiehlt das Liegenlassen eines Streifens für längere Zeit, mindestens 5—6 Tage, bis die Granulationen sich gebildet haben; anschließend führt er einen Drain bis zu 20 Tagen ein, bis sich der gesamte Hohlraum geschlossen hat und die Gefahr einer Mediastinitis nicht mehr besteht. Bei Außerachtlassen dieser Regel wird auf die Möglichkeit einer Infektion der vom Blut erfüllten Höhle hingewiesen. Nach unseren Erfahrungen läßt sich auch bei großen retrosternalen Kröpfen die Wundhöhle z. T. durch Catgutnähte schließen, wenn die innere Muskelkulisse zur Raffung verwendet wird.

Außerdem wird der Glasdrain nur subcutan für 12 Stunden eingelegt. Die Muskulatur wird primär locker geschlossen. Sicherlich ist es nicht richtig, einen Drain allein in eine so große Höhle zu legen. Ein längeres Liegenlassen als für 24 Stunden bedeutet unter Umständen die

Gefahr des Mediastenalemphysem. Daher ist als grundsätzlich festzulegen: Einlegen eines Streifens oder primärer Schluß mit subkutanem Drain.

Bei Anwendung der vorhin geschilderten Methode ist die Blutungsgefahr außerordentlich gering und auch für den Anhänger der Luxationsmethode bedeutet dieses Vorgehen eine Erleichterung, weil das Hervorholen des retrosternalen Teiles mit dem Finger nach Abschwellen der Schilddrüse wesentlich ungefährlicher ist.

Die Blutungsgefahr selbst ist sehr herabgesetzt und nur das Übersehen eines Imagefäßes kann zu unangenehmen Zwischenfällen führen. Vorwiegend ist die linke Seite stärker entwickelt als die rechte. Manchmal ist ein rasches intrathoracales Wachstum zu beobachten.

Im Gegensatz zur toxischen ist die Entwicklung der retrosternalen Struma sozusagen eine Weiterentwicklung der Schilddrüse. Die Gliederung der Thyreoidea in zwei Hälften ist mit Herabsteigen der Schilddrüse verbunden. Sie führt bei tiefer Position des Organs bei Entwicklung des Kropfes zur retrosternalen Lage. Diese Erkenntnis wird bestätigt, weil wir bei solchen retrosternalen Kröpfen, im Gegensatz zum Ringkropf und Basedowkropf, einen schmalen häufig gut zugänglichen Isthmus finden. Dazu ist die Überentwicklung der unteren Polgefäße festzustellen, was operativ technisch den Vorteil bringt, nach ihrer exakten Unterbindung am DE QUERVAINschen Punkt die Blutungsgefahr fast völlig vermieden zu haben. Die unteren Polgefäße sind gelegentlich, hinter der Carotis hervorkommend, von oben nach unten ziehend darzustellen und zeigen durch ihren Verlauf auch das Niedersteigen der entsprechend vergrößerten Schilddrüse an.

9. Die retropharyngeale Struma.

Die Ausbildung einer hoch oben, neben und hinter dem Pharynx liegenden Schilddrüse ist ein sehr seltener, jedoch unangenehmer Fall.

Nach WARREN und FELDMANN treten diese Schilddrüsenentwicklungen meist schon unter dem 40. Lebensjahr auf und kommen erst nach langem Bestehen zur chirurgischen Behandlung. Wichtig für diese isoliert von der eigentlichen Schilddrüse liegenden Thyreoideatumoren ist die Feststellung, daß in 86% der Fälle diese Drüsen einen malignen Tumor enthalten und das Organ selbst ebenfalls, wenn es einer subtotalen Resektion unterworfen wird, meist einen malignen Tumor enthält.

WARREN und FELDMANN weisen nach, daß histologisch diese Tumoren der Schilddrüse und die Tumoren der topisch verlagerten Schilddrüse identisch sind. Diese Tatsachen sind für die Operation bei gutartigen Strumen von Bedeutung, weil bei Festlegung dieser versprengten Schilddrüsentumoren sofort die Radikaloperation auch der scheinbar gesunden Schilddrüse selbst durchgeführt werden soll.

Die Totalexstirpation dieser Tumoren ist selbstverständlich.

10. Die intrasyringeale Struma.

Es fällt auf, daß gelegentlich trotz anscheinend gut ausgeführter Strumaresektion, nicht die entsprechende Erholung bei den Resecierten eintritt. Die Rö-Durchleuchtungen sowie die klinischen Untersuchungen ergeben meistens keinen positiven Befund und nur die Spiegelung und Darstellung der oberen Trachealanteile zeigen eine kleine Vorwölbung. Sie wird durch einen intrasyringealen Strumarest verursacht und ruft außer Atembeschwerden nicht selten Schluckbeschwerden hervor.

Mit diesem Krankheitsbild verbindet sich eine bestimmte Adenomentwicklung. Das Adenom drängt anscheinend durch eine Lücke im rückwärtigen Anteil der Schilddrüsenwurzel, entwickelt sich hinter dem Verlauf des N. recurrens und hinter der Teilungsstelle der Thyreoidea inferior als bohnen- bis hühnereigroßer Knoten. Je nach der Höhenlage des Adenoms wird es den oberen oder unteren Pol entsprechend verlagern und bei seiner vollkommenen Darstellung Schwierigkeiten machen. Im Bereiche des oberen Schilddrüsenanteiles entwickelt sich nun ein solcher Knoten tatsächlich zwischen Trachea und Oesophagus hin und berechtigt zur Nomenklatur des intrasyringealen Kropfes. Bei einfachen Kolloidkröpfen ist dieser Knoten relativ isoliert.

Bei Hyperthyreosen ist gelegentlich der ganze Lappen der Schilddrüse plattgedrückt, man kann von Schollenform sprechen. Er schiebt den oberen Pol zwischen Luft- und Speiseröhre. Typisch für diesen Befund ist der Umstand, daß vor der Operation diese Lappenentwicklung nicht festzustellen ist. Dies führt bei der klinischen Untersuchung dazu, eine Vergrößerung der Schilddrüse bei Hyperthyreose zu übersehen.

Tiefe Lage eines Adenoms bietet insofern technische Schwierigkeiten, weil bei der Resektion der Struma dieser Knoten nicht nur unbedingt gesichtet, sondern auch entfernt werden muß. Unterbleibt letzteres, so gibt er Anlaß zu Beschwerden und Rıcidivoperationen. Die Entfernung dieses Knotens kann bei entsprechender Freilegung durch Spaltung von außen und Auslöffelung geschehen oder noch besser bei der Resektion durch tiefes Umgreifen der Schilddrüsenwurzel, Incision der Schale bis weit nach rückwärts und Entleerung dieser kleinen Geschwulst.

11. Der intrathoracale Kropf.

So wie die retrosternale entwickelt sich auch die substernale Struma häufiger links als rechts. Auch die intrathoracale Struma ist daher vorwiegend links gelagert. Wie sich aus den Untersuchungen von KAMNIKER ergeben hat, ist die Topographie der Organe und Gefäßstränge im oberen Thoraxraum als Ursache der häufigen linksseitigen Entwicklung der substernalen Struma anzusehen und die Rechtslage der Trachea sowie die Anordnung der Arteriengabel im substernalen Raum dafür verantwortlich. Bei einem intrathoracalen Kropf ist jedoch zum Unterschied von der substernalen oder retrosternalen Struma eine morphologische Unterscheidung notwendig. LAHEY fordert für einen Kropf, den er als „completely intrathoric" bezeichnet, daß der Tumor $^4/_5$ seiner Größe innerhalb des Brustraumes einnimmt. Es besteht kein Zweifel, daß die Entstehung vom unteren Pol der Schilddrüse ausgehen muß und das Adenom vom unteren Pol der Schilddrüse aus in das Mediastinum hinabsteigt, bei der zunehmenden Größe nicht mehr aus der oberen Thoraxapertur herausfindet und somit die Fortentwicklung der Schilddrüse intrathoracal weitergeht. Dabei nimmt der im Brustkorb sich langsam entwickelnde Kropf seine Gefäße mit nach abwärts, was für die Behandlung außerordentlich wichtig ist. LAHEY weist auf Grund seiner Erfahrung von 24.000 Kropfoperationen auf die Tatsache hin, daß sogenannte versprengte Schilddrüsenkeime, die während des Absteigens der Schilddrüse sich allein und isoliert von der Schilddrüse entwickelt hätten, zumindest sehr selten sind.

Es ist daher bei Operation eines intrathoracalen Kropfes mit großer Wahrscheinlichkeit anzunehmen, daß die Kropfgeschwulst mit Blut von der oberen und unteren Schilddrüsenarterie versorgt wird, woraus sich von vornherein die Forderung ergibt, entsprechend der beschriebenen Traktionsmethode gerade bei diesen intrathoracalen Strumen die präliminare Unterbindung aller Polgefäße der Schilddrüse anzustreben. Manipulationen zur primären Luxierung sind vor diesem Zeitpunkt zu unterlassen.

Das gleiche Verfahren ist für die mittleren und unteren Polvenen nach Ligatur der Arterien zu fordern.

Besonders wichtig ist die Unterbindung der Vena capitalis, die als einzige oder als doppelte mittlere Polvene imponieren kann.

Ehe aber auf diese technischen Einzelheiten eingegangen werden soll, ist die Gesamtbetrachtung des im Brustkorb entwickelten Kropfes mit seinen Folgen notwendig. Die im raumbeengenden Prozeß vergrößerte Schilddrüse verdrängt die Trachea seitlich oder die Entwicklung der Schilddrüse drückt die Trachea von vorn nach rückwärts zusammen. Bei der Verdrängung nach rechts oder links wird ein Neigen des Kopfes auf die erkrankte Seite den Spannungszustand der sich über das Adenom wölbenden Trachea vermehren und bei der klinischen Untersuchung der Flexionsversuch des Kopfes und Halses auf die Schulter der kranken Seite mit vermehrtem Stridor und vermehrtem Lufthunger beantwortet werden. Die Neigung des Kopfes und Halses gegen die gesunde Seite wird die Trachea geringfügig entlasten und dem Patienten eine Erleichterung bieten. Bei schweren Fällen ist die etwas geneigte Kopfhaltung für den Patienten sogar als typisch anzusehen. Die Verdrängung der Trachea aus der Mittellinie geht konform mit der Deviation des Schildknorpels. Sie ist als Symptom gut verwertbar.

Ist die Luftröhre von vorne nach hinten in ihrem Durchmesser eingeengt, so ist der Flexionsversuch mit Neigung des Kinns auf die Brust positiv, d. i. Vermehrung der Beschwerden, während die Deflexion mit Neigung des Kopfes nach rückwärts Erleichterung bringt.

Ohne auf die Symptomatik der intrathoracalen Struma weiter eingehen zu wollen, sei noch erwähnt, daß das Ödem durch die ausgelöste Einflußstauung den Grad der Einengung im Bereich der oberen Thoraxapertur klinisch abschätzen läßt.

Zwei grundsätzliche Veränderungen sind bei ganz großen retrosternalen, sowie bei intrathoracalen Kröpfen vor der Operation zu beobachten.

1. Der raumbeengende Prozeß hat zu einer so erheblichen Verengung der Luftröhre geführt, daß eine Erstickung während der Operation, auch bei sachgemäßem Vorgehen möglich ist.

2. Der raumbeengende Prozeß hat zu einer weitgehenden Stauung der einmündenden Gefäße in den Thoraxraum geführt und eine außerordentliche Belastung für das venöse System ergeben, welches erweiterte und verdünnte Wandungen zeigt und außerordentlich zerreißlich geworden ist.

Wie schon in vorhergehenden Kapiteln beschrieben, ist als besonders wesentlich zur Vorbereitung die Verkleinerung des Tumors durch mehrwöchentliche Bettruhe und Jodmedikation notwendig. Es ist oft erstaunlich, wie weitgehend das Ödem des Gesichtes sich zurückbilden kann und der von LAHEY geprägte Ausdruck „putty-like" nach einigen Wochen der Vorbehandlung nicht mehr zu Recht besteht. Diese Behandlung darf jedoch keineswegs dazu führen, während der Operation nicht alle Maßnahmen gegen zu erwartende Zwischenfälle zu treffen. Es ist aus diesen Überlegungen daher grundsätzlich zu fordern, daß ein geübter Intubant bereit steht und das Besteck zur Intubation vorbereitet ist. In besonders schweren Fällen ist die Intubation schon vor dem Eingriff vorzunehmen und sich dabei der Gasnarkose zu bedienen.

LAHEY bevorzugt die Einführung eines Endotrachealrohres, welches flexibel ist und betont die Schwierigkeit genügender Anästhesierung. Der unzugängliche Luftweg, die zum Teil eingefallene Luftröhre und das Einführen des Intratrachealrohres während der Operation sind solche Hindernisse, daß die präliminare Einführung des flexiblen Intratrachealrohres als zur Zeit beste Methode an der Klinik LAHEY propagiert wird (Abb. 17).

Meiner Erfahrung nach und wie aus der Skizze zu ersehen ist, lassen sich jedoch auch größere Strumen in Lokalanästhesie operativ beherrschen und die Intubation ist nicht in jedem Fall unbedingt notwendig. Allerdings setzt dies eine spezielle Übung der Kropfentfernung voraus und erfordert als grundsätzliche Bedingung die systematische präliminare Unterbindung aller vier Polgefäße. Im allgemeinen ist die intratracheale Anästhesie von vorne herein ausgeführt, empfehlenswert.

Die sehr zerreißlichen und gedehnten Venen sollen erst dann zur Unterbindung kommen, wenn zumindestens beide oberen Polgefäße und wenn möglich das untere Polgefäß der kleineren Seite ligiert worden sind. Außerdem ist es ratsam, die Durchtrennung des Isthmus und die Freilegung der Trachea anzustreben. Nach diesen vorbereitenden Maß-

nahmen stehen wir vor der eigentlichen Operation des intrathoracalen
Kropfes.

Die amerikanische Schule unter Führung von LAHEY bevorzugt die
Spaltung des Kropfes und die Absaugung des intrathoracalen Anteiles.
Sie begründet dieses Vorgehen mit der wesentlich leichteren Entwicklung des nun sehr verkleinerten Kropfrestes aus der engen Apertur. Die
deutsche Schule hat bisher durch die Spaltung des Sternums, sowie
durch allfällige Durchtrennung des Sternoclaviculargelenkes und
Durchtrennung der ersten, ja sogar der zweiten Rippe, an ihrem Sternal-
ansatz breiten Zugang geschaffen und hat nun auf Grund dieser Technik getrachtet, die weit hinter das Brustbein hinabreichenden Kröpfe
zu luxieren.

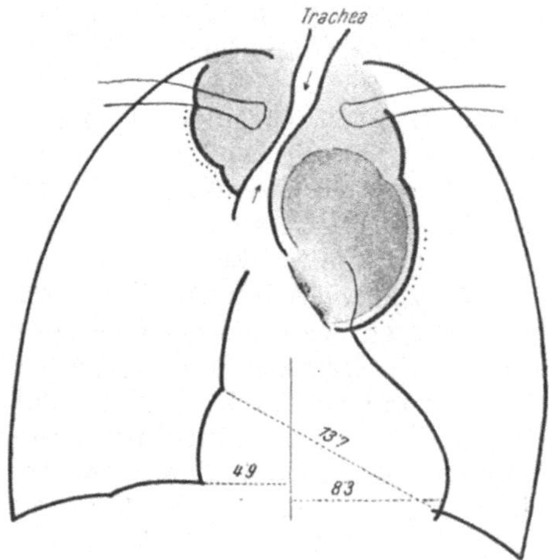

Abb. 17. Intrathoracaler Kropf (eig. Fall).

Die Resektion der Clavicula
ist leichter als die des Manu-
brium. Die Auslösung des
Schlüsselbeines aus dem Ge-
lenk allein und geringe Teil-
resektion des Sternum haben
sich mir in einem Falle sehr
bewährt. Wie immer das Vorgehen sei, ist die grundsätzliche Forderung von LAHEY
besonders zu unterstreichen,
daß die *Operation einer intrathoracalen Struma ohne Hast
zu erfolgen hat.* Die unbedingte
Einführung eines Endotra-
chealrohres soll dazu dienen,
den Operateur vor der unangenehmen Lage zu bewahren,
sich plötzlich beeilen zu müssen. Es besteht kein Zweifel, daß in dieser
Hinsicht der amerikanischen Schule recht gegeben werden muß.

Der erste Vorgang ist dem zweiten vorzuziehen, weil LAHEY und
seine Schule überdies die Unterbindung der oberen und unteren Polvene der kranken Seite vor den zu ergreifenden Maßnahmen fordern.

Das Zerkleinern der Schilddrüse birgt jedoch eine Gefahr, die grundsätzlich beim Kropfoperieren gegeben erscheint, nämlich das vollkom-
kommene Verfehlen der Schicht und letzten Endes Verlieren des anatomischen Bildes. Das Luxieren des Kropfes mit der recht schwierigen
Durchtrennung des knöchernen oberen Thoraxgerüstes bietet infolge
der Verletzung der Venen und eventuell stattfindenden Blutung ebenfalls gewaltige Nachteile. Beide soeben beschriebenen Verfahren sind
Extreme einer Methode, einerseits das Vermeiden der Sternalfissur und
stückweises Entfernen des intrathoracalen Kropfes, andererseits die er-
zwungene Luxation des intrathoracalen Tumors.

Eine weitere Möglichkeit, den intrathoracalen Kropf zu beherrschen, ist die schon vorhin exakt beschriebene systematische Unter-

bindung aller vier Polarterien mit folgender Durchtrennung des Isthmus und somit einer systematischen Blutabsperrung des intrathoracalen Knotens. Nach einigen Minuten Wartezeit wird nun dieser Knoten im Brustraum tastbar kleiner und es ist mit Ausnahme eines einzigen Falles, der nicht nach dieser Methode operiert wurde, gelungen, ohne Thoraxspaltung auszukommen. Als sehr vorteilhaft erweist sich das systematische Anlegen von Zügeln, die mit Doppelseidenfaden armiert und geknüpft werden sollen.

Bei der vorsichtigen Traktion, wobei ruhig mit dem Zeigefinger etwas nachgeholfen werden darf, ist es dringlich geboten, die sich anstauenden Venen schrittweise zu unterbinden und alle in den Thorax führenden Venenstränge doppelt zu ligieren. Auch kleinste Venenäste sollen unterbunden werden, um jedes Bluten zu vermeiden. Mit dieser Methode ist ein sicheres und blutleeres Operieren möglich. Während der zuletzt beschriebenen Phase des Operationsaktes empfiehlt sich bei schweren Fällen die Einführung des Intratrachealrohres, falls der Patient unruhig ist oder trotz aller Maßnahmen Erstickungserscheinungen auftreten.

Will man die amerikanische Methode des Morcellément anwenden, so ist vorteilhaft, genau wie oben beschrieben vorzugehen und die Schilddrüse unter Sicht des Auges zu spalten, um mit angelegten Klammern die Grenze der sogenannten inneren Kapsel exakt bestimmen zu können, weil ein Nachgreifen in der richtigen Schicht außerordentlich wichtig erscheint.

Nach Entfernung des Knotens ist besonders bei liegendem Trachealrohr zu achten, wie weit die Luftröhre weich und zusammenklappbar ist, weil die Ausspannung des Seitenteiles durch den M. st. cl. m. postoperative Zwischenfälle verhüten kann.

Bei besonders gelagerten Fällen wird es notwendig sein, nicht den collaren, sondern den thoracalen Weg zur Freilegung eines Schilddrüsenadenoms zu wählen. Sweet hat sechs Fälle von intrathoracalen Kröpfen veröffentlicht. Drei von diesen waren so gelegen, daß der Zugang durch den Thorax notwendig war. Rives empfiehlt den transthoracalen Weg, wenn die Blutzufuhr zum intrathoracalen Kropf nicht festgestellt werden kann.

Intrathoracale Kröpfe können sich nicht nur im vorderen, sondern auch im hinteren Mediastinum entwickeln. Die Adenombildung aus dem hinteren Teil der Schilddrüse kann zu einer intrathoracalen Lage führen. Ihre Begrenzungen sind an ihrer Rückseite die Wirbelsäule, an ihrer Vorderseite die großen Gefäße, an ihrer Medialseite Trachea und Oesophagus und an ihrer lateralen Seite die erste Rippe.

Dor schlägt bei retromediastinaler Struma die hohe hintere Thorakotomie vor. Eine Beschreibung von zwei Fällen gibt G. Keynes.

Trotz der im Schrifttum mehrfach veröffentlichten Fälle ist die intrathoracale Lage einer Struma, mit Zwang den thoracalen Weg zu ihrer Entfernung zu beschreiten, sehr selten. Aus dem großen Krankengut der Grazer chirurgischen Klinik (Spath) ist mir durch Jahre hindurch kein Fall bekannt geworden, der ein intrathoracales Vorgehen notwendig gemacht hätte. Unter meinen eigenen Fällen war es ebenfalls noch nie nötig, transthoracal einzugreifen.

Das operative Vorgehen wird sich in typischer Weise nach der jeweiligen Lage des intrathoracalen Kropfes richten.

Ein sehr wesentlicher Faktor ist die Versorgung der Wunden, wobei LAHEY unbedingt für das Einlegen eines Gazestreifens eintritt und eine verlängerte Drainage bei tiefen intrathoracalen Strumen fordert. Die Ausdehnung von Lunge und Pleura und das Verschwinden der Verdrängungserscheinungen durch den entfernten Tumor kann nicht vor einer Woche oder 10 Tagen eintreten. Auffallenderweise macht LAHEY auf folgende Umstände aufmerksam:

Nach Entfernung eines 5—6 Tage lang gelegenen Drain und nach primärer Wundheilung treten Ansammlungen von Flüssigkeit in der nicht oblitierten Mediastinalhöhle auf.

Unserer Erfahrung nach, die sich auf sehr viele primäre Schlüsse bei Kropfoperationen bezieht, kann den Forderungen von LAHEY nur beigepflichtet werden, der bei ganz großen Höhlen eine länger dauernde Drainage ausführt.

Schon bei kleinen Kröpfen tritt gar nicht so selten erst nach 10 Tagen ein Serom auf, wenn der primäre Wundschluß nicht so exakt versorgt wurde, daß jeder leere Raum vermieden war.

Wenn die Drainage ausgeführt wird, so ist sie mit Drain und auch mit Streifen anzulegen, da bei großen Höhlen sonst die Gefahr des Mediastinalemphysem besteht.

Den Angaben LAHEYS ist hinzuzufügen, daß sich am besten die lang dauernde Drainage bewährt, bis die Granulationen und die Expansionskräfte im Thorax zur völligen Verödung des freien Raumes geführt haben. Außerdem ist der Kranke einige Tage nach dem Eingriff horizontal zu lagern. Bei kleinen retrosternalen sowie bei kleinen intrathoracalen Strumen läßt sich gelegentlich durch Catgutnähte mit Benützung der Muskulatur und des lockeren Bindegewebes eine primäre Verschlußnaht durchführen. Es werden die gesamten geraden Halsmuskeln geschlossen, der Schluß locker ausgeführt und nur subcutan für 6 bis 24 Stunden ein Glasdrain eingelagert.

Die postoperative Nachbehandlung des intrathoracalen Kropfes ist durch den plötzlichen Abfluß des Blutes aus dem oberen Halsteil sowie aus dem Kopf gekennzeichnet. Das Gehirn verträgt bei nicht entsprechend lang vorbereiteten Fällen die plötzliche Umstellung schlecht. Die halbsitzende Lage begünstigt ein zu rasches Abströmen des Venenblutes und schafft Bedingungen, die ein Hirnödem auslösen können. Ich verlor einen solchen Fall. Die relativ kurze Vorbereitung bei dem außerordentlich sowohl extro- als auch introvertiertem Kropf, die damals von mir noch nicht genügende Vorbehandlung, erklären den tödlichen Zwischenfall. Die Obduktion ergab ein Hirnödem, was mit den klinischen Erscheinungen, die postoperativ auftraten, gut übereinstimmte.

Anschließend an die von mir gemachte Erfahrung wurden die Kranken in der Vorbehandlung an die Horizontallage gewöhnt und auch in der Nachbehandlung nicht mehr sitzend, sondern in Normallage im Bett behandelt. Das Verfahren, die Vertikale soweit als tunlich beim zu Bett liegenden Patienten auszuschalten, hat sich durchaus bewährt und es gibt nur vereinzelte Kranke, die die sitzende Lage an sich im Bett vorziehen. Zum häufigen Inhalieren und zum leichteren Aushusten werden die Kranken aufgesetzt und es hängt nur von der Sorgsamkeit der Pflege ab, weitere postoperative Komplikationen auch bei diesen schweren Fällen zu verhindern.

12. Die Thyreotoxikose. (Basedow).

Seit den Beschreibungen von PARRY, GRAVES, BASEDOW und FLAJANI wurde das Krankheitsbild der sogenannten Thyreotoxikose einer eingehenden Untersuchung unterworfen. Man versuchte auf Grund verschiedener Symptome vereinzelte Krankheitsbilder gegeneinander abzugrenzen, um durch genaue Kenntnis verschiedener Symptome und Krankheitsgruppen die Indikation zur Operation möglichst eindeutig festzulegen. Auf diese Weise hoffte man, die Gefahren der Schilddrüsenoperation bei Hyperthyreose zu vermindern. BÈRARD und PEYCELON verfechten in den 40er-Jahren die Theorie, daß alle verschiedenen Syndrome der Über- und Dysfunktion der Schilddrüse als Hyperthyreoidismus oder als Thyreotoxikose anzusehen sind. Sie unterscheiden nur eine primäre Hyperthyreose mit Exophtalmus bei einem Kranken, der bisher keine Erscheinungen der Schilddrüse geboten hat und eine sekundäre Hypterthyreose, die sich schon auf eine geänderte Drüse aufpfropft. CROTTI weist auf KOCHER hin, der alle diese Krankheitsbilder als Thyreotoxikose bezeichnet und schlägt ebenfalls eine Unterscheidung der Kropfkranken in toxische und nichttoxische Formen vor. Er bleibt beim Terminus thyreotoxicose. Die Änderung des GU, die Augensymptome, die nervösen Störungen, die Herzgefäßstörungen und die Beschwerden von Seiten der Bauchorgane kommen bei allen Thyreotoxikosen in prinzipiell gleicher Weise vor und *alle Formen der Thyreotoxikose sind nur als gradueller und nicht als prinzipieller Unterschied zu werten.* Es ist also im Prinzip gleichgültig, ob sich eine Thyreotoxikose aus einem diffusen Parenchymkropf, einem allgemeinen Kolloidkropf oder aus einem isolierten Knotenkropf entwickelt. Die Wertung der Toxicität ist entscheidend für die Indikation zur Operation, Vorbehandlung, operative Entscheidungen und für die Nachbehandlung. Wenn auf Grund der in den letzten Jahrzehnten erworbenen Erfahrungen zur Technik der Operation bei Toxikose der Schilddrüse Stellung genommen werden soll, so ist es dringend erforderlich, zuerst über die grundsätzlichen Erkenntnisse des Krankheitsbildes kurzen Abriß zu geben.

Aus der Entwicklungsgeschichte der Schilddrüse ist bekannt, daß sie in Abhängigkeit der kaudalen Verschiebung des Herzens eine Wanderung vom Boden der Mundhöhle bis hinunter vor die Trachea durchmacht. Bei den Säugetieren bleibt die Thyreoidea vor dem oberen Teil der Trachea liegen und geht mit der Luftröhre eine bindegewebige Verbindung ein. Diese Wanderung der Schilddrüse beweist uns einen Entwicklungsgang, der sich mehr oder minder zur Gänze vollzieht und aus der ursprünglich unpaaren Anlage ein paariges zu beiden Seiten der Trachea liegendes Organ beim Menschen schafft.

Vielfache eigene Beobachtungen konnten bei den verschiedensten Schilddrüsenformen erweisen, daß *bei Thyreotoxikosen die Form der Schilddrüse nicht die gleiche ist wie bei den gewöhnlichen Kolloidkröpfen.* Abgesehen von der Thyreotoxikose, die aus äußeren Gründen auf den Kolloidkropf im Ablauf des Lebens aufgepfropft wurde, finden sich eine große Reihe von Jugendlichen sowie jüngeren Frauen im dritten Jahrzehnt, die bei äußerer Belastung mit einer genuinen Toxikose reagieren. Gerade der Krieg und die Nachkriegszeit geben reichlich Gelegenheit, dieses Problem zu studieren. Dieser Menschentypus zeigt eine gewisse Überempfindlichkeit gegen seelische und somatische Insulte. Oft findet sich bei solchen Fällen ein gewisser Infantilismus der Schilddrüse. Die Schilddrüse selbst zeigt einen relativen Hochstand, der Isthmus ist walzenförmig gut tastbar und verbindet in noch gleichmäßiger Dicke die beiden Seitenteile der Drüse. Der Lobus pyramidalis ist meist gut entwickelt und die Seitenteile der Schilddrüse selbst zeigen eine von med. nach lat. zusammengepreßte Form, die als Schollenform bezeichnet werden soll. Sie ist bei jungen Leuten kaum anzutreffen, wohl aber bei jugendlichen Thyreotoxikosen. Die Straffheit der Muskulatur kann daher nicht allein zur Erklärung dieser Formation der Seitenlappen herangezogen werden. Außer der Schollenform findet sich bei diesen Kranken häufig die sogen. Rinderhornform des oberen Poles. Darunter versteht man ein nach cranial hin entwickeltes Drüsengebilde, welches auch gleichzeitig von beiden Seiten nach medial tendiert und gelegentlich Anlaß zu intrasyringealer Lage gibt. Diese Form des oberen Poles der Schilddrüse wird häufig bei operativen Eingriffen nicht beachtet, weil man in verschiedenen chirurgischen Schulen davon absteht, die komplette Isolierung des oberen Poles mit Unterbindung der gesamten Dolde vorzunehmen (Abb. 18).

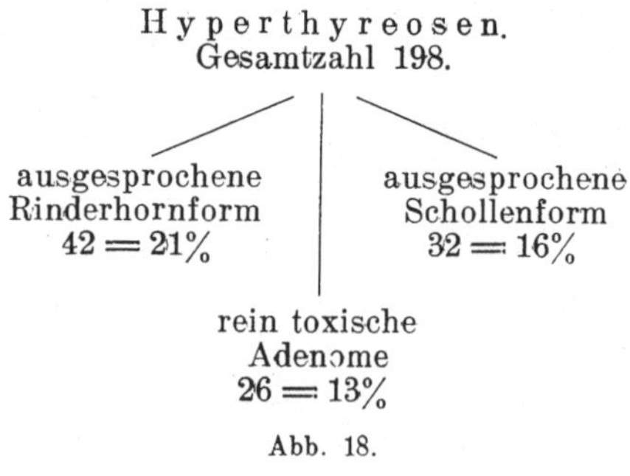

Abb. 18.

Dieser Infantilismus der Schilddrüse ist dadurch bemerkenswert, weil er klinisch nur die Mittelwalze palpatorisch ertasten läßt, die Seitenlappen jedoch in der Tiefe des Halses verschwinden. Dies begründet die Meinung, die Schilddrüse sei nicht wesentlich vergrößert. Bei der Operation ist man immer wieder erstaunt, welche Ausdehnung der Seitenlappen kranialwärts und nach hinten aufweist, wobei diese Ausdehnung anatomisch die Erklärung bietet, warum gerade bei toxischen Strumen so leicht der Stimmnerv, ja sogar der Vagus verletzt wird.

Auffallenderweise scheinen diese infantilen, vorwiegend parenchymatösen Schilddrüsen viel reaktionsfähiger zu sein als die degenerierten Kolloidkröpfe, die durch eine Toxikose kompliziert sind.

Die Disposition zum Krankheitsbild der Toxikose ist ein Hinweis auf die modernen Untersuchungen über die Störungen im Diencephalon, deren Studium zurzeit im Fluß ist. Für den tätigen Chirurgen ist jedoch diese Kenntnis unerläßlich, weil die Vorbehandlung zur Operation für den Erfolg entscheidend ist.

Bei Störung der Schilddrüsenfunktion entfalten zwei Systeme gleichzeitig und nebeneinander ihre Leistungen. Die Koordination des Nervensystems und der inkretorischen Leistungen der einzelnen Drüsen ist gestört. Die Thyreotoxikose führt jedoch nicht nur zur unproportionierten und fehlerhaft regulierten Leistung der Innervationskräfte, sondern ruft auch ein erhöhtes Spannungsmoment hervor. Die starke allgemeine Erregung bedeutet eine intensive Tonisierung des ergotropen als auch des endophylaktischen Systems. Ein geringer Störungsfaktor führt zu intensiven Ausschlägen. Diese von W. R. HESS formulierten physiologischen Erkenntnisse sind auf den Zustand des Thyreotoxikosekranken anwendbar. Die Störungen im vegetativen Gleichgewicht und die endogen bedingten Spannungen werden vom Cortex nicht mehr entsprechend gebremst oder können trotz klarer Einsicht nicht mehr aufgehalten werden. Den Thyreotoxikosekranken geht es ähnlich wie einem Kraftfahrer, der mit einem teilweisen Leergang der Bremse eine steile Abfahrt zu überwinden hat.

Es ist daher verständlich, daß die Toxikosen durch die Störung der vegetativen Funktion sich nicht mehr in die Umgebung einpassen können und jeder Reiz von außen auf die diencephalen Zentren als Trauma empfunden wird. Die subjektiven Wahrnehmungen werden nicht mehr durch entsprechende objektive Überlegungen vernunftgemäß verarbeitet und der Kranke stellt sich unbewußt völlig allein in das gesamte Geschehen seiner Umwelt.

Die Thyreotoxikose zeigt einerseits ganz bestimmte Funktionsstörungen im vegetativen Nervensystem, andererseits bietet sie für den Operateur eine typische Symptomatik in verschiedenen Organkomplexen. Am wichtigsten sind die cardiovasculären Störungen. Die funktionellen Beziehungen zwischen Diencephalon, Hypophyse, die Beziehungen zwischen Hypothalamus und Hypophyse und jene zwischen Hypophyse und Schilddrüse sind bekannt und es ist für den chirurgischen Eingriff daraus der Schluß zu ziehen, daß die Erkrankung der Schilddrüse selbst sowie ihre Fehlleistung nur als ein Symptom aufzufassen sind. HESS hat als hervorstechendes Merkmal hypothalamisch-induzierter, durch den Hormonalapparat vermittelter Störungen die Relativität des Effektes besonders hervorgehoben. Dies erklärt den sogenannten fetten Basedow als auch die kahektische Form. Chirurgisch ist diese Erkenntnis insofern verwertbar, als in der *präoperativen Vorbereitung niemals ein starrer Schematismus eingehalten werden darf.*

Festzuhalten ist noch, daß das Ergotropensystem und das endophylaktische System oft gleichwertig ansprechen und wir daher in der Behandlung der Toxikose nicht nur allein den Sympathicus berücksichtigen dürfen.

Eine wichtige Erkenntnis brachte die Physiologie, weil bewiesen werden konnte, daß die primitivsten Schichten des Zwischenhirns die vegetativen Erfolgsorgane beeinflussen, sei es im Sinne einer Aktivierung oder einer Hemmung und daß bestimmte Stimmungslagen, die bis ins Psychische hinaufspielen, induziert werden. HESS hat durch Tierexperimente diese wichtigen Tatsachen festlegen können und sie sind für die Betrachtung des vor der Operation stehenden Kranken besonders wichtig, weil die Stimmungslage vor der Operation unbedingt normalisiert werden muß, um Rückschläge zu vermeiden. Die ängstlich-unobjektive Haltung des Patienten vor der Operation beweist uns den Erkrankungszustand des Zwischenhirns und warnt den Operateur vor zu frühen Eingriffen, weil gerade diese Zentren postop. noch mehr gereizt, kaum beeinflußbar sind.

Die motorische Unruhe ist eine der größten Gefahren, die postop. vom Patienten aus einen fatalen Ausgang verursachen kann. Die Wiederherstellung der Funktionstüchtigkeit dieser Zentren bedeutet eine wesentliche Verbesserung der Binnenbedingungen des zentralen Nervensystems und eine Erholungskomponente für den Sympathicus und Parasympathicus.

Der GU. ist nur als Teilsymptom zu werten und läuft bekannterweise häufig parallel mit den übrigen klinischen Symptomen. Man ist manchmal erstaunt, daß hohe GU.-Werte mit gutem Allgemeinbefinden und geringer Symptomatik gepaart und daß schwere cardio-vasculäre Störungen mit geringen GU.-Erhöhungen gekoppelt sind. Es muß daher die Reaktion des Gewebes im oxydativen Stoffwechsel und die Reaktion der Chemopropriozeptivität sowohl im Drüsen- als auch im Nervensystem in Betracht gezogen werden. Die verschiedene Ansprechbarkeit der regulatorischen Zentren des Zwischenhirns auf die Inkrete der Schilddrüse sind zu beachten.

Diese Überlegungen und die anatomischen Ergebnisse bei vielen Operationen führen dazu, die Entelechie im Sinne von Aristoteles bei Thyreotoxikosen gestört zu sehen und das Formungsprinzip nicht eingehalten zu wissen. Aber auch die Entelechie im Sinne von DRIESCH als Störung des Richtenden und Gestaltenden im Lebewesen, ist beim Thyreotoxikosekranken verlorengegangen. Aus den vorhergehenden Zeilen ist zu ersehen, wie unendlich wichtig die Betrachtung des Gesamtbildes der Kranken bei Fehlfunktion ist und es ergibt sich daraus die Folgerung, nicht nur die Phase der Operation zu sehen, sondern grundsätzlich in geordneter Weise eine ganze Reihe von Abschnitten in der Behandlung festzulegen.

Vorbereitung des Patienten.

Entgegen der üblichen Vorbereitung des enthyreoten Kropfträgers ist der Kranke mit Hyperthyreose einer besonders eingehenden Vorbereitung zu unterwerfen, wobei ganz bestimmte Gesichtspunkte berücksichtigt werden müssen. Bevor überhaupt von einer Vorbereitung bei solchen Patienten gesprochen wird, muß die Suche nach einem Fokalherd exakt durchgeführt sein. Es würde zu weit führen, jede Möglichkeit von Fokalherden aufzuzählen. Es ist aber notwendig, bei der allgemeinen Untersuchung, abgesehen von chronischen Erkrankungen, sei es Lues oder Tbc., vor allem die Zähne einer eingehenden Prüfung zu unterziehen. Dazu sei bemerkt, daß die klinische Untersuchung allein durch den Zahnarzt selbst kein genügendes Resultat bietet, sondern die Rö-Untersuchung der objektive Wert zur Feststellung eines Zahngranuloms oder periapicaler Aufhellungen ist. Eine entsprechende Prüfung des Zahnes kann streuende Herde mit ziemlicher Sicherheit ausschließen. Vor der Operation muß ein solcher Herd unbedingt saniert sein, weil ein mangelhaft gepflegtes Gebiß mit Fokalherden auch bei gelungenen Eingriffen ein Weiterbestehen hyperthyreotischer Erscheinungen bedingt. Ein nicht so wichtiger Fokalherd läßt sich gelegentlich im Bereiche der Nebenhöhlen finden und da ohnedies die laryngologische Untersuchung mit Untersuchung der Nase und der Ohren vor der Operation durchgeführt wird, so ist bei geringstem Verdacht auf Nebenhöhlenerkrankung ebenfalls eine Rö-Aufnahme dieses Organsystems zur Aufklärung des Gesundheitszustandes heranzuziehen.

Wenig beachtet wurde bisher der weibliche Genitaltrakt, sowie die chronischen Entzündungen in seinem Bereiche. Es ist gar nicht so selten, daß vernachlässigte Erkrankungen der Adnexe, wiederholte Curettagen, vor kurzer Zeit überstandene Ascensionen im Bereich des weiblichen Genitales entsprechende Rückwirkungen auf die Tätigkeit des gesamten indocrinen Systems ausüben und außerdem im Bereich der Schilddrüse direkten oder indirekten Anlaß zu Überfunktion geben.

In diesem Zusammenhang sei erwähnt, daß die grundsätzliche Untersuchung im Bereiche des Genitales jeder zur Operation kommenden Kropfträgerin, eine Reihe von bisher ohne Beschwerden getragenen beginnenden Carcinoms feststellen ließ. Nach Einsicht in die Literatur hat in den letzten Jahren GILDAY aufmerksam gemacht, daß bei toxischen Adenomen das Uteruscarcinom als Begleiterkrankung beobachtet wird. Auf Grund unserer Erfahrungen und der im Schrifttum niedergelegten Bestätigung, muß bei Kropfträgerinnen, gleichgültig welcher Form, bevor sie zur Operation kommen, eine eingehende, fachärztliche gynäkologische Untersuchung gefordert werden. Die einfache Digitaluntersuchung ohne Spiegelung genügt nicht. In Zweifelsfällen ist sogar eine Probecurettage zu verantworten.

LUETKENS hat kürzlich in einer eingehenden Monographie auf die Wechselbeziehungen der weiblichen Sexualorgane und der Leber-Gallenweg-Erkrankungen hingewiesen. In diesem Zusammenhang ist besonders auf Fokalherde im Bereich der Gallenblase zu achten. Es ist eine eingehende Untersuchung dieses Systems, sei es mit der Duodenalsonde, sei es mit Hilfe der Rö-Darstellung der Gallenblase mit entsprechender Funktionsprüfung durch Aufnahme in regelmäßigen mehrstündlichen Intervallen notwendig.

Gallenblasenentzündungen latenter Art sind imstande, die abenteuerlichsten Symptome auszulösen und ebenfalls eine vielleicht schon prädisponierte Hyperthyreose in Gang zu bringen.

Alle diese Erkrankungen sollten vorher erkannt und einer entsprechenden Behandlung zugeführt sein.

Den rein somatischen Veränderungen sind gleicherweise die psychisch auslösenden Ursachen zur Seite zu stellen. Es ist nicht richtig, daß ein ganz besonders grobes seelisches Trauma eine Frau treffen muß, um eine Hyperthyreose auszulösen. Es genügen dauernde Arbeitsüberlastung im Haushalt und Büro, sowie eheliche Zerwürfnisse noch leichter Art, auf einen langen Zeitraum verteilt, um bei psychisch Labilen die vegetativen Funktionen aus dem Unbewußten heraus zu stören. Sehr wesentlich ist auch bei Frauen der sexuelle Gleichklang mit ihrem Partner, sowie die seelische Ausgeglichenheit von zärtlichen Bindungen. Es ist notwendig, das Vertrauen solcher Hyperthyreotiker zu gewinnen, um wenigstens das Vorhandensein dieser Teilursachen zum Zustandekommen der vegetativen Störung zu hemmen und den Versuch zu machen, diesen Schwierigkeiten zu begegnen.

Dazu ist es ratsam, besonders Frauen sich einmal ausreden zu lassen, ihre Ausführungen mit Taktgefühl anzuhören und ihnen auch als Arzt und Mensch mit einem vernünftigen Rat beizustehen. Es ist erstaunlich, wie oft klare ruhige Worte und eine entsprechende Aufklärung wesentliche Besserung bringen und jenen Zustand herbeiführen, der von innen heraus bei den Kranken die sachliche Lebensbetrachtung wieder anbahnt.

Ist bei den somatischen Fokalherden die Beseitigung dieser Veränderungen gegeben, so wird bei den psychischen Veränderungen ebenfalls eine solche Beseitigung der psychischen Belastungen notwendig erscheinen. Dazu möge bemerkt sein, daß die Dämpfung des Zwischenhirns als wichtigster Faktor medikamentös unbedingt erforderlich ist.

Während der Untersuchung und der Suche nach Fokalherden besteht die Möglichkeit, den Patienten Bettruhe zu verordnen und *rein vegetative nervöse Erscheinungen von der Hyperthyreose zu trennen.* Mit der Bettruhe verbunden ist eine laktovegetabilische Diät einzuleiten.

Die Arbeiten von DUERST haben die Basis zu einem modernen Diätschema gelegt, welches eingehalten werden muß. Zusätzlich ist eine Vitamin- und Leberbehandlung erforderlich. Es haben sich hohe Gaben von Vitamin B und C sehr bewährt. Außerdem werden mittlere Dosen von Leberextrakten gegeben (Diätschema S. 62—63).

Bei der Vitamin-B-Therapie ist außer der hohen Dosierung der gesamte B-Komplex empfehlenswert. Vitamin B und D sollen ebenfalls wie die Leber eingespritzt werden. Zusätzliche Gaben von Vitamin A sind wegen ihrer regulierenden Wirkung auf den Stoffwechsel und die Beeinflussung von Schilddrüse und Leberfunktion vorteilhaft. Wie schon erwähnt, ist der Gesamtkomplex von Vitamin B in hohen Dosen zu geben, wobei auf den erhöhten Bedarf von Vitamin B_1 bei Basedowerkrankung hingewiesen werden soll. Das Vitamin B_2 hat im engen Zusammenwirken mit anderen Fermentsystemen, im Eiweiß- und Kohlehydratabbau auf die Stoffwechselfunktionen und an den Oxydationsvorgängen einen wichtigen Anteil. Das Lactoflavin begünstigt die Wasser- und Salzdiurese und greift so regelnd in den Körperhaushalt ein. Das Nicotylamid ist besonders im Hinblick auf nervöse Symptome und die psychische Störung als wirksamer Faktor empfehlenswert. Das Vitamin B_6, dessen physiologische Funktion in der Regulation des Gewebestoffwechsels der Leber und des Nervensystems liegt, ist ebenfalls wichtig. Gleichzeitige Gaben von Traubenzucker, die mit Vitamin C kombiniert werden können, sind wirksam.

Auch auf die Pantothensäure ist hinzuweisen. Bei dieser Vorbehandlung und entsprechender Bettruhe zeigt sich schon in kurzer Zeit bei vielen Kranken eine wesentliche Besserung, die bei gleichzeitiger Kontrolle des Mineralstoffwechsels objektiv nachzuweisen ist.

Die Kalium- und Calciumwerte sind neben den klinischen Erscheinungen zur Objektivierung einer lat. Tetanie heranzuziehen, weil diese bei Hyperthyreose nicht nur häufig vorkommt, sondern auch Komplexe unbestimmter Beschwerden und mangelnde Erholungsfähigkeit des Kranken sich auf latente Tetanie zurückführen lassen. Bei Störungen des Kalkstoffwechsels sind hohe Dosen von Vitamin D_2 zur Behandlung anzuwenden. JESSERER hat in einer Reihe von Arbeiten die wissenschaftlichen und praktischen Unterlagen geschaffen. Seine Ergebnisse sind mit Vorteil in der Vorbehandlung bei Hyperthyreosen einzubauen.

Mit dieser Vorbehandlung, die sich bei gleichzeitiger Voruntersuchung des Patienten auf 10—14 Tage erstrecken soll, sind leichter beeinflußbare Fälle von den schweren kaum ansprechbaren Kranken zu trennen. Damit fällt die Entscheidung der weiteren Vorbehandlung, entweder nur die PLUMMERsche Jodtherapie allein oder die Behandlung mit Thioharnstoffen einzuleiten.

Bei Kontrolle des GU. und bei Rückgang der verschiedenen Syndrome, wobei vor allem ein besonderes Gewicht auf die Abnahme der neuro-vegetativen Symptome und der cardio-vasculären Störungen Wert gelegt wird, kann bei guter Ansprechbarkeit die Jodbehandlung mit dreimal 10—15 Tropfen begonnen werden. Die wissenschaftlichen Grundlagen für diese Therapie haben MARINE und LENHART geschaffen, die spezifische Wirkung wurde von PLUMMER erkannt. Die Laboratoriumsuntersuchungen treten in diesem Stadium in ihrer Bedeutung zurück, da nach Einsetzen dieser Behandlung und der Fortführung der schon vorher angegebenen medikamentösen Therapie die objektive sach

Diätschema.

Therapie für Kolloidkropf (Kalium, säurereich)		Therapie für Parenchymkropf (Basedow) (Calcium alkalireich)
— negativierend säuernd	← neutral O_2	+ positivierend alkalisierend
Fleisch (schwarz) Leber (Protein) Kali K/Ca = 1 : 0,1	Jod amphoter meist ← negativierend 1 γ = 1 millionstel Gramm	113 mg % CaO Milch K/Ca = 1 : 1,49 Milchspeisen 543 mg% CaO Trockenkäse reichl. Calcium
Gemüse		Gemüse
kalkscheu Linsen kalireich Erbsen Spargeln Gurken	Jod Tagesbedarf = 40—80 γ	kalkliebend rote Rüben Paradeiser kaliarm Karotten Kopfsalat Möhren
Kalium Kohlblätter H_2SO_4		Kohlrabi Karfiol Lauch
Fische		Sellerie
Aal Hühnerei (am geringsten negativierend) Fett. Fettsäuren	Öl Butter Olivenöl Gemüse	sehr Mohn kalkreich Alkohol (Bier, Rotwein) Mais
kalkarm		Maroni Orangen
Kalium, Schwefelsäure Reis Phosphorsäure Magnesia		Zitronen Alle Früchte außer Preißelbeeren

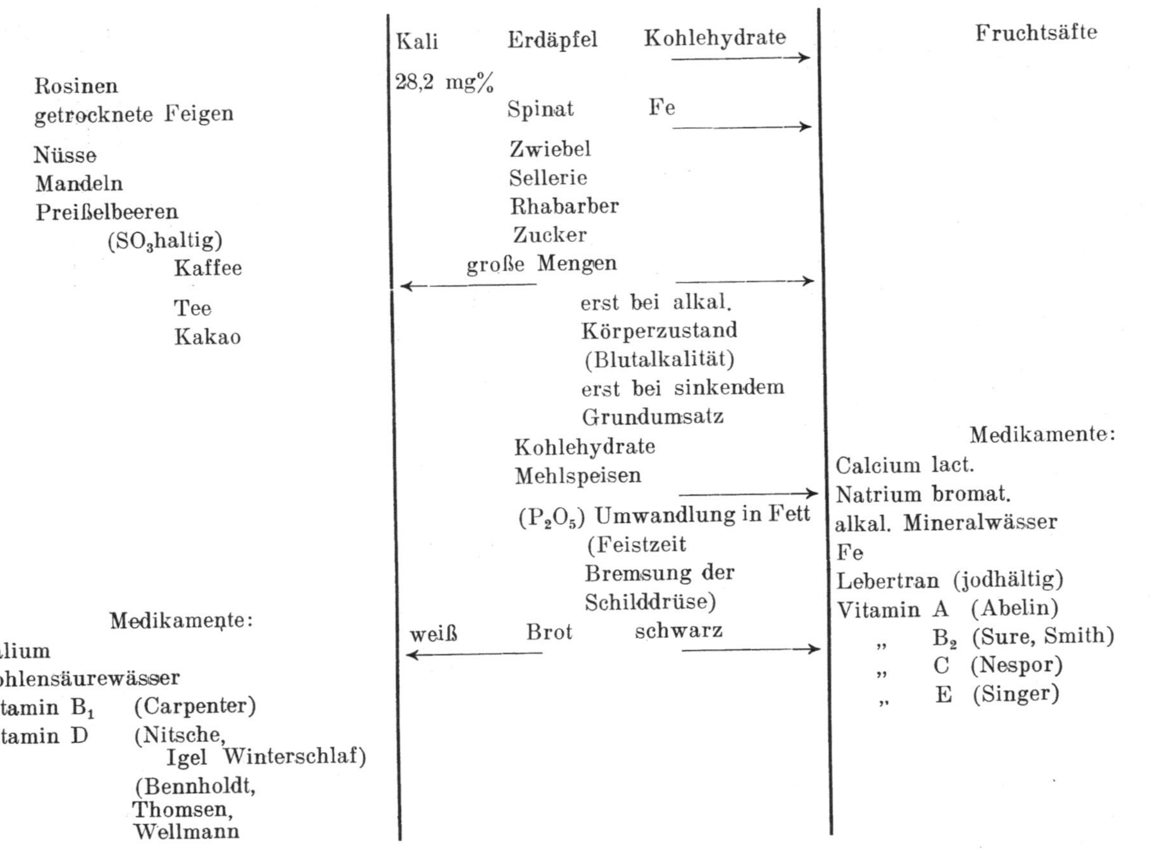
Kali   Erdäpfel   Kohlehydrate →
28,2 mg%
Spinat   Fe →
Zwiebel
Sellerie
Rhabarber
Zucker
große Mengen
erst bei alkal.
Körperzustand
(Blutalkalität)
erst bei sinkendem
Grundumsatz
Kohlehydrate
Mehlspeisen →
(P_2O_5) Umwandlung in Fett
(Feistzeit
Bremsung der
Schilddrüse)
weiß   Brot   schwarz
Rosinen
getrocknete Feigen
Nüsse
Mandeln
Preißelbeeren
$(SO_3$haltig)
Kaffee
Tee
Kakao
Medikamente:
Kalium
Kohlensäurewässer
Vitamin B_1 (Carpenter)
Vitamin D   (Nitsche,
     Igel Winterschlaf)
(Bennholdt,
Thomsen,
Wellmann
Fruchtsäfte
Medikamente:
Calcium lact.
Natrium bromat.
alkal. Mineralwässer
Fe
Lebertran (jodhältig)
Vitamin A (Abelin)
„ B_2 (Sure, Smith)
„   C (Nespor)
„   E (Singer)

liche Besserung in einigen Tagen einsetzen muß und mit gleichzeitigem Hartwerden der Schilddrüse ein klinisches Symptom für die Zeit des operativen Eingriffes gegeben ist. Die Lugolsche Lösung hat sich bei dieser Behandlung am besten bewährt, die vorhin angegebenen Dosen haben sich als genügend groß erwiesen. Sie sollen ohne Unterbrechung nicht nur bis zur Operation, *sondern auch mehrere Tage nach der Operation* (3—5 Tage) angewandt werden.

Die Jodremission bessert nicht alle Symptome gleichmäßig. Subjektive Erleichterung der Beschwerden wird von fast allen Patienten berichtet und die außerordentliche Sympathicotonie ist etwas gedämpfter.

Der oft geringe Einfluß auf die cardiovasculären Symptome ist gelegentlich auffallend. Er zwingt zur Anwendung von Thioharnstoffpräparaten. Bei der Jodbehandlung ist in kurzer Zeit der GU. wesentlich gesenkt, die Besserung in 10—14 Tagen eingetreten und die Schilddrüse hart und körnig geworden. Ist kein wesentlicher Erfolg zu sehen, so hat bei dieser kleinen Gruppe von Kranken zusätzlich Thiourazil verabfolgt zu werden. Allerdings ist dazu zu bemerken, daß es besser ist, bei sofortiger Ausscheidung der Fälle von vorneherein mit gezielter, kombinierter Lugol-Thioharnstoffgrundbehandlung zu beginnen.

Vorbehandlung der Hyperthyreosen.
Durchschnittliche Dauer.

1. schwere Fälle:	8 Tage Thiouracil.
	14 Tage Lugol.
2. mittelschwere Fälle:	14 Tage Lugol.
3. leichtere Fälle:	10 Tage Lugol.

Die Therapie der nervösen Symptome ist nicht mit Vitaminen und Bettruhe allein zu beherrschen, sondern folgende Maßnahmen oft von ausgezeichnetem Erfolg begleitet.

Als erstes wird dem Patienten täglich am Abend 1—2 Löffel Belladonna Luminalbromkombination verabreicht. Diese Dosis soll so hoch gehalten werden, daß der Kranke die Nacht gut durchschläft.

Rp.

Extract. Bellad.	0,02
Natr. luminal	2,00
Natr. bromat.	20,00
Aqu. dest.	ad 300,00

Dosis: 1 Kaffeelöffel bis zu 1 Eßlöffel abends.

Als zweiter wichtiger Faktor sind bei schweren Fällen hohe Darmspülungen mit ein Liter Kochsalz : Kamillentee zu gleichen Teilen, mit Dextrosezusatz zu empfehlen. Die Entgiftung des Körpers und die Reinigung des Dickdarms wirken sich außerordentlich vorteilhaft aus. Die Einläufe haben regelmäßig am Morgen zu erfolgen.

Die Behandlung mit Thioharnstoffen wurde an der Klinik LAHEY ausgearbeitet und BARTELS hat nach eingehender Prüfung die Vor- und

Nachteile dieser Therapie aufgezeigt. Genauere Untersuchungen des Stoffwechsels, der Puls- und Temperaturkurven, des Gewichtes, haben ein Schema dieser Behandlung in Amerika entwickelt. Jedenfalls soll der Eindruck nicht verhehlt werden, daß am Beginn dieser Therapie eine zu reichliche Dosierung durchgeführt wurde, die in einer Anzahl von Fällen zu Schädigungen Anlaß gab.

Die Entdeckung von ASTWOOD führte anfänglich zu einem hemmungslosen Gebrauch des Thiourazil. Hautausschläge, Fieber, Ödeme, Gelbsucht, Leukozytensturz und Agranulocytose waren die Folgen, ASTWOOD selbst gibt 10% Nebenwirkungen an. BARTELS gibt als tägliche Dosis 0,1—0,3 g an. Er veröffentlicht drei Fälle, bei denen sich nach zwei Monaten eine schwere Form von Leukopenie entwickelt hat.

Im "Report of the council on Pharmacy and Chemistry 1946" werden bei 5745 Fällen und 328 klinisch Untersuchten, Praktiker, große und kleine Kliniken befragt und durch Statistiken und persönlichen Informationen gelang es, folgendes festzustellen:

Thiourazil ist gegen alle Formen von Hyperthyreoidismus wirksam. Als Anfangsdosis werden 0,4 g empfohlen. Die Verabreichung soll in *mehreren Dosen pro Tag verteilt werden.* Der klinische Erfolg ist erst in einigen Wochen zu erwarten, er verzögert sich, wenn vorher Jod gegeben wurde und wenn es sich um außerordentlich große und weiche Schilddrüsen handelt. Es werden über Remissionen bei konservativen Behandlungen über ein Jahr berichtet und im allgemeinen ein Rückfall nach 20 Wochen angenommen. In 13,1% werden Nebenerscheinungen beobachtet, die, wie schon erwähnt, in seltener Form als Durchfälle, Thyreoiditis, Parotitis, Gelenksschmerzen und Purpura sich äußern können. Eine wichtige Feststellung ist die Tatsache, daß eine Agranulocytose ohne vorhergehende Symptome ganz plötzlich eintreten kann und bei auftretendem Fieber immer sofort an eine solche gedacht werden soll: Dieser Hinweis ist besonders wesentlich, weil das Drug-fever nicht allzu selten vorkommt. Das Thiourazil wird für die präoperative Behandlung empfohlen (Abb. 19 a und b).

Der Gebrauch der verschiedenen Präparate von Thioharnstoffen ist auch von außerordentlich verschiedener Wirkung. Diese Feststellung ist von besonderer Wichtigkeit, um sich bei Durchsicht des Schrifttums über die Vor- und Nachteile dieser Behandlung klar zu werden. Die systematische Erprobung verschiedener europäischer Präparate (Thiomidil, Thiuryl, Prothicil usw.) haben gegenüber den amerikanischen Präparaten Deracil und Propyl Thiourazil nicht die gleiche Wirksamkeit gezeigt. Eine gleichmäßige und kaum toxische Wirkung zeigt das Propyl Thiourazil (Lederle Laboratories, N. Y.). Auf Grund unserer Erfahrungen wurde schematisch die Hyperthyreose für die Operation mit Propyl Thiourazil (Lederle, 6 n-Propyl Thiourazil, 50 mg pro Tbl.) behandelt. Es wurden dem Patienten, abgesehen von der schon vorher erwähnten Vitamin-, Brom- und Luminalbehandlung, 10—14 Tage lang dreimal 1 Tabl. Propyl Thiourazil verabreicht. Überschneidend setzte nach den ersten acht Tagen die PLUMMMERsche Behandlung, je nach Schwere des Falles, mit dreimal 10 bis dreimal 15 Tropfen Lugolscher Lösung ein (Abb. 19 c).

Auch PEMBERTON, HAINES und KEATING betonen in ihrer letzten Arbeit, daß die Vorbehandlung mit Jod und Propyl-Thiourazil noch

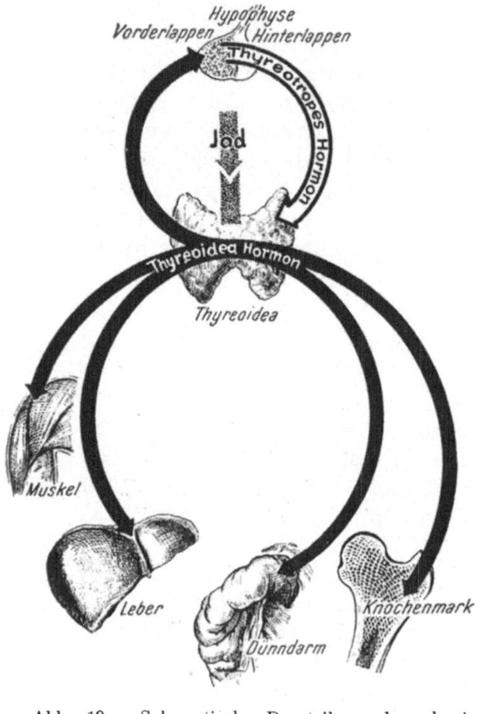

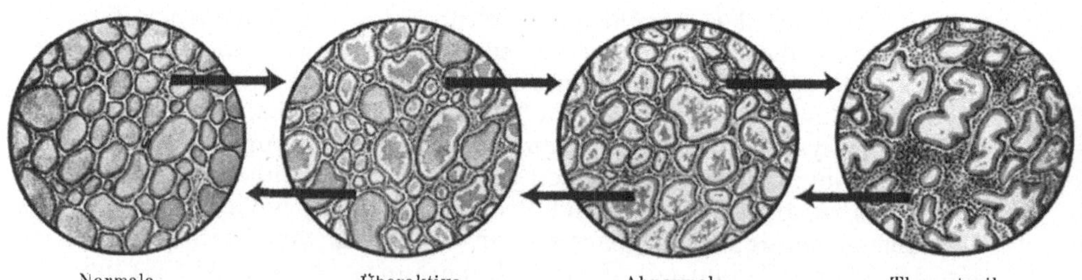

Abb. 19 a. Schematische Darstellung der physiologischen Entwicklung der Schilddrüsenüberfunktion.

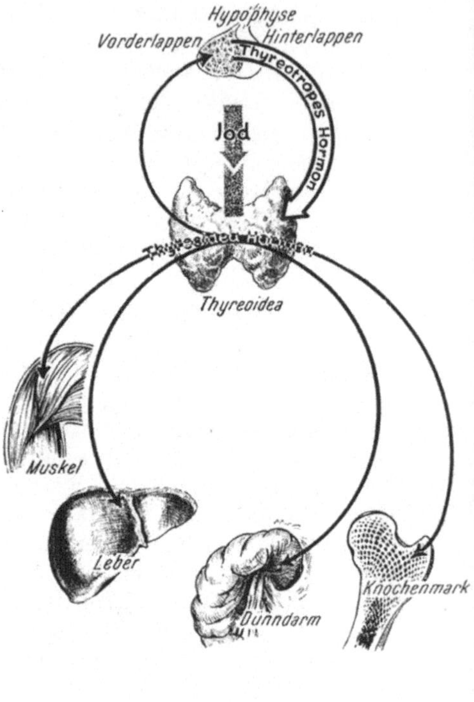

Abb. 19 b. Schematische Darstellung der Physiologie nach Anwendung von Propylthiouracil.

Normale Schilddrüse — Überaktive Schilddrüse — Abnormale Überaktivität — Thyreotoxikose

Abb. 19 c. Histologisches Schema der Propylthiourazilwirkung (mod. nach Lederle).

heute die Methode der Wahl ist. Die toxischen Nebenwirkungen lassen sich durch entsprechende Dosierung einschränken. Bei leichten Fällen wird die PLUMMERsche Behandlung allein vorgezogen.

Außer dieser genügend normierten Therapie, die allerdings in wesentlich kürzeren Zeiten den Patienten operationsfähig macht, werden die Kranken mit weiteren hohen Dosen von Leberinjektionen und Traubenzuckereinspritzungen gesichert und gestärkt. Die orale Gabe dieser Heilmittel wird vermieden, um eine genauer abschätzbare Wirkung zu erzielen.

BARTELS hat als Durchschnittsdauer der Behandlung 57 Tage angegeben (Abb. 20).

Bei schweren Fällen wurden dreimal 2 Tbl. à 50 mg Propyl Thiourazil gegeben und bei dieser Dosis kürzere Behandlungszeiten erreicht. Bei allgemeiner Leberschutz- und Vitamintherapie wurden Nebenerscheinungen in jeder Form vermieden.

Anfänglich standen uns die Deracil-Tabletten von Lederle zur Verfügung. Wir beobachteten einmal eine flüchtige Gelbsucht bei etwas hohen Dosen und kaum nennenswertes Absinken der Leukozytenzahl.

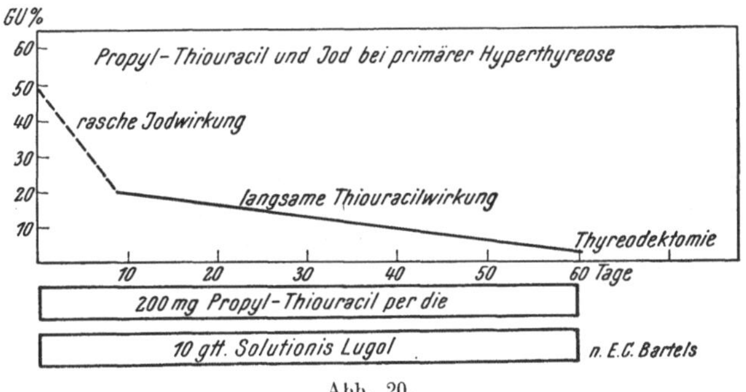

Abb. 20.

Seit dem Gebrauch von Propylthiourazil wurde keine wie immer geartete Komplikation gesehen. Allerdings erfolgt eine dreitägige Kontrolle des Blutbildes, jedoch war eine Absetzung des Mittels niemals notwendig und eine Agranulocytose wurde nie beobachtet (Abb. 21).

Die Lugolsche Vorbereitung erstreckte sich durchschnittlich eine Woche über die Thiourazilbehandlung hinaus und hielt sich an die schon beim Kolloidkropf gemachten Erfahrungen. Rein klinisch durch Tasten ermitteltes Festwerden der Struma bestimmt zusammen mit dem übrigen Nachlassen der Symptome den Zeitpunkt der Operation.

Mit einer kombinierten präoperativen Lugolthioharnstoffbehandlung erreichten wir nicht nur wesentliche Besserung, sondern auch der operative Verlauf war nicht getrübt. Wenn auf die durch Propyl-Thiourazil erfolgte Besserung eine entsprechend energische Lugolbehandlung anschließt, ist die Blutungsgefahr nicht größer als bei anderen Basedowfällen. Eine Begünstigung der Blutung und ein Nichtanerkennen der großen Vorteile, die die Kombination Jod-Thioharnstoff-Vorbehandlung bei schweren Basedowfällen bietet, können wir, entgegen den Berichten von BORGSTRÖM, nicht bestätigen.

An Hand von 300 mit Erfolg durchgeführten Kropfresektionen berichtet BARTELS ebenfalls über den ausgezeichneten Erfolg der Kombinationsbehandlung. Er erwähnt, daß die Thiobarbitalbehandlung aufgegeben wurde und nur bei älteren Patienten eine länger dauernde Vorbereitung in Zusammenhang mit der Kombinationstherapie beachtet werden soll. Bei BARTELS beträgt die Durchschnittsdosis 200 mg pro Tag, bei großen Kröpfen 300 mg täglich.

Die GU.-Kontrolle erfolgte nach 8—10 Tagen, je nach dem klinischen Befund, die GU.-Werte sinken um ein Viertel oder ein Drittel. Bei strenger Bettruhe ist der Patient in zirka 14—18 Tagen operationsreif.

Das Wesentliche dieser Vorbehandlung besteht in absoluter Bettruhe, hohen Vitamin-B- und C-Dosen, sowie Leberschutz mit Diät und

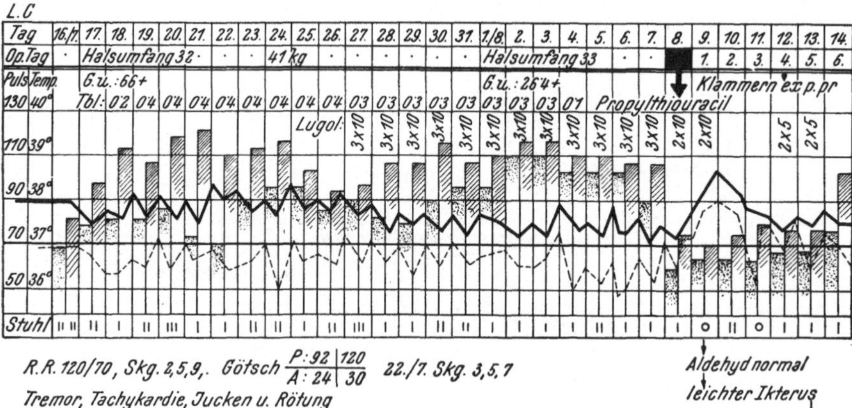

Abb. 21. Krankenblattschema der Kombinationsbehandlung.

Lebergaben bei gleichzeitigen sich überschneidenden Gaben von Propyl-Thiourazil und Lugolscher Lösung.

Ein besonders wichtiger Faktor ist in der Vorbehandlung zur Operation der Leberschutz, weil eine mehr- oder minderschwere Dysfunktion der Leber bei Hyperthyreosen vorkommt. Besonders bei maskiertem Basedow konnte HOTTEN an Hand von 4000 Fällen einen Leberschaden nachweisen. Diese Angaben des australischen Chirurgen sind vollinhaltlich zu bestätigen, wobei sich uns als klinisch verwertbares Symptom der Sukussionsschmerz der Leber gezeigt hat. Auch sehr nervöse und unruhige Kranke geben ziemlich genau den Unterschied zwischen rechts und links bei Prüfung dieses Symptoms an.

Der Sukussionsschmerz der Leber ist auf zweierlei Art zu prüfen:

1. Erchütterungssymptom durch Klopfen mit dem Ulnarrand der rechten Hand des Untersuchers auf den Rippenbogen,

2. Klopfen mit dem Ulnarrand der rechten Hand unterhalb des Rippenbogens.

Die klinische Beobachtung hat uns gezeigt, daß der besondere Vorteil einer wirksamen Vorbehandlung darin besteht, daß der Patient seine Psyche wieder zum normalen Empfinden einschränken läßt. Die reine „Ichbezogenheit" des Basedowkranken und die hypersensitive Beantwortung auf jeden äußeren Reiz ist soweit einschränkbar, daß der Kranke wieder seine richtige Stellung zur Umgebung findet. Er kann schließlich mit Ruhe über die notwendige kommende Operation sprechen und zeigt nicht nur Einsicht, sondern auch eine Krankheitsbetrachtung, die in ihm alle seelischen Kräfte so einstellt, daß er den Glauben und die Kraft findet, die Krankheit zu überwinden.

Abgesehen von objektiven Zeichen, daß die *Pulszahl und der GU. sinken, das Körpergewicht steigt*, fügt sich der Kranke nun seelisch ganz in seine Umgebung und ist sogar imstande, in Lokalanästhesie operiert zu werden.

PEMBERTON und B. MARDEN BLACK schlagen zur Vorbereitung eine Diät mit reichlichen Kalorien und Flüssigkeit vor und legen auf die Bettruhe keinen Wert.

Bei uns hat sich die schon vorher beschriebene Behandlung bewährt, daß gerade die *präoperative Bettruhe unbedingt zu fordern ist*. Nicht in reichlicher Aufnahme von Kalorien und Flüssigkeit, sondern in der richtig gesteuerten diätischen und medikamentösen Lenkung des Stoffwechsels ist die erfolgreiche präoperative Behandlung gegeben.

Anästhesie.

Wie schon vorhin bemerkt, ist die moderne Vorbereitung eines Thyreotoxicosekranken soweit vorzutreiben, daß es nicht mehr notwendig erscheint, unbedingt den Operationstermin zu verheimlichen.

Ausnahmsweise kann jedoch die Kombination von Überraschungsnarkose und örtlicher Betäubung, wie sie von WINKELBAUER propagiert wurde, in Betracht gezogen werden. Die Überraschungsnarkose (Evipan + Lachgas) bietet sicherlich viele Vorteile und kann auch bei sonst nervösen Kranken empfohlen werden. Für schwere Thyreotoxikosen wird jedoch seit Einführung der Thyreostatica diese Betäubungsart im allgemeinen vermieden. Das erhöhte Sauerstoffbedürfnis des Toxikoseerkrankten wird während der Narkose nicht in dem Maße befriedigt, als notwendig wäre. Eine gutvertragene Lokalanästhesie bei entsprechenden Basisnarkotikum erscheint vorteilhafter. Es gehört gewiß zur üblichen ärztlichen Methode, den immer noch leicht erregbaren Kranken nicht gerade am Abend vorher auf diesen Eingriff aufmerksam zu machen, aber heutzutage ist die Überraschungsnarkose kaum mehr notwendig. Wir haben in den letzten Jahren alle Toxikosen in L.-Anästhesie und leichten Dämmerschlaf operiert. Zweimalige Gaben von SEE. schwach fraktioniert am Morgen verabreicht und eine gutsitzende L.-Anästhesie haben uns immer noch in die Lage versetzt, beim Patienten während der ganzen Operation unser Auslangen zu finden. Auch PEMBERTON und BLACK berichten, daß die L.-Anästhesie in der Schilddrüsenchirurgie mit seltenen Ausnahmen die Methode der Wahl ist. Allerdings erscheint es ihnen notwendig, einen Cervialblock hinzuzusetzen, um keine Schockwirkung auszulösen.

Die Bevorzugung der Lokalanästhesie bestätigt HOTTEN, der als wesenltich die Vermeidung der Anoxämie bezeichnet. Allerdings benützt HOTTEN die Allgemeinnarkose in Form von Pentothalsalz, Stickoxydul und Äther und spricht sich für die Vorteile der Intubation weitgehend aus.

Daraus ist zu entnehmen, daß auf Grund großer statistischer Ergebnisse als wichtig erkannt wurde, auf den großen Sauerstoffbedarf der Thyreotoxikosekranken Rücksicht zu nehmen.

Unserer Meinung nach ist ein leichter Dämmerschlaf, kombiniert mit Lokalanästhesie, bei schweren Fällen zurzeit weitaus das beste Verfahren, bei leichten Fällen kann unbedenklich in Lokalanästhesie allein operiert werden. Bei Thyreotoxicosen, die gleichzeitig mit einer stärkeren Entwicklung der Schilddrüse einhergehen, ist die intratracheale Narkose in Erwägung zu ziehen.

Die technischen Schwierigkeiten, zu denen sich noch eine, wenn auch nur geringe Unruhe des Patienten gesellen kann, werden mit der intratrachealen Narkose außerordentlich leicht überwunden. Das Sauerstoffbedürfnis wird von einem geschickten Narkotiseur bei der intratrachealen Narkose ebenfalls befriedigt. In dieser Hinsicht liegen sehr gute Erfahrungen der Klinik SPATH vor.

Die zusätzlichen Gaben von Adrenalin in die $\frac{1}{2}\%$ ige Novocainlösung, wie sie beim Knotenkropf als selbstverständlich gegeben werden, sind bei schweren Toxikosen zu vermeiden. Bei Novocainanästhesie allein ist allerdings bei der Hautincision eine etwas stärkere Blutung aus dem subcutanen Gewebe zu erwarten, die als belanglos anzusehen ist.

Wie wesentlich die Lokalanästhesie bei Strumaoperationen ist, zeigt das Vorgehen von PEMBERTON, der eine Seite in allgemeiner Anästhesie operiert, den Patienten während der Operation aufwachen läßt, die Recurrensfunktion kontrolliert und die zweite Seite unter Umständen in Lokalanästhesie beendet. Zur allgemeinen Betäubung wird Lachgas mit Sauerstoff kombiniert verwendet.

Die Pentothal-Lachgasbetäubung wird von CROTTI empfohlen. Er gibt außerdem bei schweren toxischen Kröpfen als Indikator für den Eingriff an, daß der Kranke am Tisch höchstens eine Pulszahl von 90—110 Schlägen in der Minute zeigen darf. Wenn die Pulszahl 125 in der Minute übersteigt, dann ist der Patient unter keinen Umständen zu operieren. Diese einfache Maßnahme ist nachahmenswert.

Die Lage des Patienten.

Steiles Sitzen am Operationstisch oder völlig horizontale Lagerung sind im allgemeinen zu vermeiden. Am besten ist ein leicht erhöhter Oberkörper und mäßig rückgebeugter Kopf für den Kranken zu ertragen. In dieser Stellung, die man als Mittelstellung bezeichnen darf, ist der Kranke nicht angestrengt und kann völlig erschlafft mit leicht erhöhten Beinen und mäßig geknickt am Tisch liegen und bietet so für den Operateur die beste Operationslage.

Operative Technik.

Das Operationsvorgehen der subtotalen Entfernung einer thyreotoxen Schilddrüse ist von ganz bestimmten Grundsätzen geleitet:

1. Gewebeschonendes Operieren und Vermeidung von Blutungen.
2. Technisch richtige Begegnung der Zerreißlichkeit des Gewebes.
3. Zartes Vorgehen bei dem an sich schon innerlich unruhigen Kranken.
4. Anatomische Klarstellung aller Operationsphasen.
5. Unterbindung aller vier Polgefäße.
6. Unbedingtes Vermeiden von Nachblutungen.
7. Sicht und Schonung der Epithelkörperchen.

Bei der an Basedow erkrankten Person kommt es weniger auf kosmetische Belange als auf Schaffung eines guten sicheren Zuganges zur Schilddrüse mit wenig eingreifenden Maßnahmen an. Der Hautschnitt wird also 1—2 cm ober dem Jugulum verlaufen und dem alten KOCHER-schnitt entsprechen. Die Präparation des Hauptplatysmalappens in einem, bei Unterbindung der äußeren Jugularvenen, ist wie bei den gewöhnlichen Kolloidkröpfen auszuführen. Die Spaltung der Halsmuskulatur in der Medianlinie wird sorgsam vorgenommen, um in die sogenannte richtige Schicht hineinzufinden. Störendes Bluten muß schon bei dieser medianen Incision absolut vermieden werden und die senkrechte Eröffnung der Halsmuskelkulisse soll sich vom Jugulum bis zum Kehlkopf erstrecken. Ist ein wirklich großer Kropf vorhanden, was im allgemeinen bei Hyperthyreosen selten ist, so soll die Halsmuskulatur, wenn sie gekerbt wird, im cranialen Drittel eingeschnitten werden. Bei sorgsamer Blutstillung läßt sich der obere Pol der Schilddrüse leicht darstellen. Bei sonst typischem Vorgehen ist als erstes der Lobus pyramidalis zu exstirpieren und das Ligamentum suspensorium zu durchtrennen. Der obere Pol kann nun von medial her durch systematische Unterbindungen soweit freigemacht werden, daß nach Abschieben der dichten Muskelfasern der vordere Ast des oberen Polgefäßes sich darstellt und zur Unterbindung geeignet ist. Zu frühes Anfassen des oberen Poles mit Zugklemmen jeder Art bewährt sich nicht. Die Drüse ist so vulnerabel, daß es selten gelingt, mit der Klemme einen Zug auszuüben. Erst durch das Mitfassen der Gefäße läßt sich der Zustand herbeiführen, daß der obere Pol innen mobilisiert, außen freigelegt, sich caudalwärts etwas verschieben läßt und nun womöglich das obere Polgefäß im Stamm oder in seinen Hauptästen zur doppelten Ligatur freigibt. Entgegen der bei Kolloidkröpfen dringend empfehlenswerten Operationsmethode erscheint bei der Zerreißlichkeit des Schilddrüsengewebes der Versuch einer Teilluxierung des oberen Poles in dieser Phase der Operation gerechtfertigt.

Wenn sich die cranialen Anteile der Schilddrüse in exakter Weise im Bereiche der eigentlichen Kapsel vom übrigen Gewebe auslösen lassen, so ist wieder nach der Präparationsmethode vorzugehen. Mit der von cranial eingeführten KOCHERsonde wird das seitlich die Schilddrüse bedeckende Gewebe aufgehoben und der Unterbindung zugeführt. Wieder wird auf die peinlich genaue Blutstillung hingewiesen und das Ziel der exakten anatomischen Darstellung der Seitenvenen, besonders der V. capitalis, aufgezeigt. Die Unterbindung der Hauptvene soll jenseits ihrer Zusammenflüsse erfolgen. Die Doppelligatur in der Peripherie ist wichtig. Bei richtigem Präparieren zieht sich nach Durchschneiden dieser Vene das gesamte seitliche Gewebe von der Schilddrüse zurück und bei vorsichtiger Traktion und Drehung der Schilddrüse um die Vertikale, kann ohne Luxation das lockere Gewebe weiterhin abgeschoben werden.

THOREK hat in einer eingehenden Arbeit die verschiedenen Bindegewebsschichten im Bereiche des Halses und der Schilddrüse beschrieben. Es ist praktisch bei der Operation so, daß nach Abschiebung der lockeren Schichten und der V. capitalis die Arteria thyreoidea caudalis noch nicht sichtbar ist. Die Durchschneidung der Halsfascie medial von der großen Hauptschlagader oder die einfache stumpfe Dissektion läßt erst das untere Polgefäß am DE QUERVAINschen Punkt erscheinen. Ohne den Schilddrüsenlappen der betreffenden Seite luxiert zu haben, ist bei diesem Vorgehen die Unterbindung des zweiten arteriellen Zuflusses der Schilddrüse präliminar gegeben.

Wenn eingangs die unbedingte sorgsame Blutstillung und die Vermeidung jeder Blutung als führendes Axiom bei toxischen Schilddrüsen angesprochen wurde, so ist die *Unterbindung der unteren Polarterie in einer möglichst frühen Phase der Kropfoperation grundsätzlich zu fordern*. Nur auf diese Weise gelingt es, in den weiteren Phasen schonend und blutleer zu operieren und den Kranken vor operativen Zwischenfällen mit großer Sicherheit zu bewahren. Wenn die Drehung der Schilddrüse um die Vertikale erfolgt ist, wird die tiefe Halsfascie gespalten und das untere Polgefäß im Hauptstamm unterbunden. Damit ist eine sichere Blutstillung und Schonung der Epithelkörperchen in ihrer Blutversorgung gewährleistet. Wie schon erwähnt, bedeutet die Erhaltung des vertikalen Anteiles des Blutgefäßrahmens bei Unterbrechung der gegenseitigen horizontalen Verbindungen die einzige Möglichkeit, einen Dauerschaden für das Schilddrüsengewebe zu vermeiden.

Nach der Ligatur wird der retroglanduläre Raum der Schilddrüse mit einem Streifen ausgelegt. Beide Lappen werden in gleicher Weise operativ versorgt.

In diesem Fall ist es gleich, ob retrosternal große oder kleinere Teile der Schilddrüse vorhanden sind. Dieses Vorgehen sichert vor allem das präliminare Abschwellen beider Schilddrüsenhälften, um erst in der letzten Phase sich mit den unteren Polen zu befassen.

Wenn sich Schwierigkeiten ergeben und dies gilt für alle Arten von Strumaoperationen, ist es vorteilhaft, wenigstens drei der zuführenden Polgefäße schon unterbunden zu haben, bevor die unteren Pole durch Traktion oder in seltenen Ausnahmen durch Luxation zur vollen Darstellung gebracht werden. Als günstig hat es sich bewährt, gelegentlich nach Ligatur des oberen und unteren Poles der zweiten Seite, anschließend die erste Seite voll zur Darstellung zu bringen, den Isthmus zu durchtrennen und die Resektion der ersten Seite vollkommen durchzuführen. Damit gelingt es nicht nur, die erste Seite in ihrem unteren Anteil voll zugänglich zu machen, sondern auch noch das zweite untere Polgefäß dieser Seite zu finden, wenn es nach vorhergehender Präparation sich als nicht darstellbar erwiesen hat.

Die vorhin beschriebene Operationsphase der Unterbindung aller vier Polgefäße führt nun im nächsten Akt durch einfaches Erheben beider Schilddrüsenhälften nach oben und nach schrittweiser Unterbindung der unteren Polvenen zur Darstellung des Isthmus, der in allen Fällen unbedingt durchtrennt werden muß. Nur so gelingt es, die Trachea breit in ihrer ganzen Länge und der Hälfte ihrer Zirkumferenz darzustellen und freizumachen.

Bei der Zerreißlichkeit der Venen bei Toxikosen ist am unteren Pol mit besonderer Zartheit vorzugehen. Sind die unteren Polarterien unterbunden, so fehlt diesen Venen die vis a tergo, sie sind daher nicht mehr strotzend erfüllt, viel leichter zu unterfahren und zu unterbinden. Meist finden sich zwei, öfters drei Caudalvenen, die hart an der Schilddrüse ligiert werden sollen, weil mit diesen absteigenden Venenästen der N. recurrens sich der Schilddrüse nähert und Verletzungen ausgesetzt ist. Je näher die Schilddrüse der Ligatur, desto ungefährlicher die Unterbindung für den Stimmbandnerven. Wenn bei der Unterbindung der *Caudalarterie* die Ligatur fernab von der Drüse gefordert wird und auch der N. recurrens weitab von der Unterbindungsstelle verläuft, so ist im Gegenteil *bei der Unterbindung der Caudalvenen die Nahligatur am Schilddrüsenpol zu fordern*, weil gerade hier die caudal von der Schilddrüse gelegte Unterbindung den Stimmbandnerv, je weiter von der Schilddrüse entfernt, umso mehr gefährdet. Besonders kleine Schilddrüsen geben leichter die Möglichkeit zu Nervenverletzungen.

Die präliminare Unterbindung des unteren Polgefäßes hat den Vorteil, daß infolge Abschwellung der Venen nicht nur ihre Unterbindung leichter und gefahrloser ist, sondern daß die Blutungsgefahr auch bei Verletzung einer solchen Vene geringer ist. Die Abschwellung der Schilddrüse an sich bis zu dieser Phase der Operation erleichtert das Vorgehen außerordentlich. Wenn eine Doppelligatur am distalen Venenstumpf gesetzt wird, so ist auch das Gefahrenmoment der Nachblutung fast mit Sicherheit ausgeschaltet. PEMBERTON weist noch auf die Wichtigkeit hin, den Patienten am Ende der Operation zum Husten und Pressen zu veranlassen und dies wird auch in vielen Anstalten des Kontinents durchgeführt. Bei sauberem Operieren sind solche Maßnahmen nicht mehr notwendig und führen höchtens dazu, eine Nachblutung zu provozieren.

Die Funktion der Epithelkörperchen ist gerade bei Hyperthyreosen häufig durch eine begleitende latente Tetanie gekennzeichnet. Dieser physiologische Faktor zwingt den Operateur, ein besonders schonendes Vorgehen grundsätzlich einzuhalten. Dies wird durch die oben beschriebene Methode insofern erreicht, weil die Gegend der unteren Epithelkörperchen überhaupt vom Operateur gemieden werden kann.

Bei sachgemäßem Vorgehen sind in fast allen Fällen unter Vermeidung der Blutung die Arteriengabel und das Epithelkörperchen zu sehen. Sie entgehen somit jeder Verletzung mit Sicherheit. Wie eigene Untersuchungen an Kälbern die außerordentliche Schwierigkeit, die Epithelkörperchen sicher zu finden, gezeigt haben, so sind die unteren Ek. beim Menschen intra operativ durchaus zu sehen und können geschont werden.

Bérard und Peycelon empfehlen zur Verhinderung der Nachblutung im Bereiche des oberen Poles seine Abtrennung noch innerhalb des Schilddrüsenpoles selbst, um eine Durchstechung an dieser Stelle anbringen zu können. Diesem Vorgehen kann ohne weiteres beigestimmt werden, nur erscheint es besser für schwere Sonderfälle geeignet und ist bei Durchschnitts-Toxikosen nicht notwendig. Für die Unterbindung des unteren Poles geben Bérard und Peycelon ebenfalls den Rat, die caudale Schilddrüsenarterie soweit als möglich vom Körper der Schilddrüse entfernt zu unterbinden, allerdings nicht in der vorhin vorgebrachten Absicht der präliminaren Ligatur und sicheren Schonung des Stimmbandnerven.

Erwähnenswert für die Technik der operativen Behandlung der Thyreotoxikosen ist die Tatsache, daß manchmal ein relativ größerer Anteil der Schilddrüse retrosternal gelegen ist und es sich in diesem Falle um isolierte Adenome der Schilddrüse handelt, die weder klinisch, noch röntgenologisch erfaßt werden und zu einem Überraschungsbefund während der Operation führen.

Gerade für solche Fälle ist die Präparationsmethode insofern von Vorteil, weil diese kleinen retrosternalen Knoten mühelos dem Operateur zufallen. Im Zusammenhang mit den Hyperthyreosen soll auf den schon vorher erwähnten Infantilismus der Schilddrüse hingewiesen werden. Er findet sich bei den Toxikosen auffallend häufig und es liegt die Vermutung nahe, daß Beziehungen zwischen der Entwicklung der Schilddrüse und der Anfälligkeit zur Toxikose bestehen. Wie bei intrathoracalen und retrosternalen Kröpfen, auch bei Altersstrumen oft auffallend schmale Verbindungen zwischen den beiden tief caudal liegenden Schilddrüsenhälften bestehen, so sind bei Thyreotoxikosen die gut erhaltene Walzenform, der Isthmushochstand, die Rinderhornform des oberen Poles, sowie Schollenform sehr häufig anzutreffen.

Letztere Form ist insofern wichtig, weil sie sich dem Untersucher verbirgt und bei der Zerreißlichkeit des Schilddrüsengewebes Anlaß gibt, durch Luxierung die Darstellung dieser Seite zu erzwingen. Die Resektion wird bei der Hyperthyreose wie beim Kolloidkropf in typischer Weise durchgeführt und soll später besprochen werden.

13. Resektion und Versorgung der Schilddrüsenreste.

Im Gegensatz zur Methode BÉRARD und PEYCELON wird die Resektion der Schilddrüse meist erst nach gänzlicher Isolierung und Darstellung vorgenommen. Alle vier Schilddrüsenarterien sind unterbunden, davon die cranialen Gefäße hart an der Grenze der Drüse selbst, die caudalen Gefäße weit von ihr entfernt, jenseits der Teilung. Die präliminare Unterbindung der Polgefäße, die Anwendung der Präparationsmethode, auch bei der Hervorholung retrosternaler Kropfanteile, gewährleisten ein so trockenes und sauberes Vorgehen, daß die Anatomie der heiklen Gegend, wo die Stimmbandnerven laufen und die Epithelkörperchen liegen, klar und übersichtlich vor dem Operateur liegt.

Die senkrecht nach abwärts führenden Seitenvenen, sowie die unteren Polvenen sind nahe der Schilddrüse unterbunden und ihre distalen Stümpfe sind doppelt ligiert. Der letztere Umstand bewirkt vielleicht eine geringe Verlängerung der Operationszeit, ihm liegt jedoch eine wesentlich größere Sicherheit im postoperativen Verlauf zugrunde. Das Abgehen von Ligaturen im Bereiche der großen Venenstämme kann durch die Doppelunterbindung mit großer Gewißheit verhindert werden. Das Kontrollhusten und -pressen, wie es die amerikanischen Autoren, z. B. PEMBERTON und BLACK empfehlen, und wie es auch von einer großen Reihe österreichischer Chirurgen gehandhabt wird, ist als überflüssig anzusehen.

Die Exposition der Schildrüse beiderseits mit den noch liegenden Klemmen ist vollzogen. Der erhaltene Isthmus ist zu unterfahren und zu durchtrennen. Die Teilung der Schilddrüse in zwei völlig getrennte Hälften wird in jedem Fall als notwendig erachtet und es kommen noch zusätzliche Manipulationen dazu, die in schonender Weise die Vorderfläche der Trachea breit freimachen und darstellen. Wenn nämlich der Isthmus, ob dick oder dünn, senkrecht durchtrennt ist, so wird mit kleinsten Tupfern (harte Liliputtupfer) zwischen Trachea und Schilddrüsenlappen sich einschiebend, der Isthmus nach beiden Seiten abgeschoben. Bei dieser Methode halten die mehr lateral liegenden Gefäße stand und zeigen dem erfahrenen Chirurgen die Grenze an, wie weit die Luftröhre von der Schilddrüsenbedeckung freigemacht werden kann.

Außer der Trennung der Schilddrüse in zwei völlig isolierte Lappen gelingt es nun auch, diese Trennung soweit zu betreiben, daß der Verschluß nach der Resektion, entgegen den Angaben von einer Reihe von Autoren, in sich selbst mit der Schilddrüse gemacht werden kann. Das Annähern des lateralen Randes an die Trachea zur Blutstillung oder aus anderen Gründen erscheint notwendig. Auch der primäre Schluß, wie er von SAEGESSER empfohlen wird, ist mit dieser Methode durchaus möglich. Eine Nachblutung von der Schilddrüse aus ist nicht zu befürchten (Abb. 22).

URBAN weist besonders darauf hin, daß der Isthmus auf jeden Fall durchtrennt und die Trachea nicht nur seitlich, sondern auch von vorne freigelegt wird. Diesen von URBAN schon im Jahre 1938 klar herausgestellten Forderungen ist nichts mehr hinzuzufügen.

Die breite Freilegung der Tracheavorderwand ist mit keiner Gefahr eines Kollaps verbunden, da nur durch diese Methode bei wirklich weichen Trachealringen das seitliche Ausspannen der resecierten Schilddrüsenhälfte zweckmäßig und erfolgreich ist. Das Unterlassen der Isthmusresektion bedeutet für den Patienten eine Gefahr, da in diesem

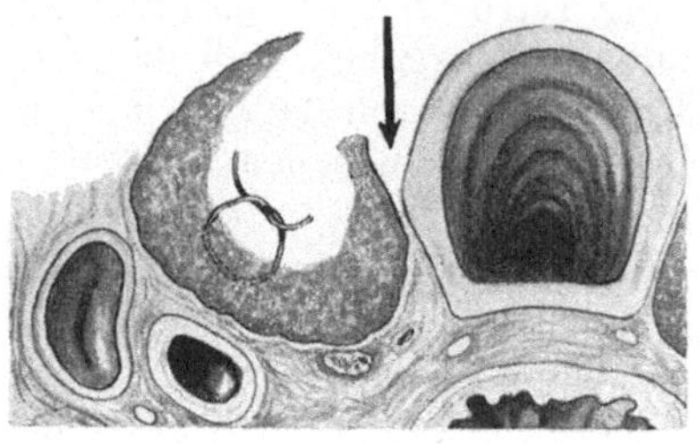

Ablösung der capsula media.

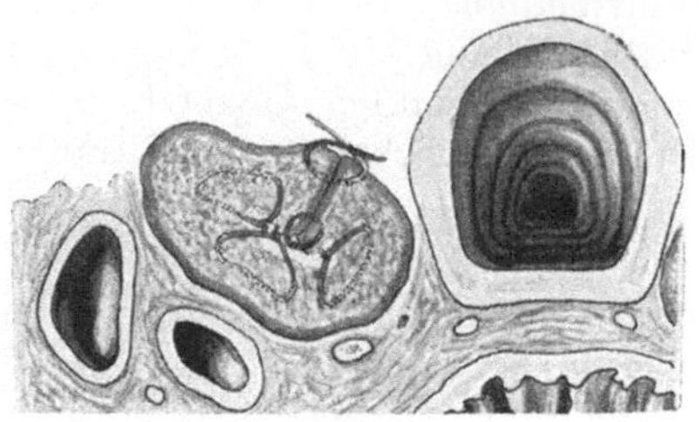

Knopfnähte.

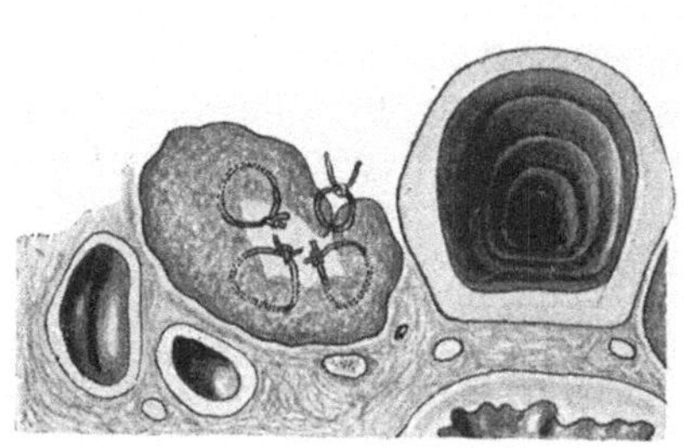

Fortlaufende Naht.

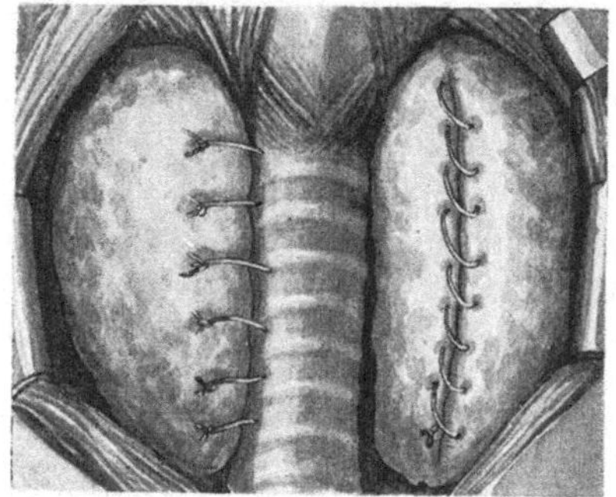

Nach S a e g e s s e r.   Nach K r e i n e r.

Abb. 22. Stumpfversorgung (Schema).

Gebiet das sich entwickelnde Recidiv gerade im Bereich der Trachea auch bei geringer Größenzunahme Druckbeschwerden macht. Auf der Trachea aufsitzende Recidivknoten verursachen oft Unannehmlichkeiten, die zu ihrer Größe in keinem Verhältnis stehen und bilden frühzeitig eine Indikation zur Recidivoperation.

Mangelhafte Resektionen des Isthmus bieten den restlichen Schilddrüsenhälften die Möglichkeit, sich wieder zu vereinigen und von vorne her und seitlich die Trachea einzudrücken. (Schädlicher Narbendruck.)

Wird der Schilddrüsenmittellappen, oder besser ausgedrückt, wird die Mittelwalze durchtrennt und entsprechend abpräpariert, so sinken die beiden Schilddrüsenhälften schön während der Operation seitlich und nach rückwärts. Die Distanz der resecierten und in sich vernähten

Schilddrüsenreste ist eine so weite, daß ein neuerlicher Zusammenschluß theoretisch und praktisch im postoperativen Verlauf und späteren Leben kaum stattfinden kann. Die weitgehende Exposition der Trachea ist also zusätzlich zur Forderung URBANS hinzuzufügen. Die Präparation erfolgt stumpf und nicht scharf und setzt den Operateur in die Lage, allseitig zur Naht geeignete Resektionsflächen zu schaffen.

In vorhergehenden Erörterungen wurde das Vorgehen zur Unterbindung aller vier Schilddrüsenarterien geschildert und die Erhaltung des Vertikalschenkels des Gefäßrahmens gefordert.

URBAN, HABERLAND, BROMEIS, BREITNER u. a. lehnen die Unterbindung aller vier Arterien bei der Kropfoperation ab. Auch in der weitgehenden Freilegung der Trachea liegt die Befürchtung nahe, daß die Durchblutung der Schilddrüse wesentlich gestört wird. Es ist allerdings nicht zu leugnen, daß bei diesem Vorgehen bestimmte Teile der Schilddrüse, die weit entfernt an der großen Zircumferenz der Drüse liegen, sich gelegentlich dunkelblau verfärben und reseciert werden müssen.

Es ist aber mit Sicherheit feststellbar, daß die dorsale Schale der Drüse immer gut durchblutet ist und für die Ursache des postoperativen Myxödems die radikale Entfernung des Schilddrüsengewebes selbst und die Traumen während der Operation heranzuziehen sind. Das retroglanduläre Anastomosennetz genügt bei entsprechender Fernligatur der A. thyr. caudalis zur Erhaltung eines großen Schilddrüsenrestes, sowie der Epithelkörperchen.

Der durchtrennte Isthmus und die Kontrolle der Blutversorgung gestatten nun dem Operateur, mit einigen Klemmen die Resektionsgrenze zu bezeichnen und nun die Teilentfernung der Schilddrüsenhälften vorzunehmen. Die gesamten Traktions- und Blutstillungsklemmen werden bis auf 3—4 Grenzziehungsklemmen entfernt und der Operateur greift hinter die Drüse und reseciert. Zu diesem Vorgehen sei gesagt, daß einige Autoren eine bogenförmige, andere eine keilförmige Resektion vorschlagen. Die meisten Chirurgen vermindern die Schilddrüse bis auf eine dünne Schale, also um $^2/_3$ oder $^4/_5$ ihres Bestandes. Die elegante Form der Resektion läßt sich trotz idealer Darstellung nicht immer einhalten und es kommt auf folgende Umstände an:

1. Größtmöglichste Erhaltung der Kapsel von allen Seiten.

2. Incision und Teilentfernung von Schilddrüsengewebe mit Hilfe von Unterführung der von hinten durchgreifenden Hand des Operateurs und Vordrängen einzelner Adenome.

3. Belassung von reichlich Parenchym, mindestens Zweidaumengröße bis Kinderfaustgröße, also ein Ausmaß der Schilddrüse, wie es ihrer Normalgröße entspricht.

Dieses Vorgehen, gleichgültig, ob Hypo- oder Hyperthyreose, erweist sich als notwendig, um ein Versagen der Schilddrüsenreste infolge ihrer Kleinheit zu verhindern.

Die ausgedehnte Erhaltung der Kapsel setzt uns in die Lage, die Schilddrüse in idealer Weise in sich selbst zu schließen und bei reich-

lich zurückgelassenem Gewebe eine neue Drüse in entsprechender Form
zu bilden.

Bei der Resektion muß das Schilddrüsengewebe systematisch in
allen Knoten untersucht werden und soll makroskopisch vom Operateur
das Bestreben vorliegen, das funktionell untüchtige oder für die Funktion schädliche Gewebe zu entfernen und das relativ gesunde Gewebe
zu erhalten. Außerdem ist bei dieser Resektion auf die Farbe der einzelnen Schilddrüsenteile zu achten, um, wie schon vorher erwähnt,
kleine, etwas dunkel verfärbte Teile auszuschalten, weil sie sonst Anlaß
zu Nekrosen, Fistelbildung und chronischer Strumitis geben, die die
Basis für eine Myxödementstehung bilden.

Wenn bei Durchgreifen der Hand des Operateurs die Schilddrüse
zart dargestellt wird, ist man imstande, jede Blutung leicht zu beherrschen. Man sieht vor allem die gutdurchbluteten hinteren Schilddrüsen-
anteile. Wildes Zufassen zur allfälligen Blutstillung ist vollkommen
überflüssig und man kann außerdem isolierte Knoten so zur Darstellung bringen, daß ihr Übersehen unmöglich ist. Ein Recidiv wird dadurch mit großer Sicherheit vermieden werden. Der zurückgelassene
Rest soll beiderseits groß genug sein und wird je nach der Größe der
Schilddrüse ein verschieden großes Ausmaß haben; soll aber mindestens beiderseits zweidaumengroß im Volumen sein.

Die Versorgung des Schilddrüsenrestes ist von verchiedenen Autoren Gegenstand eingehender Untersuchungen gewesen und es möge in
diesem Zusammenhang auch auf die Arbeit SAEGESSERs hingewiesen
werden.

Im allgemeinen ist die vertikale Naht, sei es in Einzelnähten oder
in fortlaufender Naht, üblich. Dieses Verfahren bewährt sich bei kleineren oder mittleren Kröpfen. Retrosternale Kröpfe erfordern ein von
dieser Methode abweichendes Vorgehen. Wie schon öfter erwähnt,
ist der Stand der Schilddrüse am Hals nicht immer gleich. Der retrosternale Kropf muß so versorgt werden, daß ein Wiederhinabsinken der
Schilddrüsenhälfte hinter das Brustbein möglichst verhindert wird.
Diese Erwägungen haben mich veranlaßt, in einer Reihe von Stumpf-
versorgungen die Quernaht des Drüsenrestes ausführen. Es ist also in
solchen Fällen nach der durchgeführten Resektion die weithin erhaltene
Kapsel nicht von medial nach lateral in sich zu vernähen, sondern der
untere Kapselanteil wird von caudal nach cranial nach oben geschlagen
und entweder eine kugelige oder quere Walzenform des Schilddrüsen
restes erreicht.

Allerdings ist hinzuzusetzen, daß bei dieser Formbildung des Schilddrüsenrestes auf die kosmetischen Belange geachtet werden muß, weil
bei nicht mobilem Schilddrüsenrest die Kugelbildung störend sein kann.
Die unmittelbar nach der Unterbindung der Caudalarterie erfolgte Aus-
stopfung des retroglandulären Raumes mit einem langen Gazestreifen,
der während des weiteren Verlaufes der Operation liegen bleibt, gibt
ein annäherndes Maß der zu belassenden Schilddrüsengröße. Gleichgültig ob Längs- oder Quernaht, ist das exakte Insichvernähen des

Schilddrüsenrestes außerordentlich vorteilhaft und kann bei allen Arten von Kropfresektionen durchgeführt werden.

Bei Thyreotoxikose braucht keinerlei Wert auf die mögliche Resorption gelegt werden. Man kann es heute als überholt betrachten, durch Drainage dem Kropfsaft ein Ausfließen aus der Wunde zu gestatten. Dieser Vorgang ist biologisch nicht entsprechend begründet und die Praxis der letzten Jahre hat erwiesen, daß die endocrine Steuerung soweit in Vorbereitung und Nachbehandlung in der Hand des Chirurgen liegen muß, um solche Vorstellungen zu negieren.

14. Primärer Schluß und Drainage.

Im allgemeinen ist es üblich, die Kropfoperation, gleichgültig ob Kolloid- oder Parenchymkropf, mit einem eingeführten Drain, der 24—48 Stunden liegen bleibt, zu beenden.

Dies geschieht in erster Linie, um jede Nachblutung frühzeitig zu erkennen und dem fast unvermeidbaren Nachsickern zu begegnen. Das postoperative Hämatom, welches sich um die Trachea und die versorgten Schilddrüsenstümpfe bis in die tiefen Schichten des Halses erstreckt, wird auf diese Weise vermieden.

Bei Basedowstrumen wurde unter der Vorstellung, das Sekret abzuleiten, sogar der Stumpf der Drüse nicht vernäht und mit Streifen, die man herausleitete, ein Sekretabfluß nach außen erzwungen.

CRILE hat diese Methode bei Basedow befürwortet.

Zu diesen Drainagen nehmen andere Chirurgen Stellung und SAEGESSER hat eine Methode ausgearbeitet, den primären Schluß bei Durchschnittskröpfen zu erzwingen. Weitere Möglichkeiten, den primären Schluß durchzuführen, haben sich mir mit Gelatineeinlagen und anderen verschiedenen resorbierbaren Substanzen ergeben. Diese Mittel werden auch sonst zur Blutstillung angewendet und sind natürlich auch bei Kropfoperationen zum primären Schluß geeignet. Allerdings sind Reizungen, Entzündungen leichterer Art, ja sogar Aufgehen der Narbe und lange Sekretionszeiten wahrzunehmen. Wenn unter jetzigen Verhältnissen über den Wert und Unwert, über die Drainage und primären Schluß ein Urteil gefällt werden soll, so sind vor allem eine Reihe von Gesichtspunkten zu behandeln.

1. Blutstillung,
2. Nachblutung,
3. Festigkeit der Trachea,
4. Operationsmethode,
5. Größe des entfernten Kropfgewebes,
6. Retrosternale Höhlen,
7. Gefahr des Mediastinalemphysems,
8. Narbenbildung kosmetischer Effekt,
9. Infektion.

Schon beim Beginn der Kropfoperation fallen die Entscheidungen über den primären Schluß.

Die quere Durchschneidung der Halsmuskulatur und die Zerstörung der vorderen Doppelkulisse des Halses verbieten wegen allgemeiner Sickerblutung primär zu schließen.

Die Anwendung der Luxationsmethode mit den üblichen und gelegentlich schwächeren oder stärkeren Blutungen führt zu einer relativ unsicheren Blutstillung und kann ebenso Anlaß sein, den primären Schluß nicht auszuführen.

Die Versorgung der Schilddrüsenstümpfe kann bei Nichtschonung größerer Kapselflächen zu einer nicht entsprechend eleganten Wiederherstellung der Kapsel führen und verbietet ebenfalls den primären Schluß.

Das ideale Verfahren des primären Schlusses verlangt auch eine exakte Blutstillung, die nur bei Erhalten der Halskulissen, bei Anwendung präparatorischen Vorgehens und Vermeidung jeglicher Blutung berechtigt ist. Besonderen Wert muß man auf die Versorgung der Schilddrüsenstümpfe legen, um von dorther jedes Sickern zu vermeiden.

Sehr wichtig ist ferner die schichtweise Naht der äußeren vorderen Kulisse und auch des M. sternothyreoideus. Er bildet nach Abschluß der Operation mit seinen Fasern das eigentliche Bett für die neugeformte Schilddrüse. Mit Hilfe seiner Naht ist es möglich, den großen Raum um die Schilddrüse zu verengen oder zu verschließen.

Die zweite Kulisse des M. sternohyoideus bildet die oberflächliche Wand, die für den kosmetischen Effekt in der Suprajugulargegend verantwortlich ist.

Die Gefahr der Nachblutung ist bei Anwendung der Präparationsmethode eine äußerst geringe. Vor Jahren durchgeführte Untersuchungen bei vereinzelten obduzierten Kropfoperierten haben mir gezeigt, daß bei Patienten, die an Kropf operiert wurden und an völlig anderen Ursachen gestorben sind, Hämatombildungen in geringem Ausmaß trotz Drainage stets zu finden waren. Die breitflächigen Wundhöhlenwände geben immer zu einem entsprechend flächigen, nicht nachweisbaren Bluterguß Anlaß.

Nach primärem Schluß und mit ausgezeichnetem Erfolg ausgeführten Kropfoperationen läßt sich bei der Durchleuchtung gelegentlich das Hämatom durch Schattengebung nachweisen, so daß der Röntgenologe anfänglich glaubt, es wäre noch eine Struma vorhanden. Die mehr oder weniger starken Blutergüsse, die beim primären Schluß auch nicht mit Sicherheit zu verhindern sind, können meist als harmlos betrachtet werden. Einerseits tritt am 7., 8.—10. Tag, öfter am Ende der zweiten Woche eine kleine Vorwölbung im Bereiche der Narbe auf, aus der sich dann blutig seröse Flüssigkeit entleert, andererseits ist eine Verdickung des Halses vorübergehend festzustellen, die im Laufe von mehreren Wochen völlig verschwindet und ideale Verhältnisse ohne Verdickungen und Folgen am Halse zurückläßt.

Wenn exakt gearbeitet wird, so lassen sich auch relativ größere Wundhöhlen mit Benützung der inneren Kulisse des Halses außerordentlich verkleinern und die vorhin beschriebenen lästigen Komplikationen sind vermeidbar. Es handelt sich dann sicherlich um einen während der Operation übersehenen Blutungsherd. In diesem Falle ist ganz gleich wie bei einer drainierten Struma mit sofortiger Wiedereröffnung der Wunden vorzugehen, um die Blutstillung zu erreichen.

Eine schwere Nachblutung konnte meinerseits bei primärem Schluß nie beobachtet werden.

Die Nachblutungsgefahr wird nicht nur ihrer Häufigkeit wegen, sondern auch betreffs ihrer Komplikationen überschätzt. Das Hämatom muß wirklich unter einem enormen Druck stehen, um die Trachea zusammenpressen zu können. Bei entsprechender Freimachung der Luftröhre ist es selbstverständlich möglich, sich über den Zustand des Trachealrohres klaren Einblick zu verschaffen.

Die Erweichung der Luftröhre ist bedeutend seltener als man nach Durchsicht des Schrifttums annehmen könnte. Grundsätzlich sind alle Operierten unter dem 22. Lebensjahr mit weicher Luftröhre behaftet anzusehen. Sie ist entsprechend dem jugendlichen Alter des Patienten noch weich und hat auf unser operatives Handeln bestimmenden Einfluß. Man wird bei diesen Kranken zur Sicherheit unbedingt einen Glasdrain bis in den tiefen Halsraum einführen müssen. Bei älteren Kranken wird der Festigkeitsgrad der Luftröhre geprüft und bei entsprechender Weichheit ebenfalls vom primären Schluß Abstand genommen. Das seitliche Ausspannen der Trachea mit Hilfe durchgeführter Catgutfäden, gedoppelt durch den Kopfnickermuskel und die beiden Drüsenstümpfe, bewährt sich bei malacischen Tracheen außerordentlich, ist aber selbstverständlich ein Hinweis, den primären Schluß zu unterlassen.

Die Präparationsmethode gibt bei mittelgroßen Kröpfen die Möglichkeit, den primären Schluß ohne weiteres zu erreichen. Die Methode von SAEGESSER ist nicht immer exakt möglich. Meinerseits wurde auf dieses Vorgehen verzichtet und grundsätzlich der Schilddrüsenstumpf in sich vernäht. Besonders wertvoll zur Verhütung von Blutungen und zur Einengung des freien Raumes, der nach Entfernung von großen Kröpfen entstanden ist, hat sich die Naht des M. sternothyreoideus bewährt. Von seiner Kulisse ist nicht nur der jeweilige Seitenteil heranzuziehen, sondern es ist auch aus der Tiefe seines Ursprunges das Verwenden seiner Fasern möglich. Diese Bildung eines Muskelbettes und eines Muskelüberzuges über die glatte wiederhergestellte Kapsel hat sich beim primären Schluß bewährt.

Es ist ersichtlich, daß nur anatomisch exaktes Vorgehen den primären Schluß für den Operateur rechtfertigt.

Bei Beachtung dieser technischen Fakten ist bei großen Kröpfen auch gelegentlich trotz Schonung der vorderen Halskulissen eine sehr große Cavität vorhanden, die sich nicht vollkommen schließen läßt. Unter diesen Umständen kann man ein gewebefüllendes, blutstillendes Substrat einlegen, das resorbierbar ist.

Ich habe an einer Reihe von Fällen trotzdem den primären Schluß auch auf die Gefahr eines sich bildenden Hämatoms gewagt und keine schlechten Erfahrungen damit gemacht (Abb. 23).

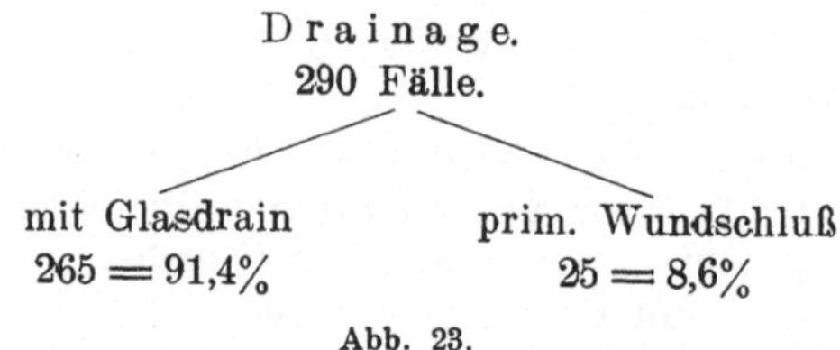

Abb. 23.

Allerdings erfordert die Abschätzung dieses Vorgehens eine gewisse Erfahrung mit der Methode und die entsprechende Beurteilung, wie weit von caudalwärts her bei retrosternalen Kröpfen eine rasche Ausdehnung des Gewebes zu erwarten ist.

Wenn bisher die Nachteile des primären Schlusses eingehend erörtert wurden, so ist in seltenen Fällen der Vorteil dieses Verfahrens die Vermeidung des Mediastinalemphysems nach Kropfoperationen.

Mediastinalemphysem.

Diese Erkrankung, die zu einer Druckzunahme im Thorax führt und nach Eingriffen an der Schilddrüse bis unten zum Herzbeutel weit ausgedehnte Emphysemflächen schafft, ist nicht so selten wie man annimmt.

SEIDL hat eingehend über das Mediastinalemphysem berichtet und aus seinen Arbeiten geht hervor, daß schon kurz nach der Operation, oft in einigen Stunden oder am nächsten Tag, der Tod eintritt. Auf Grund von experimentellen Untersuchungen und klinischen Beobachtungen führt er die Entstehung des Med. Emph. im Anschluß nach Strumaoperationen auf eine intrapulmonale Drucksteigerung bei bestehender Tracheomalacie durch eine behinderte Ausatmung zurück. Durch diese Drucksteigerung platzen die Lungenalveolen und infolge der Atembewegungen wird dauernd Luft in das Mediastinum gepreßt. Beim Hund sind 700 cm³ Luft notwendig, um ein mediastinales Emphysem zu erzeugen. In diesem Zusammenhang sei auf die Arbeiten von PFANNER und GOLD, sowie auf die Monographie von BREITNER verwiesen.

Einen Fall von Med. Emph., den ich selbst erlebt habe, führe ich auf den gleichzeitig bestehenden Mitralfehler zurück.

Wenn durch die Arbeit von SEIDL eine Drucksteigerung im kleinen Kreislauf gefordert wird, ist trotzdem die Möglichkeit des Eindringens von Luft durch die Wunde bei bestehender Drainage beim Kropfoperierten nicht mit Sicherheit abzulehnen.

Ich hatte im Krieg Gelegenheit, einen Halsschuß zu beobachten, bei dem sich ebenfalls ein massives Hautemphysem mit allen Zeichen des absteigenden Med. Emph. entwickelte. Erst ein angelegter KOCHERscher

Kragenschnitt mit Freilegung des Jugulums brachte Erleichterung und sichtliches Entweichen der Luftblasen, aber erst dann, als auch die Muskulatur durchtrennt und die Trachea und die obere Thoraxappertur breit freigelegt waren.

Dieser eindrucksvolle Vorgang beweist die Notwendigkeit der breiten Eröffnung der oberen Thoraxappertur bis zu Trachea und Oesophagus hin, um ein entstehendes Med. Emph. erfolgreich zu bekämpfen.

Bei dieser Verletzung war, ähnlich wie bei den Kropfoperationen, eine örtliche Drainage vorhanden, die jedoch die Emphysembildung anscheinend begünstigt hatte, da keine Pleuraverletzung vorgelegen war. Auffallend ist es jedenfalls, daß weder in der Literatur, noch aus persönlicher Erfahrung bei primärem Schluß ein Mediastinalemphysem beobachtet wurde.

Drainage.

Im postoperativen Verlauf konnte wiederholt die Bildung eines subcutanen Hämatoms festgestellt werden, während unterhalb der Muskelkulisse normale Verhältnisse bestanden. Wenn sich Nekrosen im Bereiche der Schilddrüsenstümpfe entwickeln, tritt eine glatte Heilung ein. Sekretionen bei primärem Schluß sind meist auf ein subcutanes Hämatom zurückzuführen.

In einer Reihe von Fällen wurden systematisch nur subcutane Drains eingelegt und wir hatten weder Zwischenfälle noch tiefe Nachblutungen.

Diesen Umständen soll man bei der Drainage postop. nach Kropfoperationen Rechnung tragen und es kann ausgesprochen werden, daß die tiefe Drainage in seltenen Fällen notwendig ist, die subcutane Drainage jedoch häufiger angewendet werden soll, wenn der Hautplatysmalappen bei kleinen punktförmigen Blutungen nicht trocken gehalten werden kann.

Der prim. Schluß, so ideal er für den Chirurgen erscheint, ist nur bei exakter Indikationsstellung und genauer operativer Abschätzung berechtigt.

Die subcutane Drainage für 12 oder 24 Stunden bewährt sich außerordentlich. Die tiefe Drainage ist für entsprechend schwere Fälle vorbehalten. Nur unter seltenen Umständen bei Komplikationen und enorm großen Höhlen wird das Einlegen von Gaze empfehlenswert sein, die aber dem Vorschlag LAHEYS zufolge, nicht zu früh entfernt werden darf, sondern 5—7 Tage zu belassen wäre, bis der Granulationswall imstande ist, die Höhle auszufüllen.

Die Lage des Drains wird von den Operateuren verschieden angegeben. Herausleiten in der Mittellinie, seitliches Herausleiten durch die Wunde, seitliches Herausleiten durch die unversehrte Haut, werden je nach der Lage des Falles angewendet. Die Drainlage in der Mittellinie ist nicht sehr ratsam, weil der kosmetische Effekt gefährdet wird. Schon bei der medianen Naht der Halskulissen ist auf die Ausfüllung des Jugulums Bedacht zu nehmen und bei Verschluß des Hautlappens ist die seitliche Herausleitung vorzuziehen. Die Schaffung einer zusätzlichen Narbe durch die Drainage in einer Öffnung der unversehrten Haut ist kosmetisch nicht empfehlenswert.

Nach dem Schrifttum und in der Praxis wird die Drainage 24 bis 48 Stunden belassen. Dies ist sicherlich nicht notwendig, weil die Blutgerinnung schon in einigen Stunden vollzogen ist, sobald sich ein Blutcoagulum im Glas oder Gummidrain gebildet hat. Es ist dann nicht mehr möglich, weiterhin Blut aus der Wundhöhle abzuleiten. Ein Längerbelassen des Drains bedeutet nur die Wahrscheinlichkeit des Hochwanderns pathogener Keime durch die offene Wunde. Die grundsätzliche Entfernung des Drains 6—12 Stunden nach dem Eingriff hat sich bewährt. Auch der kosmetische Effekt ist günstiger.

15. Der Verschluß des Lappens.

Viele Arbeiten und noch mehr Versuche beschäftigen sich mit der Möglichkeit, den kosmetischen Effekt bei Kropfoperierten sicherzustellen.

Von der Naht der Wunde an, Anwendung jeglichen Nahtmaterials, Seide und Pferdehaar, bis zum Anlegen verschiedener Klammern wurde alles durchgeprüft. Auch die subcutanen Nähte und die folgende HALSTED-Naht, sowie die kosmetische Naht von JEANNENEY und FOUCAULT wurden angewendet, um schließlich der einfachen Versorgung mit MICHELschen Klammern den Vorzug einzuräumen und diese Klammern eventuell nach Anlegung von subcutanen Nähten möglichst früh, nach 48 oder 72 Stunden, zu entfernen. Bei erfolgter Primärheilung ist das kosmetische Resultat meist zufriedenstellend.

16. Die postoperative Krise.

Bei der Basedowerkrankung hat man früher öfter plötzlichen postoperativen Tod am 1., 2. oder 3. Tag beobachtet. Dieser Zusammenbruch wurde mit einer Schädigung des Herzens, mit Thymus persistens und einer völligen endocrinen Entgleisung in Zusammenhang gebracht. Bei manchen Basedowkranken konnte schon während der Operation, in der ersten Stunde postop. oder während der nächsten Tage ein plötzliches hohes Ansteigen der Pulszahl, Erbleichen, Erweiterung der Pupillen, Aussetzen der Atmung und schließlich Eintritt des Todes festgestellt werden. Diese außerordentlichen Ereignisse sind durch entprechende Vor- und Nachbehandlung durchaus vermeidbar geworden.

WIJNBLADH hat zur Bekämpfung der postop. Krise hohe Dosen von Jod angegeben und damit schon beachtliche Erfolge erzielt. Er konnte die postop. Reaktion vermindern.

Dieser lebensbedrohende Zustand tritt aber nicht nur nach Operationen an der Schilddrüse auf, sondern kann auch bei Basedowikern durch andere schilddrüsenferne Operationen ausgelöst werden. Schwere Erkrankungen, Gebißsanierungen, Rö-Bestrahlungen, plötzliches Absetzen der präop. Jodbehandlung, körperliche und seelische Belastungen sind imstande, das Leben des Patienten bei schwerem Basedow zu bedrohen.

Die postop. Krise ist jedoch nicht als besonderes Krankheitsbild anzusehen, sondern als postop. Reaktion von außerordentlicher Heftigkeit zu werten. Sie kann innerhalb von Minuten erfolgen.

Auch nach Operationen an kolloiden Schilddrüsen tritt bekannterweise am 1. und 2. Tag nach dem Eingriff mehr oder weniger hohes Fieber auf, die Pulsfrequenz steigt. Bei diesen Kropfkranken ergibt sich kein Befund als Erklärung für den Zustand. Wir sind also gezwungen, zwischen gutartiger und bösartiger Reaktion postop. zu unterscheiden, wobei es sich um keinen prinzipiellen, sondern nur um einen graduellen Unterschied handelt. Diese Erkenntnis setzt nun voraus, daß das postop. Fieber, sowie die postop. Krise, durch die Vorbehandlung vermindert oder vermieden werden könnten. Geringe Ansätze einer solchen Krise sind durch eine unmittelbare postop. prophylaktische Therapie auf ein Mindestmaß beschränkbar.

Es soll also nicht auf die postop. Reaktion, den Schweißausbruch beim Kranken, seine Unruhe, die Temperatursteigerung und den unregelmäßigen Puls gewartet werden.

Welche Möglichkeiten sind uns derzeit gegeben, diese Reaktion zu beherrschen?

Schon WIJNBLADH hat mit seiner Jodbehandlung nach dem Eingriff so gute Erfolge erzielt, daß nichts dagegen spricht, grundsätzlich postop. 1—2—3 Tage die Lugoltherapie in hohen Dosen fortzusetzen.

Im allgemeinen genügt dies bei leichteren Thyreotoxikosen vollkommen, bewährt sich bei großen Kolloidkröpfen und gibt einen glatten unklomplizierten postop. Verlauf.

Bei schweren Thyreotoxikosen hat sich die *postop. Thiourazilbehandlung* bestens bewährt. Wenn zur Vorbereitung Thiourazil verabreicht und mit Überschneidung Jod gegeben wurde, steht der Patient tagelang unter der Jodwirkung allein und wird dann dem operativen Eingriff unterworfen. Nach der Operation wird wieder wie vor der Operation Propyl-Thiourazil in der üblichen Dosis über den Tag verabreicht. Damit ist es möglich, von vornherein krisenartige Zustände zu verhindern und bei den ersten auftretenden Symptomen einer postop. Reaktion diese zum Stillstand zu bringen. Die Medikation von Thiourazil und Jod braucht nicht über 3—4 Tage hin fortgesetzt werden. Die überraschende klinische Erholung des Patienten läßt uns von weiteren Maßnahmen Abstand nehmen.

Von Seite des Operateurs ist gegen diese Behandlung noch Folgendes einzuwenden:

Die Vascularisation der Schilddrüse und die starke Durchblutung dieses Organs durch Thioharnstoffe führt präoperativ zu solchen Zuständen, daß sich ohne PLUMMERsche Jodbehandlung der operative Eingriff sehr schwierig und fast undurchführbar zeigt. Es genügt, daß ein Patient, der vor längerer Zeit mit Thioharnstoff behandelt wurde, diese Therapie verschweigt, nicht mit entsprechend hohen Dosen Lugol vor dem postop. Eingriff bedacht wurde, um während der Operation eine sichtliche Zerreißlichkeit, starke Durchblutung und andere Schwierigkeiten auszulösen.

Es stünde also postop. der Thioharnstoffbehandlung die Überlegung entgegen, daß die starke Durchblutung der Schilddrüse zu Komplikationen und vor allem zu einer Nachblutung Anlaß geben kann. Daß dies nicht so ist, läßt sich aus einer Reihe von Fällen herleiten, die komplikationslos dieser Therapie unterworfen wurden.

Die Behandlung der postop. Reaktion ist also zurzeit grundsätzlich mit Lugolscher Jodlösung und bei schweren Fällen mit Propylthiourazil durchzuführen.

Zusätzlich kann nach Kropfoperationen bei cardialen Krisen Calcium Chinin intravenös kombiniert mit 1 ccm „Dihydroergotamin-Sandoz" gegeben werden. Auch die Weiterbehandlung mit oralen Dosen ist zu empfehlen.

17. Unterbindung der Polgefäße als operative Methode.

Die Unterbindung einzelner Schilddrüsengefäße hat insofern ihre Bedeutung noch immer nicht gänzlich verloren, weil sich bei hochbetagten Patienten die Ligatur des oberen und eventuell des unteren Polgefäßes zur Verkleinerung der Schilddrüse als notwendig erweist, da der radikale Eingriff der Resektion nicht mehr durchführbar ist.

Bei Thyreotoxikosen ist die präliminare Unterbindung durch die moderne Behandlung seltener geworden und wird nur ausnahmsweise notwendig sein.

Die Unterbindung des cranialen Polgefäßes ist mit einem vorderen Längsschnitt am vorderen Rande des M. sternocleidomastoideus möglich. Man trifft in diesem Fall das obere Polgefäß unmittelbar am Stamm nach seinem Abgang aus der Carotis externa. Dieses Vorgehen ist radikal und sicher, erfordert jedoch einen etwas größeren Eingriff als der von Jeanneney und Foucault vorgeschlagene. Die Autoren gehen folgendermaßen vor: Man ligiert en bloc den Fußpunkt, es soll mehr eine Angioneurectomie sein (Berard). Die Unterbindung kann sowohl im Gefäßstamm als auch am Drüsenhorn erfolgen.

Der Operationsgang ist wie folgt: Horizontalschnitt von 3 cm Länge, die V. jugul. ext. wird lateral verschoben. Längsincision der Fascie und Freilegen des vorderen St. m. clmrand. Er wird nach lateral verzogen. Freilegung der Carotisregion, dann Entwicklung des M. omohyoideus im unteren Wundrand und caudale Verziehung dieses Muskels. Es zeigt sich der obere Pol der Schilddrüse. Freilegen des cranialen Schilddrüsenteiles, ohne die leicht zerreißlichen Venen zu verletzen. Abbinden aller Äste im Bereich der Drüse (Polarligatur der Amerikaner), Umstechungen zur Sicherung der Abbindungen.

Allerdings trifft man das obere Polgefäß nicht unbedingt in seinem Hauptstamm, denn ein hinterer Ast der Dolde kann bei dieser Unterbindung dem Operateur entgehen.

Der Vorteil der Methode liegt darin, daß der Eingriff außerordentlich schonend für den Patienten ist und im allgemeinen ebenso wirksam, wie die Aufsuchung der oberen Schilddrüsenarterie an ihrem Abgang der Carotis externa.

Die Unterbindung des unteren Polgefäßes ist extrafaszial ratsam. Die Eröffnung der Schilddrüsenfascie erwirkt bei der Unterbindung des caudalen Polgefäßes keine Vorteile, bringt aber einen großen Nachteil, den unmittelbaren Kontakt mit den Schilddrüsenvenen. Nach DE QUERVAIN benützt man das Spatium sternohyoideum, d. i. der Raum zwischen der Fascie, den kleinen Muskeln und diesen Muskeln selbst.

DE QUERVAIN beschreibt sein Vorgehen: Freilegung des inneren Randes des Kopfnickers und Nachaußenziehen mit stumpfem Haken. Die äußere Fascie des M. sternohyoideus wird langsam gespalten, stumpf von den kleinen Muskeln abgelöst und gleichfalls nach außen gezogen. Eingehen in die Tiefe auf die Carotis.

Am Innenrande der Carotis, ungefähr 1 cm unterhalb des Tuberculum vertebrale, manchmal etwas höher oder tiefer, findet sich der nach oben konvexe Bogen der unter der Carotis hervortretenden, im lockeren Bindegewebe auf der tiefen Halsfascie liegenden Art. thyreoidea inferior.

Die kleinen Schilddrüsenmuskeln werden nun ohne ihre äußere Fascie mit dem unter ihnen liegenden Kropf mittels eines genügend tief reichenden stumpfen Haken so weit nach innen gezogen, daß man einen guten Einblick auf die Art. thyr. inf. bekommt, ohne daß dabei die Atmung behindert würde.

Diese Unterbindung läßt sich nach den Angaben von DE QUERVAIN gut durchführen, die Carotis als Leitgebilde sich gut finden und ein Irrtum wäre nur durch Verwechslung mit der Art. vertebralis möglich.

Da das Operationsfeld klein ist, ist es notwendig, den Verlauf der zu unterbindenden Arterie so weit festzustellen, daß die Schilddrüsenarterie als quer verlaufendes oder steil nach innen-abwärts hinziehendes Gefäß erkannt wird.

Die Art. vert. verläuft normalerweise hinter der tiefen Halsfascie und soll überhaupt nicht zur Sicht kommen. Wenn der Operateur zu tief, d. i. zu weit caudal gelangt, kann der Truncus thyreocervicalis oder die A. cervicalis ascendens freigelegt werden. Die Weiterverfolgung dieses Gefäßes führt zur Schilddrüsenschlagader.

Die extrafasciale Unterbindung ohne Luxation der Schilddrüse läßt sich gut durchführen und kann einseitig unbedenklich gemacht werden.

In Etappen dürfen also die zwei oberen Polgefäße doppelseitig, das untere Polgefäß nur einseitig unterbunden werden.

18. Halbseitenresektion.

Bei sehr großen Kolloidkröpfen läßt sich die Halbseitenresektion gelegentlich nicht umgehen. Die Thyreotoxikose ist durch Vorbehandlung so zu beherrschen, daß die Resektion doppelseitig möglich ist.

Die halbseitige Entfernung der Schilddrüse ist nicht durch schlechten Herzzustand oder andere äußere Ursachen erzwungen, weil sich bei entsprechend längerer Bettruhe und Vorbehandlung mit Lugol diese Kröpfe meist verkleinern und die Herzkraft medikamentös beeinflußt werden kann. Unberührt davon bleibt bei diesen Kröpfen eine relative Einflußstauung, die nach der gelungenen Operation plötzlich behoben ist. Der letzte Faktor führt zu einem viel zu raschen Abfließen des Blutes aus dem Gehirn und gibt zu einer sehr seltenen postop. Komplikation Anlaß.

De Quervain beschreibt einen Fall, der nach Entfernung von 1 kg Schilddrüsensubstanz ohne Nachblutung und anderen Komplikationen, innerhalb weniger Stunden, unter beständiger Steigerung der Pulsfrequenz, anscheinend am typischen Basedowtod zugrunde ging. — Einen zweiten ähnlichen Fall, bei dem auch keine Erscheinungen von Hyperthyreoidismus vor der Operation bestanden, jedoch schwere Trachealkompression durch bds. weit in den Thorax hineinreichende Kropfmassen zur Operation zwangen, verlor er ohne jegliche lokale Komplikation am zweiten Tage an akuter Herzschwäche.

De Quervain schreibt dazu: „Ich hatte den nachträglichen Eindruck, daß der Mann die Folgen des Eingriffes eher ausgehalten hätte, wenn ich mich in der ersten Sitzung auf die Unterbindung von drei Arterien beschränkt hätte."

Diesem zweiten Fall füge ich einen dritten hinzu, der ebenfalls bei Entnahme von über 1 kg Schilddrüse mit oberer Einflußstauung bei unkompliziertem postop. Verlauf mit Verwirrtheit am dritten Tage ad exitum kam. Die Obduktion zeigte ein Hirnödem; da ich vor vielen Jahren einen ähnlichen Fall erlebt habe, zog ich daraus den Schluß, daß das *plötzliche Beheben der Stauung für die Funktion des Gehirns abträglich* sei. Seit dieser Zeit wurden übergroße Kolloidkröpfe halbseitig reseziert oder es wurden beiderseitig überreichlich große Kropfreste belassen. Außerdem wird postop. der Patient nicht steil aufsitzend, sondern horizontal gelagert. Kein Fall von Struma permagna ging mir späterhin zugrunde.

Es ist daher bei übergroßen Kolloidkröpfen grundsätzlich auf das Mißverhältnis der Größe und der dadurch bewirkten oberen Einflußstauung Rücksicht zu nehmen. Die präliminare Unterbindung der Polarterien, die Halbseitenresektion sind in Erwägung zu ziehen, nach der Operation ist die steile Sitzlage des Patienten zumindest während der ersten 24 Stunden zu vermeiden.

Die postop. Pneumonie wird durch Penicillin- und S-Schutz verhindert und das Aushusten durch vorübergehendes Aufsitzen des Operierten, sowie häufiges Inhalieren erleichtert.

19. Die postoperative Nachbehandlung.

Unmittelbar nach der Operation ist das Gleichgewicht des Körpers in seinen endocrinen Faktoren gestört. Diese Erkenntnis ist zur Erzielung eines optimalen operativen Effektes wichtig. Die Nachbehandlung ist also bis zur endgültigen Heilung entscheidend und Teilerfolge sowie Recidive sind nicht nur auf das operative Vorgehen, sondern auch auf eine entsprechende Nachbehandlung zurückzuführen. Wenn grundsätzlich die richtig gestellte Indikation zur Operation und die angewandte operative Technik das Schicksal des Patienten entscheiden, so können Komplikationen in den ersten Tagen nochmals einen glatten postop. Verlauf erschweren.

Zur Therapie nach der Operation gibt es gewisse allgemeine Axiome, gleichgültig, ob Hyper-Eu oder Hyporhoischer Kropf vorliegen. Die allgemeine postop. Reaktion mit Temperaturanstiegen bis 39⁰ und darüber, wird durch P- und S-Schutz vermindert, wobei der P-Schutz die postop. Lungenkomplikationen auf ein Minimum herabsetzt, der S-Schutz das Fieber. Diese allgemeinen Maßnahmen bei schweren Eingriffen dienen nur dazu, die allgemeine Widerstandskraft des Körpers entsprechend zu erhöhen und Lungenkomplikationen sowie Eiterungsbereitschaft zu vermeiden.

Die Behandlung der Herzkraft soll sich auf länger dauernde Sauerstoffdarreichung mit guter Arterialisierung des Blutes erstrecken. Man reicht also solange Sauerstoff, bis die Lippen hellrot werden und hält sich eventuell an fixe Zeiten von 5—10 Minuten. Diese einfache Vorbereitung ergibt oft bessere Erfolge als vielfache Injektionen zur Stützung der Herzaktion. Sollten jedoch Herzmittel notwendig werden, so ist Strophantin, wenn notwendig in hohen Dosen, der Vorzug zu geben und von Weckaminen nur vorsichtig und vormittags Gebrauch zu machen.

Unmittelbar postop. ist das Verabreichen von blutdrucksteigernden Mitteln, wegen Gefahr provozierter Nachblutungen nicht ratsam. Eine Calcium-Traubenzucker-Injektion verursacht eine Hebung des Allgemeinzustandes auch ohne direktes Herzmittel. Wichtig ist die Hinzufügung von Vitamin C in hohen Dosen, welches intravenös mit Sicherheit wirksam ist und die allgemeine Heilkraft des Körpers erhöht.

Zur Behandlung der Lungen, des Gesamtzustandes und der Herzkraft ist mehrfaches Inhalieren dringend zu empfehlen. Das Unterlassen der natürlichen Beatmung durch die Inhalation muß als ein Fehler in der Nachbehandlung angesehen werden.

Der Operierte ist je nach seiner Stimmungslage und Empfindlichkeit fähig, Flüssigkeit schon am ersten Tag zu sich zu nehmen. In den ersten Stunden nach dem Eingriff ist strenge Anweisung zur Ruhe, Sprechverbot und Einschränken des Schluckens empfehlenswert. Letzteres ist besonders bei nervösen Kranken nicht zu vermeiden und damit ist die Frage der peroralen postop. Lugolbehandlung angeschnitten. Sie ist in jedem Falle möglich und soll die ersten 3—5 Tage bei stärkeren Reaktionen durchgeführt werden.

Bei postop. Reaktionen, unabhängig von Alter und Geschlecht, besonders bei Hyperthyreosen mit cardiovasculären Symptomen, ist die PLUMMERsche *Behandlung mit hohen Joddosen postop. weiterzuführen.* Auch die Struma basedowificata ist postop. der PLUMMERschen Behandlung zugänglich, wenn sie durch unrichtige Jodbehandlung ausgelöst wurde, nur sind die *Dosen bei nicht raschem Ansprechen noch zu steigern.*

Besonders vaskulöse, von Schwirren begleitete thyreotoxe Strumen sind unbedingt der PLUMMER-Behandlung zu unterwerfen. In solchen schweren Fällen ist die postop. Behandlung mit thyreostatischen Medikamenten unbedingt notwendig, um das Gleichgewicht im Körper wieder herzustellen. Deracil und Propyl Thiourazil haben sich medikamentös postop. ausgezeichnet bewährt. Die Verordnung kann unbedenklich 3—5 Tage lang nach dem Eingriff erfolgen. Die bei dem Kranken krisenartig auftretenden Störungen sprechen auf diese Nachbehandlung ausgezeichnet an. Örtlich wurde niemals eine Nachblutung oder ein Schaden festgestellt.

Zusätzlich sind hohe Dosen von Baldrian in Form von Tinktur und als Teeabguß empfehlenswert. Als wesentlicher Faktor für Schilddrüsenoperierte, mit besonderer Berücksichtigung des Basedow-Kranken, gilt die strenge Dauerüberwachung, die sich günstig auswirkt und gute Resultate erzielt.

Die Ernährung beschränkt sich auf eine rein alkalisierende vorsichtige Diät. Es soll jedoch betont werden, daß postop. der Patient nicht nur außerordentliche Schluckbeschwerden hat, sondern größere Gaben von Flüssigkeit Brechreiz, ja sogar Erbrechen auslösen können.

Wie daraus ersichtlich, darf die Behandlung des Frischoperierten niemals schematisch sein, sie ist je nach dem Zustand des Pat. zu gestalten. Es gibt also *keine Standardtherapie, sondern nur eine elastische Behandlung,* entsprechend dem Befinden des Kranken.

20. Jodintoleranz.

Eine Unverträglichkeit der Lugolschen Lösung ist sehr selten. Störungen nach Jodgebrauch werden schon bei der Vorbehandlung des Patienten kaum ausgelöst. (Akne, Schnupfen, Pruritus, Stimmungsveränderungen.) Nur bei langen und massiven Joddosen beobachtet man die schlechte Verträglichkeit der Lugolschen Lösung. Für die Nachbehandlung sind trotz eventuell angewandter massiver Dosen diese Störungen kaum zu befürchten. Reagiert der Patient im allgemeinen schlecht auf Jod, so sind hohe Dosen von Vitamin A-, B-Komplex, C und Leber zu verordnen.

Thyroxin, auch in Form des L.-Thyroxins, wurde nicht verwendet.

21. Postoperative Lagerung.

Halbsitzende Lagerung im Bett ist nach den neueren Erfahrungen nicht mehr notwendig. Die steile Lage, wie sie zur Vermeidung von Lungenkomplikationen angegeben wurde, ist nicht erforderlich. Außerdem ist bei großen Kröpfen ein zu rasches Abströmen des Blutes vom Kopfe nicht wünschenswert und es wird besonders nach schweren Kropfoperationen vorteilhaft sein, den Patienten ohne Rückenlehne, nur auf Polstern etwas erhöht, seinem subjektiven Empfinden nachgebend, zu betten. Wenn der Kranke noch tiefer zu liegen wünscht, kann seinem Wunsche ruhig entsprochen werden. P- und S-Schutz sind genügende Garanten zur Vermeidung der Infektionsbereitschaft. Die Streckung des Körpers, sowie natürliche Lage im Bett wirken sich für die meisten Kranken wohltuend und beruhigend aus. Die ursprünglich halbsitzende Lage geht von der Vorstellung aus, daß die Ventilation der Lungen in dieser Haltung eine bessere wäre; dies ist jedoch nicht so sicher begründet, weil die Kompression des Bauches und die Abknikkung des Körpers der Tiefenatmung nicht förderlich sind. Die Erfahrungen, die man in früheren Jahrzehnten bei Bauchoperationen gemacht hat, können bei Eingriffen am Hals heute nicht mehr maßgebend sein.

Die Frage des Aufstehens ist für den Kropfoperierten weniger wichtig, unabhängig von der jetzt allgemein propagierten These, den Kranken möglichst früh aus dem Bett zu jagen. Die Gefahr von Fernthrombose und Embolie ist eine sehr geringe und die Fähigkeit aufzustehen, ist eigentlich schon nach 48 Stunden gegeben. Angezeigt ist es jedoch, den Kranken erst dann aus dem Bett zu lassen, wenn er fieberfrei geworden ist. Am 3.—5. Tag ist je nach dem Kräftezustand dieser Zeitpunkt erreicht. Es ist völlig grundlos zu glauben daß allzu frühes Außerbettsein den Heilungsverlauf besonders günstig beeinflussen könnte. Große Statistiken berichten zwar nur über ganz kurze Spitalsaufenthalte, entsprechend den verschieden schweren Formen der Kropfträger ist jedoch mit längeren Erholungszeiten zu rechnen. Auch Nachblutungen können durch die Blutdrucksteigerung am 2.—3. Tag nach dem Eingriff ausgelöst werden. — Besonders wichtig ist es im Hinblick auf die Versicherungsträger, auf diese Umstände aufmerksam zu machen, um ein entsprechendes Verhalten gegen die Versicherten zu erreichen. Längere Erholungszeiten geben bessere Fernresultate.

22. Komplikationen.

Blutung.

Während und nach der Kropfoperation bestehen für den Patienten Gefahren und Komplikationen, die teils der operativen Technik angelastet werden können, teils in der üblichen Gefahrenquelle jedes operativen Eingriffes zu suchen sind.

Zur Vermeidung einer Blutung intra operationem ist die Anwendung der Präparationsmethode grundsätzlich vorteilhaft. Es gibt jedoch auch bei exaktem anatomischen Vorgehen Blutungsursachen, die den Eingriff mehr oder weniger schwierig und gefährlich gestalten.

Drei Umstände sind während und nach der Operation zu beachten: der Basedowkropf zeichnet sich durch außerordentliche Blutungsbereitschaft aus, der arteriosklerotische Zustand bedingt bei Unterbindungen der großen Gefäße eine gewisse Zerreißlichkeit und die Hämophilie kann unerklärliche Nachblutungen verursachen. Auch die Hämophiloidie, ein bei Frauen vorkommendes Leiden, kann Nachblutungen auslösen.

Den unmittelbaren Gefahren der Blutung während der Operation ist grundsätzlich, ob venös oder arteriell, systematisch anders zu begegnen. Bei venösen Blutungen größeren Ausmaßes muß zwischen solchen am oberen Pol, an den Seitenvenen und am unteren Pol unterschieden werden. Abriß oder Verletzungen der oberen Polvenen werden vorläufig durch eine Tamponade gestillt. Nach Unterbindung der oberen Polgefäße und Drehung des oberen Pols um die Horizontalachse ist der Zeitpunkt gegeben, mit vorsichtigem Lockern des Tampons das blutende Gefäß in der nun leicht zugänglichen Wundhöhle zu suchen.

Stärkere Blutungen aus den Seitenvenen sind im Gegensatz zu den der oberen Polvenen immer als ernst und gefährlich anzusehen. Wenn es gelingt, die Caudalarterie nach sofortiger Tamponade und allfälliger Tieflagerung des Patienten darzustellen und zu unterbinden, so ist es das beste Verfahren, um erst nachher im vorsichtigen Beiseitedrücken der Tamponade von lateral nach medial die entsprechende Vene zu fassen und zu ligieren. Diese in die V. jugularis einmündenden und offen stehenden Venen gefährden wegen der Luftembolie den Kranken erheblich. Mit dem Angehen dieser Blutung von lateral her stoppt man die massive Blutüberschwemmung des Operationsfeldes von der Schilddrüse her ab, erhält dafür jedoch das zentral offene Lumen des Gefäßes. Ein Nichtfinden des offenen Venenstumpfes von lateral her kann den Versuch, von der medialen Seite vorzugehen, rechtfertigen, wobei die Assistenz die entsprechende Schilddrüsenhälfte nach medial zu verziehen und zu komprimieren versucht. Die lateral abführenden Venenstümpfe sollen im allgemeinen grundsätzlich mit Doppelligaturen versorgt sein, um ein Abgehen der Unterbindungen zu vermeiden.

Bei Verletzung der unteren Polvenen ist nicht nur die Gefahr der Luftembolie außerordentlich groß, sondern auch die Verletzung des N. recurrens durch Zufassen mit Klemmen in einer anatomisch nicht klargestellten, mit Blut erfüllten Gegend, wahrscheinlich. Aus diesem Grund sind vor allem die aus der Schilddrüse herabstürzenden Blutmassen zu stoppen. Dies ist bei der Präparationsmethode insofern erreicht, da die Thyreoidea caudalis grundsätzlich vor der Freimachung des unteren Poles auf beiden Seiten unterbunden sein soll und die Vis a tergo fehlt.

In den unteren Pol der Schilddrüse können mit Einschränkung Klemmen zur Blutstillung gesetzt werden, die gleichzeitig gestatten, den Pol zu heben. Bei schweren Blutungen ist durch Tieflagerung des Patienten, Kochsalzüberflutung und eventuell durch Überdruck der unmittelbaren Gefahr der Luftembolie zu begegnen. Ein abgerissenes Gefäß wird im zentralen Teil durch die Tamponade der vorläufigen Blutstillung unterworfen, bis die Abgangsstelle aus der Schilddrüse klargestellt und ligiert ist. Anschließend muß nun vorsichtig der im Thorax verborgene Anteil des Venenstumpfes unterbunden werden. Die gesicherte Ligatur aller Venen gehört zu den absoluten Erfordernissen der Kropfchirurgie.

Ein späteres Lösen der Unterbindungen kann Nachblutungen noch tagelang nach der Operation veranlassen. Außerdem kann in einem Zeitraum über 10 Tage ein offenes Venenlumen die Ursache einer tödlichen Luftembolie sein, wie es in einem Fall von mir beobachtet wurde. (Spreizen eines Hämatom, exit. letalis — Luftembolie durch Obduktion bestätigt.)

Hämophilie und Hämophiloidie zeigen sich erst nach der Operation. Die vorher durchgeführte Gerinnungs- und Blutungszeitprüfung, der vorher bestimmte Calciumwert und die Anamnese können vor solchen Irrtümern sicheren Schutz gewähren.

Die arterielle Blutung ist grundsätzlich vom oberen Pol im Verhältnis zum unteren Pol verschieden, die aus den cranialen Polgefäßen ist meistens leicht zu stillen und ruhiges überlegtes Zufassen ohne weitere Manipulationen führt zum raschen und sicheren Erfolg. Im Notfalle werden Tamponade und Aufsuchung der Arterie an ihrem Ursprung uns jederzeit in die Lage versetzen, eine Blutung zu beherrschen. Natürlich darf bei allfälligen Schwierigkeiten mit der hohen Querspaltung beider Kulissen nicht gezögert werden.

Die untere Polarterie kann nur dann stärker bluten, wenn bei der Unterbindung das Gefäß ein- oder abreißt. Dieser Fall ist nicht nur sehr selten, sondern wie bei der Zerreißung der V. capitalis durch unmittelbare starke Blutung lebensbedrohlich. Die Überflutung des Operationsfeldes ist eine gewaltige und im ersten Augenblick steht dem Operateur nur die sofortige Tamponade der Wundhöhle zur Verfügung. Nun ist wiederum zur Sicherung die Horizontallagerung des Patienten durchzuführen und von caudal her der Stamm des Gefäßes, wenn möglich der Truncus thyreocervicalis digital zu komprimieren, um an die blutende Stelle des Gefäßes heranzukommen. Zur Ligatur des caudalen Polgefäßes muß festgestellt werden, daß zur Unterbindung das Gefäß daselbst nackt dargestellt werden muß. Dazu wird dicke Seide genommen und falls ein energisches Zusammenziehen des Knotens nicht ratsam erscheint, eine Doppelligatur mit leichterem Druck gesetzt. Diese zweifache Unterbindung genügt zur Unterbrechung des Blutstromes.

Nachblutung.

Die Nachblutung ist beim Kropfoperierten immer ein äußerst unangenehmes Erlebnis. Beim primären Schluß ist zunehmende Atemnot ein erstes Symptom, welches auf eine solche hinweist. Nach Lösung des Verbandes zeigen Dickerwerden des Halses und eine teigige Schwellung, sowie eine oft schon sichtbare Imbibition die Nachblutung an. Bei leichten Formen von Nachblutungen und primärem Schluß kann mit dem Öffnen der Wunde zugewartet werden, ein Auslangen ist mit einer entsprechenden Eiskrawatte möglich. Im allgemeinen jedoch soll man auch beim primärem Schluß nicht zögern, die Wunde sofort wieder zu öffnen, nach exakter Blutstillung zu schließen oder sie mit eingelegtem Glasdrain zu versorgen.

Wie gefährlich eine Nachblutung sich auswirken kann, beweisen die zwei Todesfälle, die CHIARI bekannt gibt. Bei beiden Kranken handelte es sich um Blutgerinnungsstörungen mit Hämatombildung und Druck auf den N. vagus.

Wenn durch den schon eingelegten Glasdrain so reichlich Blut abfließt, daß von einer Nachblutung gesprochen werden kann, so ist auch bei dem mit Drainage behandelten Kropfoperierten mit der Reintervention-Versorgung der Wunde nicht zu warten.

Als grundsätzlicher Standpunkt, der sich auch im Hinblick auf eine spätere Infektion der Wunde bewährt hat, ist mit einer möglichst frühen und raschen Operation nicht zu zögern. Verschleppungen des Zeitpunktes für den zweiten operativen Eingriff führen für den Patienten, sowohl seelisch als auch physisch, durch den erhöhten Blutverlust nur zu weiteren Schaden und Mißerfolgen.

Es kann vorkommen, daß bei erfolgter Wiedereröffnung keine Blutungsquelle gefunden wird und die imbibierte Wundhöhle mit einem Jodoformgazestreifen an der Stelle der vermuteten Blutung ausgelegt werden muß. Dies darf trotzdem nicht davon abhalten, grundsätzlich die frühe Reintervention bei Nachblutungen zu fordern und auszuführen.

Suffocation.

Was die Möglichkeit der Erstickung durch ein Hämatom betrifft, ist die übliche Lehrmeinung zu revidieren. Wenn nicht eine außerordentliche Tracheomalacie vorliegt, und dieses Leiden muß während der Operation erkannt und mit Ausspannung beider Kropfhälften an die Halsmuskulatur behandelt sein, ist eine mäßige Nachblutung kaum imstande, Atemnot bis zur Erstickung auszulösen. Gefährdet sind in dieser Hinsicht nur Jugendliche unter dem 20. Lebensjahr, bei denen die Trachealringe noch zart sind und jedem äußeren Druck nachgeben. Kleine postoperative Blutergüsse saugen sich auf und infizieren sich beim primären Schluß natürlich nicht. Bei Beobachtung eines kleinen Hämatom am 3.—5.—7. Tag nach dem Eingriff, soll mit der Eröffnung längere Zeit zugewartet werden. Wenn es jedoch eröffnet wird, ist eine breite große Spreizung vorzunehmen. In den ersten Tagen nach der

Operation wird sie durchgehend durch die ganze Narbe geführt. Die rasche und massive Entleerung des flüssigen oder coagulierten Blutes bringt einen raschen Schluß der Wunde und vermeidet die Sekundärinfektion. Das Setzen einer kleinen Öffnung mit langsamem Aussickern des Blutergusses begünstigt die Infektion und die längere Dauer eines milde eiternden fistelnden Prozesses.

Eine weitere wesentliche, aber vermeidbare Gefahr, die während der Operation auftretende Atemnot, ist unter bestimmten Kautelen zu umgehen. Nach der modernen Methode kann bei bloßer Vermutung irgendwelcher Verdrängungen allen Möglichkeiten Rechnung getragen werden. Dies ist auf zweierlei Arten durchzuführen:

Der erste Weg ist die Bereitstellung des Intratrachealkatheters, bzw. des Trachealrohres und eines entsprechend geschulten, mit der Kenntnis der intratrachealen Einführung des Instrumentes vertrauten Arztes.

Der zweite Weg ist die exakte Einhaltung der Präparationsmethode mit präliminarer Unterbindung aller Polgefäße.

In seltenen Fällen wird die Einführung des Trachealrohres notwendig sein. *Sie ist durchzuführen, bevor wesentliche Schwierigkeiten im Operationsfeld entstanden sind.* Es sei jedoch betont, daß es seit den Erfahrungen der letzten Zeit möglich ist, Steckkröpfe von 10—15 cm Tiefe hinter dem Brustbein ohne Rohreinführung zu entwickeln.

Luftembolie.

Außer der Gefahr der Blutung und der Erstickung ist während der Operation ein drittes fatales Geschehen — die Luftembolie — möglich. Vor Jahrzehnten wurde diese tödliche Komplikation viel häufiger beobachtet als jetzt, weil zunehmende Technik die Vermeidung der Zerreißung von Venen gelehrt hat.

Eine Luftembolie während der Operation zu erleben, ist schon im Bereich des Hautschnittes möglich. Bei zu derbem Durchschneiden der Haut kann eine V. jugularis externa so verletzt werden, daß die helfende Klemme zu spät kommt. Ein solcher Fall ist mir vor vielen Jahren bekannt geworden. Auch weitere Ursachen können beim Hautschnitt eine Luftembolie auslösen. Nach korrekter Unterbindung der großen Venen geht während des Operationsganges die Ligatur aus irgendwelchen Gründen ab. Der Venenstumpf ist offen und saugt an. Dieses Ereignis, glücklicherweise mit nicht tödlichem Ausgang, habe ich selbst miterlebt.

Daraus ist zu ersehen, daß der Hautschnitt mit gewisser Vorsicht zu führen ist und bei sehr großen äußeren Jugularvenen der zentrale Abschnitt doppelt ligiert werden soll. — Bei größerem Einriß und starker Blutung wird die Unterbindung der inneren Jugularvene notwendig sein. Nachteilige Folgen wurden auch von Urban nie beobachtet, jedoch gibt er nach Creyssel und Douillet an, daß 2% Hirnstörungen mit Hemiplegien und sogar tödlichem Ausgang vorgekommen sind.

Ist die Unterbindung der V. jugularis interna infolge einer starken Blutung notwendig, so ist sie grundsätzlich in der Aufsuchung von caudal nach kranial durchzuführen.

Die zweite gefährliche Klippe ist die V. capitalis. Ihre Unterbindung erfolgt bei der Präparationsmethode bei noch in situ gelegener Kropfhälfte oder zumindestens erst bei vorsichtiger Traktion ohne wesentliche Spannung. Die Luxationsmethode gefährdet diese Vene außerordentlich und ihr Abriß ist insofern von großer Bedeutung, weil ihr Lumen durch die Spannung des M. omohyoideus offen bleibt. Überhaupt ist die Gefahr der Luftembolie bei der Luxationsmethode im Bereiche der Seitenvenen groß.

In einer dritten Phase kann nach Darstellung beider Kropfhälften und Unterbindung der abführenden unteren Polvenen eine solche Vene durch die Unterführungsnadel eröffnet werden. Dieser Vorgang ist unangenehm, weil ein plumpes Zufassen mit der Klemme wegen Gefährdung des Stimmbandnerven nicht möglich ist.

Die üblichen Maßnahmen gegen Luftembolie sind bekannt: Tieflagerung, Überdruckatmung, Tamponade und Kochsalzüberflutung des Operationsfeldes, vorsichtiges Aufsuchen der beschädigten Vene.

Nervus recurrens.

Die Verletzung des N. recurrens während einer Kropfoperation ist bei der heute vorgeschrittenen Technik immer ein peinliches, oft sogar verhängnisvolles Ereignis. Wenn noch vor Jahren die Recurrensschädigung ohne wesentliche Widersprüche hingenommen wurde, so muß eingangs festgestellt werden, daß die durch die Operation ausgelöste Recurrens-Parese fast mit großer Sicherheit zu vermeiden ist, wenn gewisse technische Vorsichtsmaßregeln konsequent beobachtet werden.

Bei Kropfoperierten sind Sofort- und Spätschäden des Nerven möglich. Im Folgenden soll über die ersten berichtet werden.

Die Anatomie des N. recurrens ist die unmittelbare Basis für das Vorgehen des Operateurs. Die Feststellung, daß der N. recurrens rechts um die Subclavia, links um die Aorta schlingend, von Anfang an keinen reinen symmetrischen Verlauf zeigt, ist wichtig. Der rechte Stimmnerv zieht von lateral nach medial gegen die Tracheooesophagealrinne hin und hat einen größeren Abstand und schrägeren Verlauf als der linke. Dies bedingt eine etwas spätere Annäherung des Nervs an die Rinne und bedeutet in der Höhe des unteren Poles der Schilddrüse eine mehr oder weniger laterale Lage, die sich einerseits bei Unterbindung der unteren Polvenen, andererseits bei Luxierung des unteren Poles feststellen läßt. Rein anatomisch gesehen sind beide Phasen des chirurgischen Handelns Gefährdungen für den Stimmbandnerven. Sein Verlauf ist ünregelmäßig (Abb. 24).

In einem Bericht von CATTEL über 4.795 Kropfoperationen konnte er neun Fälle mit völlig abnormem Gang des N. recurrens feststellen. Der Nerv ging mit kurzer Schlinge direkt vom N. vagus in den Larynx.

Neben anatomischen Extremen läßt sich der N. recurrens häufig in der Rinne nach aufwärts ziehend verfolgen, um sich dann in einen vorderen oder hinteren Ast zu teilen. Der vordere Ast verschwindet

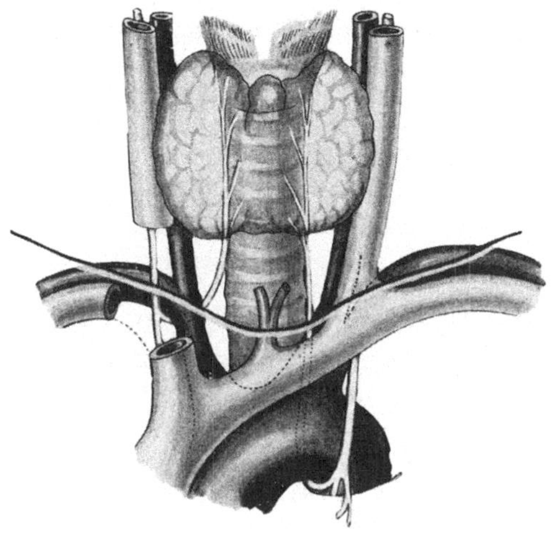

Typisches Verlaufschema des N. recurrens.

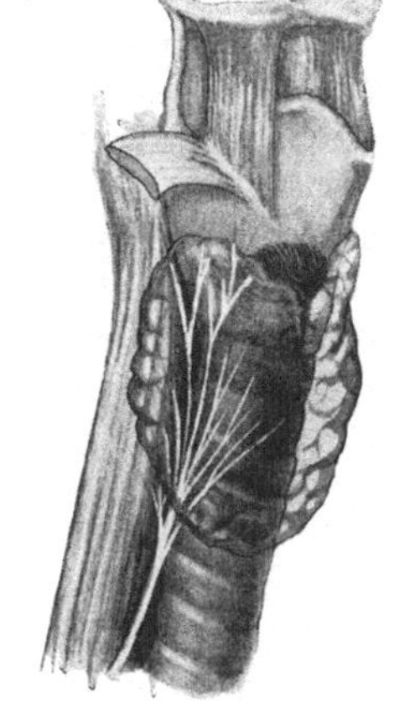

Aufsplitterung der N. recurrens.

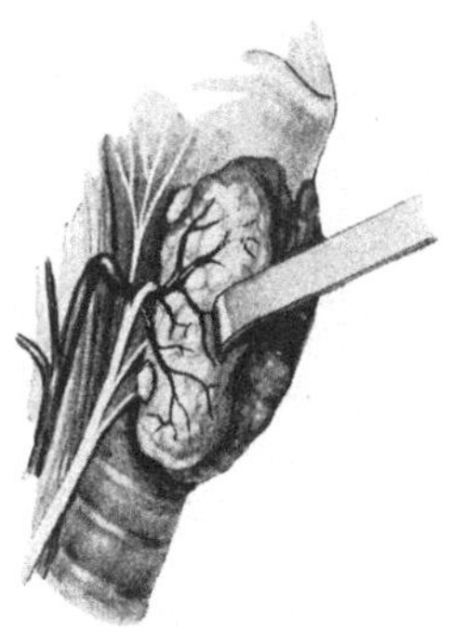

Verlauf über Art. thyr. inf.

Hohe Teilung
(hinter dem Cricoid).

Abb. 24. Schemen des N. recurrens.

unverzweigt hinter dem Cricoidhorn, während der hintere Ast sich weiterhin in feine Ästchen aufspaltend, bis zur Schleimhaut des Hypopharynx zu verfolgen ist. An dieser Stelle, wo der Nerv in den unteren Fasern des constrictor pharyngis verschwindet, ist für ihn eine gewisse Fixation vorhanden. Zerrungen und brüskes Vorgehen können in diesem Abschnitt des Nervenverlaufes Läsionen auslösen. Glücklicherweise beheben sich diese geringen Schädigungen innerhalb von 6—12 Wochen, falls der Nerv nicht direkt abgerissen ist.

Wichtig ist die Feststellung, daß rechts oder links ein aufgesplitterter oder ein stammbildender N. recurrens gefunden wird. *Eine Regel des Verlaufes ist also nach Präparation einer Seite für die andere Seite nicht aufstellbar.*

Am unteren Schilddrüsenpol läßt sich ein Parallelverlauf des Nervs mit den in den Thorax hinabziehenden unteren Polvenen nachweisen. In diesem Abschnitt ist er wieder operativ gefährdet.

Nerv und Venen laufen in innigem Kontakt miteinander. THOREK weist in einer seiner letzten Arbeiten auf den Umstand hin, daß die unteren Polvenen von der Fascie eingehüllt sind. Er beschreibt einen postthyreoidealen Raum, der von der vorderen präthyreoidealen Fascie und von der hinteren prätrachealen Fascie, sowie von der Medialseite der Schilddrüse gebildet wird. Dieser Raum erstreckt sich lateral vom oberen zum unteren Pol zwischen den Schichten der prätrachealen Fascie. In diesem Spatium verlaufen die Gefäße zur Drüse und auf diesem Wege verlassen sie dieses Organ. Dazu sei festgehalten, daß das untere Polgefäß, durch die hintere Scheide der Carotiden die prätracheale Fascie von hinten durchbohrend, zur Drüse geht.

Zwischen den zwei Schichten der Mittelfascie sind sowohl die unteren Polvenen als auch der N. recurrens eingelagert.

THOREK selbst meint, daß N. recurrens, Epithelkörperchen und Thymus außerhalb der eigentlichen Schilddrüsenfascieneinkleidung liegen und in verschiedenen morphologischen Ebenen von der Thyreoidea getrennt sind. Meiner Erfahrung nach verläuft der N. recurrens mit den unteren Polvenen zwischen den Mittelfascien und kann an dieser Stelle leicht verletzt werden.

Bei weiterer Verfolgung nach oben kann sich eine Aufsplitterung in viele kleine Äste im Bereiche der Schilddrüse vorfinden, wobei nicht allein einzelne Äste zu Trachea und Oesophagus ziehen, sondern auch nur mehr ein ganz dünner Faden hinter der Art. cricoid. auffindbar ist. So ist im cranialen Anteil der Schilddrüse der Hauptstamm bei *frühzeitiger Aufsplitterung und mehrfachen Verzweigungen nicht größer als die Seitenäste.*

Der N. recurrens ist links zwischen dem prominierenden Oesophagus und der Trachea zu finden und die typische Absplitterung von kleinen Ästchen gegen die Speiseröhre kann als Leitgebilde zu seiner chirurgischen Auffindung verwendet werden. Er kann also in dichotomer oder pluritomer Verästelung im Bereich der Schilddrüse anzutreffen sein.

Die Dicke des Nervs beträgt, wie schon erwähnt, gelegentlich bis zu 2 mm. Splittert sich der Nerv nicht auf, so zieht er, die Art. thyreoidea caudalis in ihrer Dichotomie kreuzend, im schrägen Verlauf hinter das Cricoidhorn. In seltenen Fällen ist dem Nerv entlang eine Begleitvene nachweisbar.

Die Darstellung des artic. cricoid. und der craniale Abgang des N. rec. sind präparativ erst nach Ablösen der Schilddrüse möglich und die feine Verästelung des Nervs selbst, zwingt zur Präparation mit der Lupe. Chirurgisch ist dieser Punkt nur durch Tasten zu ermitteln. Starker Zug an der Schilddrüse kann im oberen Anteil zum Abreißen des dünnen Nervenastes führen, weil dieser daselbst auf der Unterlage fixiert ist. LAHEY gibt einen gelegentlichen Verlauf des N. recurrens innerhalb der Schilddrüse an.

Außerdem kann der N. rec. von der vergrößerten Drüse umwachsen sein, bezw. in den oberen Pol der Drüse eintreten.

Der N. rec. endet als N. laryngicus inferior. Nach SIEGLBAUER durchbohrt der Nerv in der Höhe des Art. cricothyreoid. den M. laryngo pharyngicus, teilt sich daselbst in einen vorderen und einen hinteren Ast und versorgt alle Kehlkopfmuskeln mit Ausnahme des M. cricothyreoideus.

Für den N. rec. kann auf Grund eigener Untersuchungen ein konstanter Verlauf nur im Bereich der Vv. thyr. inferiores angegeben werden.

Die Zahlen von TAGUCHI sind bekannt:

Verlauf vor der Art. thyr. caudalis 27%
Verlauf hinter der Art. thyr. caudalis 36%
Verlauf zwischen den Ästen der Art. 37%

Bei retrosternalen, bei großen intro- oder extrovertierten Kröpfen ist der N. rec. meist weit nach hinten abgedrängt, an die Trachea gepreßt und die Gefahr seiner Verletzung ist eine relativ geringe.

Zu erwähnen sind die transitorischen Recurrensparesen in den ersten Tagen nach dem operativen Eingriff, die meist ohne weitere Zwischenfälle abklingen und teils auf ein postop. Ödem, teils auf postop. Hämatombildung zurückzuführen sind.

CAVAZZANI berichtet über postop. Ödembildungen des N. rec., die bei einigen Patienten nach dem Eingriff bedrohliche Zeichen auslösten und in zwei Fällen die Tracheotomie notwendig machten. Im Gegensatz zu dieser Mitteilung veröffentlicht CATTEL, daß auf Grund einer großen Reihe von Eingriffen die Freilegung des Nervs nicht schadet, aber daß trotz der Freilegung dreimal der Stimmbandnerv verletzt wurde. Der Versuch einer Nervennaht wurde sofort gemacht, trotzdem hat der Nerv seine Funktion nicht mehr in normaler Weise aufgenommen.

Den eigenen Untersuchungen folgend, ist dies auch leicht möglich, da, abgesehen von der Dünne des Stimmbandnervs, seine vielfache Aufsplitterung die erfolgreiche Naht vereitelt.

Zwei Stellen sind besonders für die Gefährdung des N. rec. im operativen Geschehen zu erwähnen:

1. Der Eintritt des Nervs in den Pharynx hinter dem Cricoidhorn,

2. der untere Pol der Schilddrüse, wo sich der Nerv das erste Mal innig an das Organ und seine abfließenden Venen anlegt.

Die Kreuzung des Nervs mit der Art. thyr. caudalis ist nur jene Stelle, die zur Aufsuchung des Nervs sehr geeignet ist und die höchstens bei äußerst brüsken Bewegungen und nicht präpariertem Vorgehen als dritter Gefahrenpunkt gewertet werden kann (Abb. 25).

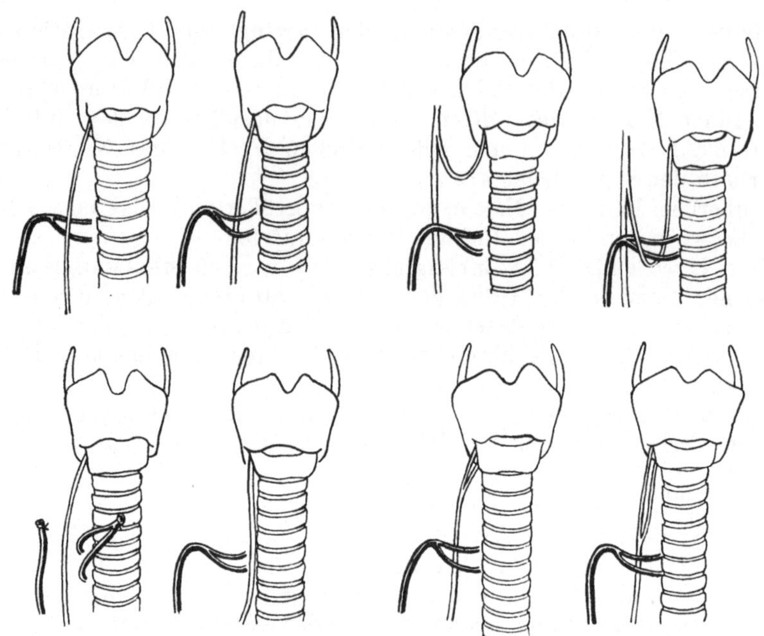

Abb. 25. Verlauf des N. recurrens und mögliche Variationen (nach L a h e y).

Nervus laryngicus superior.

Außer der Verletzung des N. rec. besteht die Gefahr, den Ramus externus des N. laryng. sup., der den unteren Schlundkopfschnürer und den M. cricothyr. motorisch versorgt, zu verletzen. Aus dem Halsteil des N. vagus entspringen die Rami pharyng., meist vom Ganglion nodosum ausgehend und zwischen der Art. carotis int. und der Art. carotis externa caudal ventralwärts verlaufend.

Aus dem Plexus pharyng. ziehen Fasern zur Schilddrüse und dem Epithelkörperchen.

Der N. laryng. cranialis zieht vom caudalen Ende des Ganglion nodosum auf der Pharynxwand medianwärts, von der Carotis int. caudal-ventralwärts. Feine Fäden verbinden sich mit dem Ganglion cervicale craniale und mit dem Plexus pharyng. Ein feines Ästchen wird an die Carotis int. abgegeben. Am großen Horn des Zungenbeines erfolgt eine Teilung in zwei Äste, einen dünnen äußeren Ast, der motorisch ist und einen dickeren inneren Ast, der sensibel ist.

Der motorische Ast verläuft an der Außenfläche des M. laryngopharyngicus caudalwärts zum M. cricothyreoideus. Er versorgt diesen mit motorischen Fasern und mit sensiblen Fasern die Schleimhaut des Kehlkopfes. Vom Ganglion cervicale craniale wird ein Fädchen aufgenommen und außerdem werden Ästchen an die Schilddrüse abgegeben. Dieser kleine, vorwiegend motorische Nerv gibt noch rami pharyngici zum plexus pharyng. ab und zeigt gelegentlich einen ramus cardiacus cranialis. Der ramus internus ist dicker und rein sensibel, verläuft medial von der oberen Polarterie und medial vom M. thyreohyoideus auf der Membrana hyothyreoidea ventral und caudalwärts. Er durchbohrt diese Membran mit der Art. laryngica cranialis, verläuft in der Plica Nervi laryng. medial und caudalwärts. Er versorgt sensibel den Kehldeckel, den Sinus piriformis, den Zungengrund im Bereich der Vallecula und die ihnen zugewandte Seite der Epiglottis, ferner die Schleimhaut des Kehlkopfes cranial von der Stimmritze und die Schlundkopfschleimhaut dorsal von dem Cartilagines arytaenoides und cricoides.

Ein Ramus communicans besteht mit dem N. laryngicus caudalis.

Diese anatomische Darstellung, die in Anlehnung nach SIEGLBAUER und SPALTEHOLZ ausgeführt wurde, ist für das Verständnis der operativen Zwischenfälle, die von diesem Nervengebiet ausgelöst werden können, außerordentlich wichtig.

Bei sehr hochgezogenem oberen Pol oder massiver Vergrößerung der Schilddrüse und bei weit über den Schilddrüsenknorpel hinaufreichender Parenchymentwicklung kann der motorische Ast des N. laryng. verletzt werden. Bei kleineren Schilddrüsen und sehr straffen Verbindungen zum Schildknorpel hin ist ebenfalls eine Verletzung entweder direkt oder durch Zerrung möglich.

Aber nicht nur der motorische Ast, sondern auch der sensible kann vorübergehend geschädigt werden, weil postop. nach Isolierung hochreichender oberer Pole zeitweise Schluckbeschwerden und Verschlucken nach Strumaresektion eintreten können.

Eine weitere wichtige Beobachtung ist in ganz seltenen Fällen eine Spontannekrose, die bei übergroßen Kröpfen postop. im Bereich der Oesophagealwand als Druckgeschwüre erschien. In der mangelnden Festigkeit der Halsorgane oder der verminderten Widerstandsfähigkeit des Kranken ist das Krankheitsbild nicht geklärt.

23. Physiologie der Nervenverletzungen.

ROSENBACH stellte die These auf, daß bei Kompression des Recurrensstammes anfänglich die Funktion der Erweiterer des Stimmbandes und später erst die der Verengerer geschädigt werden.

HOFER und JESCHEK, die sich in eingehenden Untersuchungen mit den Lähmungen des N. recurrens beim Menschen beschäftigt haben, zitieren das ROSENBACH-SEMONsche Gesetz, nach welchem bei allmählich erfolgender Leitungsunterbrechung des N. rec. drei Stadien zu unterscheiden sind:

1. Reine Abduktionsparese, zuerst nur träge Abduktion, dann Posticusparalyse (das Stimmband geht nicht über die Intermediärstellung).

2. Heranziehung und Fixation der Stimmlippe in Medianstellung.

3. Totale Recurrenslähmung, Stimmband in dauernder Cadaverstellung.

Nach anatomischen und physiologischen Experimenten von EXNER konnte festgestellt werden, daß das Gebiet beider Kehlkopfnerven nicht scharf abgegrenzt ist und diese sich über die Mittellinie hinweg einander vertreten. Auch COHEN und TERVAERT neigen zur Ansicht, daß die Adductoren sowohl vom N. recurrens als auch vom N. laryng. sup. versorgt werden. Ebenso nimmt RETHI zwei Innervationen der Kehlkopfmuskulatur an, und zwar die vom N. recurrens und die vom N. laryng. sup. ausgehenden. Das Ineinandergreifen beider nennt er Schemelinnervation.

Dagegen wendet SEMON ein, daß es mit den klinischen Erfahrungen nicht vereinbar wäre, die Cadaverstellung nur bei gleichzeitiger Lähmung des N. recurrens und des N. laryng. sup. anzunehmen.

GROSSMANN stellte im Tierversuch fest, daß die Glottis nach Durchschneiden beider Recurrentes stark verengt war und sich nach Durchtrennung beider Nn. laryng. sup. deutlich erweiterte. GRABOWER gelang es auch beim Menschen bei einer beiderseitigen Medianstellung des Stimmbandes nach Durchschneidung des N. laryng. sup. in seinem äußeren Ast eine Glottiserweiterung zu erzielen.

HOFER und JESCHEK haben außerdem gemeinsam mit HAFFERL bei hohem Pol einer Struma die leichte Verletzbarkeit des äußeren Astes des N. laryng. sup. bei der Unterbindung der hinteren Äste der oberen Polarterie festgestellt. Sie ziehen daraus den Schluß, daß die verschiedenen Formen der Stimmbandverletzung nach der Strumaresektion nicht den gleichen Nervenschädigungen entsprechen müssen. Die Erkenntnisse dieser beiden Autoren nach eingehenden Versuchen von Nervenausschaltungen, ergaben für die motorische Innervation des menschlichen Kehlkopfes folgende Tatsachen:

1. Die vollständige Durchschneidung des N. rec. zeigt eine (Para-) Medianstellung des gelähmten Stimmbandes.

2. Die hohe Verletzung des N. vagus zeigt das Stimmband der verletzten Seite in Intermediärstellung excaviert, was unter der Bezeichnung Cadaverstellung des Stimmbandes dargestellt wird.

3. Die motorisch symptomlose Ausschaltung des inneren Astes des oberen Kehlkopfnerven beweist, daß durch diesen keine motorischen Impulse dem Stimmbandapparat zugehen. Wohl aber kommt es zu einer Störung der sensiblen Versorgung des Kehlkopfes und damit zu dem häufigen Verschlucken.

4. Die Ausschaltung des äußeren Astes des oberen Kehlkopfnervs zeigt, daß diesem Nerv, bezw. dessen sicherem Erfolgsorgan — der M. cricothyreoideus — eine sehr wesentliche Aufgabe der Stimmbandspannung zukommt. Die einseitige Ausschaltung des motorischen Astes läßt keine wesentlichen Störungen, Bewegungsänderungen oder Stimmausfall erkennen. Der N. rec. scheint den Funktionsausfall vollkommen zu ersetzen. Die beiderseitige Ausschaltung des motorischen Astes des N. laryng. sup. läßt die Stimmbänder an Spannung verlieren. Sie schlottern wie im Stroboscop. Auch der wellenförmig verlaufende Stimmbandrand ist feststellbar. Für die Sprache bedeutet dies den Ausfall der hohen Töne. Hier kann bei doppelseitigem Ausfall des

M. laryng. sup. der intakte N. rec. den Funktionsausfall nicht mehr ersetzen.

5. Die gleichzeitige Ausschaltung des N. rec. und des inneren Astes des N. laryng. sup. ergibt das gleiche Bild wie bei der einfachen Recurrensdurchschneidung.

6. Die Unterbrechung des N. rec. und des Ramus externus des N. larnyg. sup. zeigt das Bild der früher so benannten Recurrensparalyse: Intermediärstellung des Stimmbandes, abduzierter und etwas außenrotierter Aryknorpel, Neigung des Aryknorpels gegen das Larynxlumen und damit im Spiegelbild eine scheinbare Verkürzung des Stimmbandes. (Kadaverstellung des Stimmbandes.)

Aus diesen Befunden ergibt sich die Wichtigkeit des Ramus externus des N. laryng. sup. für die Stimmbandspannung. Das ROSENBACH-SEMONsche Gesetz besteht auf Grund dieser Arbeiten nach HOFER und JESCHEK nicht mehr zu Recht.

Für den Kropfoperateur sind die Erkenntnisse dieser Autoren von besonderer Wichtigkeit, weil sie die praktische Bedeutung des N. laryng. sup. hervorheben und seine Verletzung bei der Strumaresektion als Folge einer wesentlichen Störung entsprechend erklären. Die operative Verletzung des N. rec. allein hat nur eine Paramedianstellung des Stimmbandes zur Folge, wodurch im allgemeinen keine wesentlichen Störungen der Sprache hervorgerufen werden, während die Intermediär- bezw. Kadaverstellung als Folge einer Verletzung des N. rec. und des äußeren Astes des N. laryng. sup. immer eine mehr oder weniger deutliche Aphonie nach sich zieht.

24. Operative Behandlung des Nervus recurrens.

Aus den anatomischen und klinischen Ergebnissen, sowie aus vielfachen Beobachtungen während operativer Eingriffe, läßt sich für die zur Zeit geltenden technischen Verhältnisse ableiten, daß der Stimmbandnerv immer noch in Gefahr ist, während einer Kropfoperation verletzt zu werden. Die vielfachen Variationen des Verlaufes bedingen eine nicht völlig abschätzbare Gefährdung und es ist in diesem Zusammenhang an DE QUERVAIN zu erinnern, der folgendes schrieb: „Aucun chirurgien n'a réussie à éviter tous ces écueils. Nous comptons donc tous un certain nombre de paralysies du recurrent parmi nos opérés."

Wenn eingangs die Meinung vertreten wurde, daß die Verletzung des Stimmbandnervs immer als fatales Ereignis anzusehen sei, so ist glücklicherweise die einseitige Verletzung nicht immer zur Aphonie führend. Der leichten Verletzlichkeit des Nervs steht in vielen Fällen eine rasche Erholung entgegen, die sich sogar während eines operativen Eingriffes demonstrieren läßt.

Für die Technik der Strumaresektion ist heutzutage weder der früher begreifliche Standpunkt deutscher, schweizerischer und österreichischer Chirurgen berechtigt, dem N. rec. einfach zu ignorieren, noch ist meiner Meinung nach die prinzipielle Aufsuchung des Stimmbandnervs, wie sie von amerikanischen Autoren gefordert wird, richtig.

Im allgemeinen ist es bei auftretenden Schwierigkeiten sicherer, den
Stimmbandnerven in seinem Verlauf zu erkennen und danach leichter
zu handeln. Trotz Sichtbarmachung des N. rec. ist es wesentlich, daß
im Bereich des unteren Poles bei den oft wechselnden Strumaformen
der Schilddrüse, eine Verletzung nicht immer auszuschließen ist, falls
der Nerv nicht vollkommen zur Ansicht gebracht wurde.

Für den Operateur gilt als Regel, dem N. rec. weder aus dem Wege
zu gehen, noch zu versuchen, ihn systematisch darzustellen. Dies ist
bei der Präparationsmethode insofern gut möglich, weil saubere Wund-
verhältnisse in den meisten Fällen den Nervenverlauf sichtbar machen.

In schweren Fällen, bei Komplikationen irgendwelcher Art, ist
jedoch dem Standpunkt LAHEYS beizupflichten, der die Freilegung des
Nervs fordert. „Routine exposure" ist nicht notwendig.

Wie aus dem Schrifttum aller bekannten Kropfoperateure zu ersehen
ist, besteht heute noch eine Gefahr, den Stimmbandnerv zu verletzen.
Das beweisen die großen Statistiken von LAHEY, CROTTI, PEMBERTON,
die Arbeiten von URBAN und FISCHER. Allerdings ist unter den jetzigen
Umständen zu fordern, daß die Verletzungsquote eine minimale sei und
doppelseitige Schädigungen unter allen Umständen zu vermeiden sind.
(Abb. 26, 27).

Post-operative Paresen des N. recurrens (einseitig!).

Durch laryngol. Spiegeluntersuchung nachgewiesen . . . 15 Fälle = 5 %
Klinische Symptome zeigten jedoch nur . . . . 7 Fälle = 2,4%
Bei der laryngol. Nachuntersuchung (6—18 Monate post-op.) fanden sich nur
mehr sechs durch Spiegelung nachweisbare Paresen.

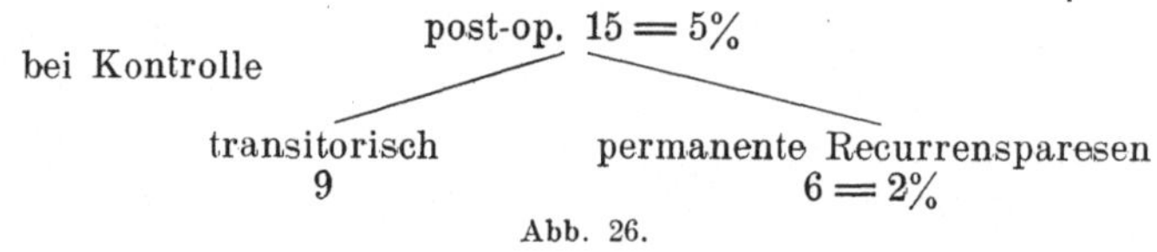

Abb. 26.

Post-operative Paresen des N. recurrens (einseitig!).

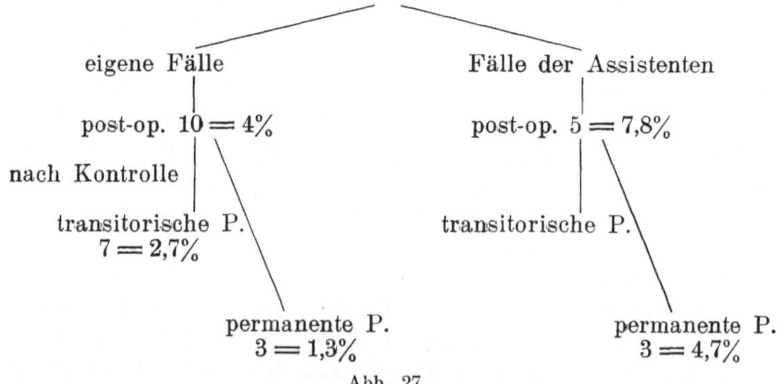

Abb. 27.

25. Störungen durch zurückgelassene Knoten.

Die Resektion beider Schilddrüsenhälften stellt ein gewissermaßen genormtes Verfahren dar, welches zur allgemeinen Ansicht führen könnte, daß ein Übersehen von Kropfteilen kaum mehr möglich ist. Dies ist nicht richtig, da immer wieder unerklärliche Recidive oder zweite Interventionen durch übersehene Schilddrüsenteile notwendig sind. Ohne sich mit intratrachealen oder intralaryngealen Kröpfen näher zu befassen, die durch Spiegelung vor der Operation festgestellt werden sollen, ist ein Übersehen von Kropfknoten zwischen Trachea und Oesophagus möglich. Die zwischen Luft- und Speiseröhre liegenden Strumen werden oft nicht erkannt, wenn der obere Pol nicht entsprechend freigemacht wird und die Darstellung der Schilddrüse infolgedessen unvollständig bleibt. Erfahrungsgemäß ist nicht allein eine Rinderhornform oder eine Schollenform des oberen Schilddrüsenanteiles als Ursache solcher Operationsmängel anzusehen, sondern isoliert aus der hinteren Schale der Schilddrüse prominierende Knoten veranlassen solche oft unerklärliche Recidive. *Sind diese Knoten klein und verkalkt, so sind sie trotzdem die Ursache von weiterbestehenden postop. Beschwerden, wobei umschriebene tracheomalacische Herde eine weiterdauernde Verengung der Luftröhre mit allen ihren Folgen bedingen.* Gegen diese Überraschungen kann sich der Operateur nur durch weitgehendes Freimachen der Schilddrüse sichern, so daß der *tastenden Hand bei der Resection jeder Knoten zugänglich ist.* Eine Schädigung des Stimmbandnervens ist durch diese Maßnahme nicht zu befürchten, da es sich nicht um Luxierung, sondern nur um ein vorsichtiges Heben der hinteren Kalotte der Schilddrüse rechts oder links handelt.

Retrosternale Knoten oder intrathoracal gelegene Schilddrüsen sind nach Beendigung der Resektion bei jeder Operation durch vorsichtiges Tasten auszuschließen.

Zu diesem Kapitel sei eine kurze Besprechung der Möglichkeiten des Röntgenologen hinzugefügt. Die Schilddrüse ist röntgenologisch als auf- und niedersteigender Schatten in ihren Umrissen relativ zu sehen, es ist nicht möglich exakte Maße, wie bei einem Herzorthodiagramm, anzugeben. Ohne auf ein Für oder Wider einzugehen, kann auf Grund vielfältiger Gegenüberstellungen verschiedener Röntgenologen und Operateuren festgelegt werden, daß nicht immer eine sichere Übereinstimmung des Rö-Befundes mit dem Operationsergebnis besteht. Diese Feststellung soll im Rahmen dieser Arbeit nicht auf die Rö-Symptome der verschiedenen Schilddrüsenformen eingehen, sondern nur festlegen, daß auch bei eingehender Voruntersuchung der *Operateur die Pflicht hat, das Operationsfeld völlig unbeeinflußt mit eigener Verantwortung zu beherrschen.* Die Technik der Präparationsmethode bietet insofern Vorteile, als sie von vornherein darauf ausgeht, in jeder Phase des operativen Eingriffes anatomisch so klare Verhältnisse zu schaffen, daß ein Übersehen von Nebenkröpfen fast mit Sicherheit vermieden wird.

26. Verletzungen von Nerven mit Ausnahme des Nervus recurrens.

Abgesehen von Stimmbandnerven- und Nebenschilddrüsenverletzungen gibt es eine Reihe von weiteren Komplikationen während der Kropfoperation, die nicht immer zu vermeiden sind. In seltenen Fällen können der N. sympathicus oder der N. vagus verletzt werden. Diese Läsionen der Nerven wirken sich in den ersten Tagen nach der Operation aus und können zu ernsten Folgen Anlaß geben. Außerordentliche Atem- und Herzbeschwerden werden durch sie ausgelöst.

Eine sehr unangenehme, jedoch nach einigen Tagen vorübergehende Nebenverletzung ist die Läsion des N. laryng. sup. Wenn die Verletzung des motorischen Astes auf die Beweglichkeit des Stimmbandes und unteren Schlundkopfschnürer einwirkt, so verursacht die gelegentliche Zerrung oder Verletzung des sensiblen Astes Verschlucken und beschwört die Gefahr der postop. Pneumonie herauf. Die Zustände können bei doppelseitiger Verletzung des N. laryng. sup. solcher Art werden, daß sich das Einlegen einer Schlundsonde als notwendig erweist.

27. Verletzungen von Speise- und Luftröhre.

Bei großen intrasyringealen Kröpfen oder bei sehr verwachsenen Strumen, meist durch Jodgebrauch verursacht, ist eine Beschädigung von Oesophagus und Trachea möglich. Infolge Linksverlaufes der Speiseröhre kann diese völlig unvermutet exponiert sein und eine Läsion wird bei Nichterkennen des Organs leicht gesetzt. Die Speiseröhre ist oft erstaunlich zart. Dasselbe gilt auch für die Luftröhre, die bei Jugendlichen oft sehr weich und schwer zu tasten ist und bei ungeschicktem Arbeiten unter Umständen verletzt werden kann. Die Versorgung beider Organe gestaltet sich im allgemeinen mit Hilfe von Reihennähten gleich, wobei allerdings die Trachealeröffnung nicht so gefährlich gewertet werden muß, wie die Verletzung des Oesophagus. Der primäre Schluß ist in solchen Fällen nicht möglich, das Einlegen eines Drains und bei der Speiseröhre eines zusätzlichen Streifens ist notwendig.

28. Mediastinales Haematom und mediastinales Luftemphysem.

Beide sind Komplikationen, die in den ersten Tagen nach der Operation vorkommen. Das Hämatom ist durch eine massive Verschattung röntgenologisch nachweisbar, es entwickelt sich bei korrekter Drainage kaum, während das mediastinale Emphysem im Falle seiner Ausbildung durch längeres Liegenlassen des Drain hervorgerufen werden kann. Bei beiden Komplikationen ist die *Früherkennung notwendig.* Bei der Blutung ist die rasche Blutstillung, beim Mediastinalemphysem, je

nach seinem Grad, entweder der absolute Verschluß der Wunde, oder
bei größerem Ausmaß und Unklarheit über eine Nebenverletzung, brei-
tes Eröffnen der Wunde bis zur Trachea und dem vorderen Mediastinum notwendig.

Schon bei Kriegsverletzungen wurde beim Mediastinalemphysem
der KOCHER-Schnitt mit breiter Eröffnung angegeben, um die Luft nach
oben entweichen zu lassen. Meinerseits wird dieser Vorgang durch Eingehen bis zur Trachea und Eröffnung des oberen Mediastinum noch
erweitert. Dadurch wird ein tatsächliches Abstreichen der Luft erreicht.

Zur Vermeidung des Mediastinalemphysem ist bei Kropfoperationen
die Drainage nicht über 24 Stunden, maximum 36 Stunden, auszu-
dehnen.

SEED hat 16 Fälle von Mediastinalemphysem bekannt gegeben, wo-
bei allerdings postop. ein Pneumothorax beobachtet wurde. Wenn die
Angaben zurecht bestehen, so handelt es sich um Verletzungen der
Pleura, die als seltene Komplikation beschrieben wird. Auch für solche
Fälle eignet sich das oben beschriebene Vorgehen, weil gerade dadurch
in Ruhe die Verklebung der Pleura abgewartet werden kann.

29. Herz- und Kreislaufstörungen.

Im Anschluß an Komplikationen während der Operation und an den
nächstfolgenden Tagen, ist den Herz- und Kreislaufstörungen besonderes Augenmerk zu schenken. Unabhängig von der Indikation zur
Operation selbst gibt es bestimmte Zustände, die den operativen Eingriff außerordentlich erschweren. Einerseits sind es Kolloidkröpfe mit
Myocardschädigung, andererseits schwere Stauungen bei Mitralfehlern.
Diese lösen ein Wachstum der Schilddrüse aus. Der Operateur ist nun
vor die Notwendigkeit gestellt, die Struma bei allgemeiner Stauung zu
resecieren. Der operative Eingriff verläuft von vornherein etwas blutig
und die *vorhergehende Unterbindung der großen zuführenden arteriellen Gefäße ist vor der Unterbindung der abführenden Hauptvenen dringend notwendig.* Die Stauung bewirkt außerdem zumindestens die Gefahr einer Sickerblutung, es ist jedoch zu bemerken, daß die langdauernde Drainage nicht zu empfehlen ist.

Ein weiterer wichtiger Faktor ist bei thyreotoxen Strumen gegeben.
Wenn bei Stauungen und Herzfehlern der Blutverlust sich für die
Kranken nicht ungünstig auswirkt, so soll besonders betont werden,
daß *Basedowkranke auf Blutverlust sehr schlecht reagieren.* Daher ist
bei diesen Patienten, ähnlich wie in der Hirnchirurgie, präparatorisches
Vorgehen und ruhiges langsames Operieren unerläßlich.

Sollte trotz aller Maßnahmen bei Toxikose-Operierten größerer Blutverlust eintreten, sind große Transfusionen zu empfehlen. Von
DRATCHINSKAIA werden prä- und postop. sowie während der Operation
Bluttransfusionen empfohlen. Diesem Vorgehen kann insofern zugestimmt werden, weil mehrfache Bluttransfusionen auch bei erschöpf-
ter Herzkraft einen guten Einfluß ausüben. Besonders wichtig jedoch

ist der Umstand, daß gute Erfolge mit Bluttransfusionen bei jodresistenten Kranken erreicht werden.

Postop. Arythmien, die nicht mit einer Thyreotoxikose in Zusammenhang gebracht werden können, verschwinden meist spontan nach einigen Tagen. Sie lassen sich mit Chinin, noch besser mit Chinidin regularisieren. Die Verordnung von Beruhigungsmitteln, besonders von massiven Dosen von Baldrian, ist von Vorteil.

30. Die postoperative Hyperthermie.

Sie ist eine physiologische Reaktion, die sich nicht nur auf das Schilddrüsensekret, sondern in gewissem Maß auch auf die großen Wundflächen bezieht. Sie tritt nach solchen Eingriffen regelmäßig am ersten und zweiten Tag auf und kann gelegentlich, besonders beim primären Schluß, 3—4—5 Tage lang anhalten. Ohne weitere alarmierende Anzeichen sind diese hohen Temperaturen im allgemeinen ungefährlich.

31. Nervöse Reaktionen.

Anders liegen die Dinge, wenn zusätzlich Verwirrtheit und mit dieser motorische Unruhe eintritt. Dieser Zustand hat mit der postop Schilddrüsenkrise nichts gemeinsam, er kann bei einfachen Kolloidkröpfen nach Operationen auftreten und ist als postop. Amentsein aufzufassen. Das Krankheitsbild ist außerordentlich selten und führt mit hohen Dosen von Beruhigungsmitteln zur Heilung. Den Ausbruch eines schizophrenen Zustandes nach einer Schilddrüsenoperation kann man ebenfalls in ganz seltenen Fällen erleben; er ist nicht lebensbedrohlich. Mir selbst ist ein Fall untergekommen, der nach sachgemäßer Behandlung sowohl von seiner Hyperthyreose mit Exophtalmus als auch von seiner Schizophrenie geheilt war.

32. Postoperative Krise.

Die postop. Krise, die von GILBERT-DREYFUSS auf Überwiegen des Hypophysenvorderlappens und stärkste Erregung des Thyreoid.-Restes zurückgeführt wird, ist durch die Thioharnstoffbehandlung und durch die Anwendung von Jod in hohen Dosen wesentlich ungefährlicher geworden. Plötzlicher Herztod, der vor Jahrzehnten jedem Kliniker nach Kropfoperationen geläufig war, gehört heute sicher zu den größten Seltenheiten. Wenn nach Operationen, besonders jedoch nach Basedow und Thyreotoxikosen, Unruhe und hohe Temperaturen beobachtet werden, der Puls weich und frequent wird, ist an eine postop. Krise zu denken. Ohne auf die Schilderung dieses Krankheitsbildes näher einzugehen, sei eine nicht zu unterdrückende Ängstlichkeit und Unruhe hervorgehoben, die den Kranken unfähig machen, auch nur für einen Moment ruhig zu bleiben. Typisch ist das Bestehen eines gewissen Exophthalmus, der Wechsel von Blässe und Rötung der Haut und die Rhythmusstörung des Herzens.

In den letzten Jahren wurden solche Zustände nach eingehender
Vorbehandlung mit Propylthiourazil und Lugol nicht mehr beobachtet.
Allerdings wurde von mir postop. bei solchen Fällen während der
ersten Tage Thioharnstoff und Lugol prophylaktisch systematisch verordnet. *Die postop. Behandlung mit Thyreostaticis hat sich außerordentlich bewährt und thyreotoxische Krisen vermieden.*

33. S- und P-Schutz.

Außer dieser Behandlung wurde grundsätzlich schwereren Fällen
Sulfonamid- und Penicillinschutz gewährt. Die Kombination dieser
zwei Heilmittel ist insofern erwünscht, weil die gleichzeitigen Gaben
von S- und P-Dosen die rasche Ausscheidung des Penicillin verhindern.
Der Penicillinspiegel bleibt längere Zeit dauernd hoch. Auf diesen
Umstand hat GOTSCH hingewiesen. Der kombinierte S- und P-Schutz
wird so verabreicht, daß die S-Gaben rectal gegeben werden, die
P-Gaben nicht als Depot-Penicillin, sondern 3—6stündlich, je nach
Schwere des Falles.

34. Jod und Aminothiazol.

Hohe Joddosen wurden postop. zur Behebung einer Krise mit
lebensbedrohenden Zuständen nicht mehr benötigt. Es besteht jedoch
kein Zweifel, daß, abgesehen von der postop. Lugolverabreichung
dreimal 15—20 Tropfen täglich, die Behandlung mit noch viel höheren
Joddosen, bei schweren Fällen sogar mit intravenöser Anwendung, zu
empfehlen ist.

Das Krankheitsbild der Hyperthyreose, die Möglichkeit von postop.
Krisen und die histologischen Bilder, gehen nicht parallel.

Die PLUMMER-Behandlung vor oder nach der Operation kann bis
zu fünfmaligen täglichen Dosen von 30—40 Tropfen gesteigert werden,
wobei LEIBOVICI und GILBERT-DREYFUS zusätzlich 5—10 Zentigramm
Gardenal und zusätzlich Vitamin A empfehlen.

Im Jahr 1944 haben BOVET, PERRAULT, COUMEL und ihre Mitarbeiter das Aminothiazol zur Anwendung gebracht. Sie berichten über sehr
gute kurzfristige Erfolge und stellen fest, daß diese Droge nicht gleichzeitig mit Jod verschrieben werden darf. Eigene Erfahrungen fehlen.
WELTI lehnt die Anwendung von Aminothiazol zur Behandlung ab und
berichtet, daß er keine Erfolge beobachtet habe und die Operation notwendig sei.

35. Postoperative Thrombose und Embolie.

Diese sind bei Kropfoperierten sehr selten. Die Meinung älterer
Autoren, wonach die Hyperthyreose geeignet sei, Fernthrombose und
Embolie zu verhindern, besteht mit Sicherheit nicht zu Recht. Daß
Thrombosen und Embolien bei Operationen an den oberen Extremitäten
und am Kopf und Hals viel seltener sind, ist bekannt. Es sei aber in
diesem Zusammenhang daran erinnert, daß sich bei Bettruhe allein
eine Thrombose spontan ohne Entzündung entwickeln kann. Die in

letzter Zeit empfohlene Thromboseprophylaxe mit Heparin, Dicumarol, Tromexan und anderen Mitteln, ist bei Kropfoperationen nicht zu befürworten, weil man auf Grund vielfältiger Erfahrung postop. nicht einmal Cardiaca verabreichen soll, um eine rasche Blutdrucksteigerung im Operationsgebiet im Anschluß an den Eingriff zu vermeiden. Bei der großen Operationsfläche ist also nach Schilddrüsenoperationen ein gerinnungshemmendes Mittel nicht ratsam.

36. Komplikationen, das Alter und Geschlecht betreffend.

Bei Kindern sind postoperative Krisen kaum zu beobachten, wohl aber ist die Labilität des Pulses in Betracht zu ziehen. Es ist bei ihnen außerdem notwendig, die an sich bestehende Unruhe während der ersten Tage durch milde Sedativa zu dämpfen. Ein besonderes Augenmerk ist beginnender postoperativer Tetanie zuzuwenden, weil bei jugendlichen Kropfträgern häufig ein spasmophiler Zustand besteht und leichte postoperative Tetanie ohne Verletzung der Epithelkörperchen nur durch die Belastung durch den operativen Eingriff ausgelöst werden kann. Zur Prophylaxe ist daher bei Kindern eine Calcium-Therapie vor und nach der Operation sehr zu empfehlen.

Obwohl die Thyreotoxikose in der Kindheit sehr selten ist, muß mit der operativen Behandlung gerechnet werden. Zur Feststellung des GU. ist Evipan oder Pentothalbetäubung vorzunehmen. Die Vorbehandlung mit Jod ist unbedenklich und kann systematisch durchgeführt werden. Die Medikation von Propylthiourazil ist wegen der Gefahr eines sich rasch entwickelnden Myxödem zu vermeiden. Im Schrifttum wurde ein solcher Fall von Lyons bekanntgegeben.

In diesem Zusamenhang sei auf die übliche gute Beeinflussung der Kinderstruma mit Jod hingewiesen. Beim Säugling ist Jod viel gefährlicher als beim Kleinkind. Der Neugeborene ist typisch durch Jodunverträglichkeit gekennzeichnet. Lorenz hat auf die Gefährlichkeit auch kleinster Joddosen hingewiesen und festgestellt, daß schon ein Zehntelmilligramm Jod täglich beim Säugling gefährlich sein kann. Mit zunehmendem Alter entzieht sich die Kinderstruma einer Jodbeeinflussung. Das ist ein Hinweis, daß im jugendlichen Alter die Indikationsbreite einer allfälligen Operation steigt.

Der Eingriff verläuft bei Kindern im allgemeinen viel leichter; Jugendliche unter 16 Jahren sind der Allgemeinbetäubung, dem Evipan-Dämmerschlaf, eventuell kombiniert mit Lokalanästhesie zuzuführen.

Wenn bei Kindern der physische und psychische Zustand zur Unruhe neigt, so ist bei Greisen immer auf die Apathie im postoperativen Verlauf Bedacht zu nehmen. Auf diesen Zustand ist hinzuweisen, weil die Gefahr des langsamen Auslöschens besteht. Bei wenig Widerstandsfähigen wird die Halbseitenresektion empfohlen. Vorteilhafter erscheint es jedoch, sich mit der Unterbindung beider oberen Polgefäße zu bescheiden und nach gut überstandener erster Sitzung in einer zweiten die Unterbindung eines caudalen Polgefäßes durchzuführen. Nach einem Abstand von mehr als 4 Wochen ist sogar noch eine dritte Intervention mit Unterbindung des letzten Polgefäßes möglich. So tritt die Schrumpfung des Kropfes allmählich ein und die groben Störungen werden auf diese Weise gefahrlos behoben. Ist bei Jugendlichen, und vor allem bei Kindern, die Gefahr der Unruhe gegeben und die Anwendung von Beruhigungsmitteln geboten, so darf bei Greisen nur ein Analgeticum verabfolgt werden. Außerdem ist die Verabreichung von Herzmitteln und untertags von Weckaminen notwendig.

Bei Männern und Frauen im mittleren Alter ist festzulegen, daß der operative Eingriff infolge der strafferen Muskulatur bei Männern sich meist etwas schwieriger gestaltet, postoperativ jedoch der Verlauf bei ihnen sehr häufig milder verläuft und vor allem die Narben, wahrscheinlich durch das Tragen von geschlossenen Kragen, viel schöner und zarter werden.

Bei Myomträgerinnen besteht die Gefahr, daß die Hyperthyreose durch Resektion behandelt wird und danach keine Erholung eintritt. Dies ist damit zu erklären, daß die Störung, die durch das Myom bei manchen Frauen hervorgerufen wird, zu hyperthyreosen Zuständen Anlaß gibt. Wenn die eingehende gynäkologische Untersuchung das Vorliegen eines größeren Myoms ergeben hat, ist es empfehlenswert, vorher die Entfernung desselben durchzuführen. Es gibt Fälle, die sich nach diesem Eingriff so gut erholen, daß die Resektion der Struma zur Behandlung der Thyreotoxikose späterhin nicht mehr notwendig erscheint.

Die schwangere Frau kann in den ersten Monaten der Gravidität ohne weiteres operiert werden. Allerdings ist dabei zu bedenken, daß die Schilddrüse infolge einer Mehraufgabe auch eine Mehrleistung zu vollbringen hat und man bei der Zurücklassung von Schilddrüsengewebe bei der Resektion großzügiger sein muß.

Die Funktion der Schilddrüse ist nicht nur im Verlauf der Schwangerschaft einer Mehrbelastung ausgesetzt, sondern sowohl für den Fötus als auch für die Geburt und ihren Verlauf von außerordentlicher Wichtigkeit. Es wurde festgestellt, daß bei eklampsiebedrohten Frauen die Schwangerschafts-Hypertrophie der Schilddrüse nicht im notwendigen Maß entwickelt ist. Eine ausgedehnte Resektion oder ein vorübergehender Hypothyreoidismus sind geeignet, postoperative Komplikationen und Erschwerungen während der Zeit der Geburt auszulösen. In der zweiten Hälfte der Schwangerschaft wird man, wenn möglich, den Eingriff vermeiden, wenn nicht eine schwere Hyperthyreose dazu zwingt.

Auf jeden Fall wird zur Verminderung des Blutreichtums und der Blutungsgefahr sowie zur Härtung des Gewebes eine Jodvorbehandlung empfehlenswert sein. Eine *Vorbehandlung mit Thioharnstoffpräparaten ist an sich nicht ungefährlich, weil diese Präparate auch auf die kindliche Schilddrüse einwirken.*

Im allgemeinen wird man bei Hyperthyreosen, wenn sie zur Verschlechterung neigen, zur Frühoperation raten, bei Kolloidkröpfen, also euthyreoten Formen, sich dagegen zum Eingriff nach der Schwangerschaft entschließen, falls keine mechanischen Hindernisse gröberer Art vorliegen. Bei Hypothyreoten ist, wenn möglich, ebenfalls die Geburt abzuwarten, weil eine Erholung der Schilddrüse nach dem Partus eintreten kann und die objektive Abschätzung des Leidens nach der Geburt erfolgreicher und sicherer ist.

Es muß jedoch festgehalten werden, daß die erfolgreich und schonend ausgeführte Kropfresektion nicht einen Abortus auslöst und bei Überfunktion der Schilddrüse die Frühoperation eher das Austragen der Frucht ohne Komplikationen ermöglicht, als ihre Ausstoßung bewirkt.

Während der Operation ist zu beachten, daß zu große Resektionen schädlich sein können, weil während der Schwangerschaft eine Hyper-. plasie des Gewebes besteht und bei zu ausgesprochener Reduzierung der Drüse post partum Fälle von Myxödem beobachtet wurden.

Bei Thyreotoxikose während der Schwangerschaft ist also die Operation vom 2.—5. Monat durchzuführen, die Lugolbehandlung vorsichtig einzusetzen. Anwendung von Thiourazil ist abzulehnen (Abb. 28, 29).

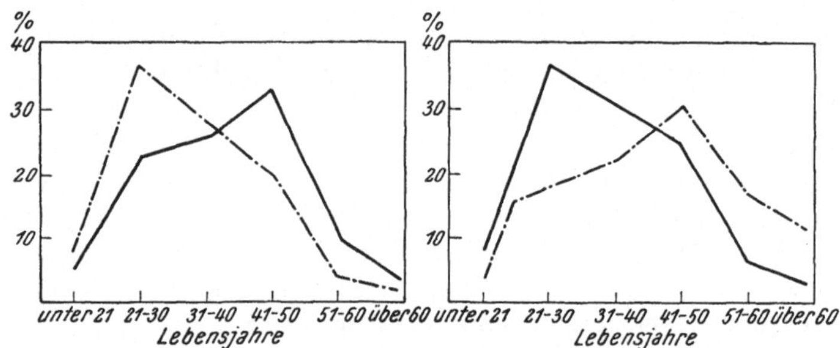

Nach Jan M u r r a y (265 Fälle).   Eigene Fälle (290).
——————— — Toxicosen.   — . — . — = nicht toxisch.

Abb. 28. Altersverteilung der Thyreotoxikosen und nicht toxischen Strumen.

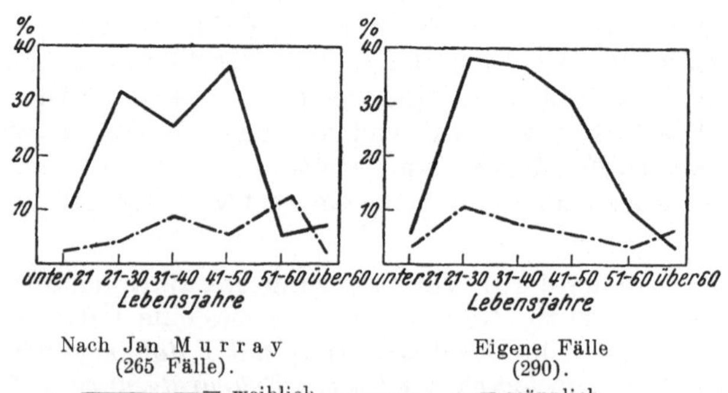

Nach Jan M u r r a y   Eigene Fälle
(265 Fälle).   (290).

——————— = weiblich.   — . — . — = männlich.

Abb. 29. Thyreotoxikosen, aufgegliedert nach Geschlecht und Alter.

37. Störungen des postoperativen Verlaufes. Fisteln, Narben und Verziehungen.

Wie jede Operation ist die Resektion einer Struma besonders durch die große Ausdehnung der Wundflächen mit gelegentlichen Infektionen und allen ihren Folgen belastet. Eingangs sei erwähnt, daß in einem Institut, wo serienmäßig Kropfoperationen durchgeführt werden, peinlichste Asepsis am Platz ist. Aber trotz aller exakten Vorbereitungen und während der Operation durchgeführten aseptischen Maßnahmen kann eine milde Infektion immer wieder als Einzelfall in einer großen Serie von Operationen vorkommen.

Die üblichen vorbereitenden Sanierungen des Gebisses, der Tonsillen und der Haut werden auch heute noch zu wenig großzügig durchgeführt.

Eine unangenehme Störung des Wundverlaufes bietet die Allgemeininfektion des Wundbettes, die sich meist am 4.—5. Tag nach dem Eingriff durch neuerlich hohen Temperaturanstieg anzeigt und als örtlichen Befund bei den Patienten Spannungsgefühl und Rötung hervorruft. Der Nachbehandler steht in diesem Fall vor der Frage einer oberflächigen oder tiefen Infektion. Die Entscheidung, ob es sich um diese oder jene Art handelt, ist nur aus der verschieden starken Schwellung, den allfällig auftretenden Schluckbeschwerden und beginnenden Atembeschwerden zu treffen.

In der Annahme einer tiefen Infektion, die recht selten ist, empfiehlt sich ein durchgehendes Spreizen der gesamten Hautnarbe und außerdem eine mediane Spaltung der Halsmuskulatur mit eventuellem Einlegen von Drain und Streifen. Letzteres erscheint nicht immer notwendig, weil die ganz breite Eröffnung mit nachfolgendem freien Abfluß des Sekretes sowie heißen Kamillendunstumschlägen in 1—2 Tagen nicht nur das Fieber, sondern auch die Infektion abklingen lassen.

Wie wichtig ein frühzeitiges und radikales Eingreifen bei postoperativen Infektionen ist, zeigen die zwei von NOVAK bekanntgegebenen Fälle. Er konnte bei einer Nekrose der tiefen Halsfascie eine Osteomyelitis im Bereich der Halswirbelsäule (C5, C 6) feststellen und durch die operative Freilegung den Kranken retten. Eine weitere Beobachtung war eine Oesophagusperforation nach postoperativer Eiterung, die nach einer Strumaresektion kompliziert durch Tracheotomie aufgetreten war. Dieser Fall war nicht mehr zu retten.

Den zwei beschriebenen Krankheitsbildern kann meinerseits ebenfalls eine Oesophagusnekrose mit folgender Mediastinitis angeschlossen werden. Die Zerstörung des Speiseröhrengewebes wurde durch den Druck des Schild- und Ringknorpels ausgelöst. Von einem Decubitalgeschwür im Bereich der Speiseröhre ging die tödliche absteigende Phlegmone aus. Trotz Penicillin war eine Rettung des Kranken nicht mehr möglich.

Diese Fälle beweisen, daß bei tiefen Eiterungen die Frühoperation der einzig mögliche Weg zur Rettung des Kranken ist und dieser Eingriff großzügig angelegt werden muß, um tatsächlich die tiefen Fascien-räume und den retrothyreoidalen Raum so freizulegen, daß die Entzündung zum Stehen gebracht wird.

Es ist vollkommen unrichtig, sich auf die Antibiotica zu verlassen. Treten nach Ablauf der ersten Woche Fieber, steife Halshaltung, Schwellung, örtliche Schmerzhaftigkeit, ausstrahlende Schmerzen im Arm der betroffenen Seite auf, so ist unbedingt einzugreifen.

Ist die Infektion nur oberflächlich, so genügt das Durchspreizen der Wunde. Die Öffnung soll wiederum entsprechend der ganzen Länge des Lappens durchgeführt werden, weil, entgegen der Annahme, gerade das breite Eröffnen im späteren Verlauf bessere Narbenverhältnisse und daher einen guten kosmetischen Effekt erzielt.

Für die Nachbehandlung dieser Fälle ist die Hitzetherapie mit Kamillenumschlägen längere Zeit bis zur Beruhigung der Entzündung sehr wesentlich. Während der Nachtruhe ist ganz zartes Bestreichen des Lappens und der Halsgegend mit 3%iger weißer Präcipitalsalbe zu verordnen. Jodjodcali-Salbe kann ebenfalls angewendet werden, jedoch ist sie niemals gleichzeitig mit Präciptatsalbe zu gebrauchen. Bei chronischen Entzündungen haben sich kleine Dosen von grauer Salbe ebenfalls bewährt.

Bei diesem Vorgehen läßt sich der üble Zustand einer Kropffistel oder einer Fadenfistel meistens vermeiden. Die Fistelbildungen schließen sich häufig nicht an eine unmittelbare Infektion postoperativ an, sondern erscheinen wochen- und monatelang später. Auch bei primär geschlossenen Kröpfen können solche Fadeneiterungen trotz aller Vorsicht entstehen. Sie führen zu außerordentlicher Belästigung des Kranken und weiterhin zu unschönen adhärenten Narben. Die Ursache dieser Ligaturabstoßungen braucht nicht in einer milden Infektion allein gesucht werden, sie kann auch in einer gewissen Intoleranz gegen Fremdkörper an sich liegen. Seide, Zwirn und Catgut sind gleichermaßen imstande, solche Eiterungen zu verursachen und man kann bei Reinterventionen gelegentlich ganze Nester solcher Ligaturen an einer Stelle finden. Diese Fremdkörper sind fähig, wochen- und monatelange Eiterungen zu unterhalten. Collafil hat sich jedoch sehr bewährt.

Die Behandlung solcher Fadenfisteln besteht anfänglich in Anwendung von heißen Kataplasmen, die einige Wochen lang durchgeführt werden muß, um die oben erwähnte Konzentrierung der Ligaturen zu erreichen. Dann ist der Kranke wieder aufzunehmen und der Reintervention zuzuführen. Sie besteht aus folgenden Vorgehen: wie bei einer Kropfresektion wird der gesamte Hautplatysmalappen aufgeklappt und dann die Muskulatur, falls es noch notwendig erscheint, über den in die Tiefe führenden Fistelgang bis in die Tiefe gespalten und breit eröffnet. Der Gang muß bis zu seinem Ende verfolgt werden, was sich gelegentlich sehr schwierig erweist, wenn die Fisteln direkt bis zur Schilddrüse reichen. Ein einfaches Auskratzen mit dem scharfen Löffel ist ungenügend und führt bei Fadenfisteln in vielen Fällen nicht zur Heilung, bei Kropffisteln überhaupt nicht zur Genesung.

Nach Abschluß des Eingriffs mit radikaler breiter Freilegung und ebenso gründlicher Ausräumung der Fadennester, mit Resektion des Fistelganges und Einebnen jeder Höhle, kann mit P- und S-Schutz der primäre Schluß gewagt werden, da in vielen Fällen mit Hilfe der Antibiotica und einer vorhergehenden Auspinselung der gesamten Wunde mit Jodtinktur die Primärheilung erzwungen werden darf und auch meist möglich ist.

Ist beim ersten Eingriff bei allfälliger Entzündung eine Mediastinitis zu befürchten und aus diesem Grund nicht nur der operative Vorgang mit breiter Spaltung und Drainage, sowie Horizontallagerung des Operierten geboten, so ist bei der Reintervention diese Gefahr kaum vorhanden. Bei lockerer Naht läßt sich im protrahierten Verfahren immer wieder eine gute Heilung erzielen.

Die Frage des primären Schlusses ist bei der Eiterung insofern sehr wichtig, weil bei allen fistelnden Prozessen die Narbenverziehung eine solche ist, daß es für Frauen kosmetisch überhaupt nicht tragbar erscheint.

Die Narbenverziehungen und eingezogene Narben entwickeln sich auch bei idealem primären Verschluß, wenn die Muskelkulissen in der Mittellinie nicht entsprechend genähert wurden. Dort ist die Drainagestelle später durch eine Einziehung kenntlich. Die Reintervention verfolgt den Zweck, ein kosmetisch erstklassiges Resultat zu erzielen. Dies kann auf folgende Weise operativ erreicht werden: Ausschneidung der alten Narbe, Präparation des Hautplatysmalappens, Exstirpation der derben Narben in der Mittellinie, *Unterschnitt im Bereich der caudalen Wundfläche und entsprechend weitgehende Mobilisierung der sternalen Hautanteile*, mehrschichtiger Schluß nach Heranziehen der Muskelkulissen, des subcutanen Binde- und Fettgewebes und darüber linear der Haut.

Auch bei fistelnden Prozessen ist auf die Kosmetik schon Bedacht zu nehmen und so vorzugehen, daß bei erzielter Primärheilung das kosmetische Resultat zufriedenstellend ausfällt.

Bei leichten Einziehungen nach primärer Resektion der Schilddrüse kann durch Massage eine solche Mobilisierung der Narbe erreicht werden, daß eine Operation nach einigen Monaten Wartezeit nicht mehr notwendig erscheint. Je länger zugewartet wird, desto sicherer läßt sich im Anschluß an den ersten Eingriff bei Reinterventionen die Primärheilung mit ausgezeichnetem kosmetischen Effekt erreichen.

Schwere narbige Verwachsungen der Haut mit der Trachea oder mehrfache Narben nach verschiedenen Operateuren werden nach demselben Prinzip zu operieren sein, jedoch ist der kosmetische Erfolg von den plastischen Möglichkeiten und anatomischen Umständen abhängig.

Bei allen sehr lang dauernden Fisteln, die von auswärts zur Behandlung kommen, ist auf die Möglichkeit eines übersehenen kleinen Tupfers in der Wunde zu achten. Dieses Vorkommnis ist nicht so selten und kann in zwei verschiedenen Formen auftreten. Entweder bahnt sich die Eiterung mit dem großen Fremdkörper den Weg nach außen und

der nachbehandelnde Arzt entfernt den Tupfer, oder die Eiterung führt
nach innen, perforiert die daselbst liegenden Hohlorgane, bricht in
Trachea oder Oesophagus ein und führt zu schweren, ja tödlichen Komplikationen. Die erste Möglichkeit ist mir durch andere Chirurgen bekannt geworden. Die zweite erlebte ich selbst vor 20 Jahren mit nach-
folgender Pneumonie und tödlichem Ausgang. Auf Grund solcher
Beobachtungen ist bei jeder Kropfoperation dasselbe Vorgehen wie bei
Bauchoperationen unbedingt notwendig. Es werden also nur gestielte
Tupfer oder halbe Rollgazen und Tücher mit entsprechender Band- und
Metallringarmierung verwendet. Jede Benützung eines freien Tupfers
ist nicht nur grundsätzlich zu verbieten, sondern es werden Ober-
schwester und instrumentierende Schwester einzeln für den Gebrauch
offener Tupfer haftbar gemacht. Diese klare Anordnung ist zur Vermeidung gerichtlicher Folgen notwendig.

Die Bildung von Narbenkeloiden ist bei einigen Personen nicht zu
vermeiden. Gerade bei Frauen, bei denen ein kosmetisches Resultat
immer wünschenswert erscheint, beobachtet man viel mehr Keloidbildungen als bei Männern. Dies ist meiner Meinung nach darauf zurückzuführen, daß Männer gewohnt sind, einen geschlossenen Kragen
zu tragen. Die gleichmäßige Temperatur und der Abschluß gegen Wit-
terungseinflüsse und Sonnenbestrahlung führen anscheinend zu gleich-
mäßigerer Narbenbildung. Aus diesem Grund ist den Frauen nach der
Operation das Tragen eines Halstuches, wenn möglich Seide oder Wolle,
vorzuschlagen.

Wenn ein Keloid aufgetreten ist, so zeigt die Erfahrung, daß die
anfänglich hypertrophe, über das Hautniveau hinausragende Narbe
sich nach Ablauf von Jahren doch noch ideal zurückbilden kann und
übereilte Maßnahmen nicht empfehlenswert erscheinen. Sollte nach
Monaten keine Besserung eintreten, ist nur mehr von Röntgen-, noch
sicherer von Radiumbestrahlung ein Erfolg zu erwarten. Massage und
andere Behandlungsmethoden waren bis heute nicht erfolgreich.

38. Trachea.

Die Veränderungen der Luftröhre sind in vielen Fällen vor der
Operation nachweisbar und sowohl klinisch als auch röntgenologisch
zu erkennen.

Die Kompression kann von beiden Seiten erfolgen und das typische
Bild der Säbelscheidentrachea bedingen, es kann aber auch die Einengung der Luftröhre von vorne nach hinten, in selteneren Fällen von
hinten nach vorne vorkommen. Zu unterscheiden sind Einengungen,
die sich über lange Strecken entwickelt haben und durch eine im gesamten vergrößerte Schilddrüse bedingt sind, oder kleine Prominenzen,
die das Lumen der Trachea an örtlich umgrenzter Stelle vermindern.
Kleine Cysten, umschriebene Adenome und vor allem Kalkknoten sind
dazu angetan, außerordentliche Beschwerden auszulösen, die während
der Operation bei nicht entsprechend sorgfältigem Vorgehen übersehen
werden können.

Im Bereich des oberen Poles ist die intrasyringeale Lage bei Rinderhorn- oder Schollenform geeignet, bei nicht exakter Freilegung des oberen Poles weiterhin Stenosenerscheinungen zu bedingen. Bei systematischem Vorgehen können alle diese Zufälligkeiten vermieden werden.

Die isolierten Kalkknoten verursachen nicht nur eine Einengung, sondern sie lösen eine umschriebene Malacie der Trachea aus und können somit Anlaß zu sehr starken Beschwerden sein. Bei der Operation kann das verdünnte und weiche Trachealrohr eingerissen werden. Für den Operateur ist es wichtig, nicht nur das Zusammendrücken des Trachealrohres, sondern auch die Verschiebung bei einseitiger Kompression zu erkennen, weil es dann vorteilhafter ist, die schwerere Seite durch systematische Ligatur der Polgefäße zum Abschwellen zu bringen und die Operation ohne Atemnot und Zwischenfälle zu beenden.

Verletzungen der Trachea können in seltenen Fällen bei ungeschickter Durchtrennung des Isthmus vorkommen.

Bei allen Eröffnungen des Trachealrohres kann die Naht unbedenklich gemacht werden, weil die Primärheilung erfahrungsgemäß nicht gestört ist. Schwellungszustände stärkerer Art, die zu Lufthunger führen, werden postoperativ kaum beobachtet.

Bei starker allgemeiner Einengung und einer für den Operateur nachweislichen Weichheit der Luftröhre ist das Ausspannen derselben vorteilhaft. Die von KOCHER angegebene Stütznaht ist nicht sehr zu empfehlen und bietet nicht die geforderte Sicherheit. Am besten bewährt sich das Ausspannen der resecierten Schilddrüsenreste an die seitlichen Halsmuskeln, wobei DORN die Naht an den M. stclm. propagiert und DUBS das Anhängen an die Kulissenmuskeln des Halses empfiehlt.

Nach unserer Erfahrung ist das seitliche Ausspannen der Trachea ein sehr praktisches Verfahren und kann unbedenklich mit je einer oder zwei Nähten durch die seitliche Halsmuskulatur gemacht werden. Zu vermeiden ist das Anstechen einer Seitenvene. Der Knoten des Doppelfadens wird außen an der Muskeloberfläche geknüpft. Wird die Naht mit Catgut durchgeführt, sind Störungen späterhin nicht zu erwarten und die Veränderungen der malacischen Trachea verschwinden nach einem halben Jahr, wie es DENK und WINKELBAUER nachwiesen.

Heutzutage wird eine Tracheotomie wohl nur mehr selten notwendig sein und ist während der Operation als Komplikation zu vermeiden. Andernfalls ist auf folgendes Bedacht zu nehmen: Um eine Aspiration zu vermeiden, soll das Operationsfeld trotz der schwierigen Situation möglichst trocken gehalten sein. Ferner ist die Tracheotomie nicht schlitzförmig, sondern in Lochform anzulegen. Bei intra op. angelegter Tracheotomie ist der restliche Teil der Wunde trotzdem zu schließen, um die Kanüle eine exakte Abdichtung zu legen und eine massive Anwendung der Antibiotica durchzuführen (Abb. 30).

Verletzungen des N. rec. sind, wenn sie einseitig auftreten, für die Atmung vollkommen belanglos, jedoch sehr störend, wenn sie beidseitig auftreten und die Nervenlähmung derart ist, daß die Stimmbänder sich einander nähern und Störungen der Stimme und der Atmung auftreten.

Meist wird dieser Schaden erst nach der Operation erkannt und der
operativen Behandlung der Tracheotomie zugeführt werden.

Die doppelseitige Stimmbandlähmung mit der Unfähigkeit, genügend
Luft einstreichen zu lassen, bedingt nicht nur vorübergehend die
Tracheotomie, sondern sie zwingt zu entsprechenden Dauermaßnahmen.
In einer Reihe von Fällen beobachtete WESSELY, daß die Abduktion von
der Mittelstellung bis zur Paramedianstellung einige Zeit nach der
Operation schlechter wird, so daß Atemstörungen verschiedener Grade
auftreten. Er weist darauf hin, daß eine solche Verschlechterung mitunter erst nach einigen Jahren auftritt und solche Dimensionen annimmt, daß Abhilfe dringend geboten scheint.

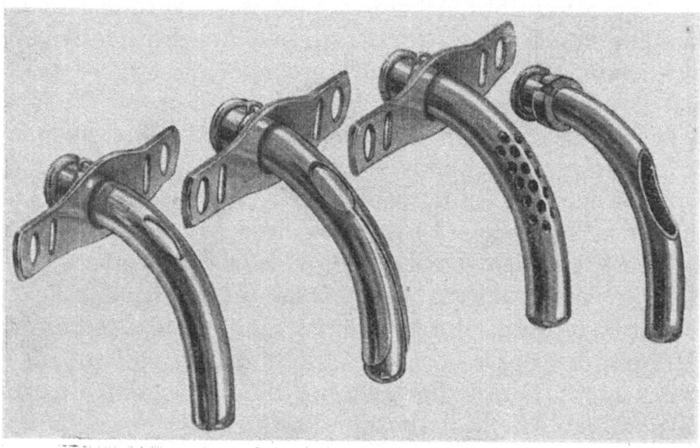

Für diese postoperativen Störungen sind eine ganze Reihe von Maßnahmen vorgesehen, die jedoch bisher zu keinem befriedigenden Ergeb-
nis geführt haben.

Schon bei der dringlichen Tracheotomie während einer Kropfoperation sind gewisse Kautelen anzuwenden, um eine Trachealstenose zu
vermeiden und das Décanulement nicht unnötig zu erschweren. Grundsätzlich ist die Tracheotomie nicht zu hoch anzulegen, da die Trachea
unmittelbar unterhalb des Kehlkopfes und des Cricoid eng ist und die
zu hohe Tracheotomie Stenosengefahr bedeutet. Im allgemeinen ist der
4.—5. Trachealring zur Tracheotomie zu empfehlen, weil an dieser
Stelle ein rascher spontaner Schluß zu erwarten ist. Die Luftfistel
schließt sich von selbst, wenn die Kanüle entfernt wurde. Zur Tracheotomie sollen Spaltkanülen verwendet werden. — Ein zu langes Liegenlassen der Kanüle ist nicht erwünscht, weil Decubitalgeschwüre durch
das untere Ende der Kanüle verursacht werden; sie bedingt eine Ver-
biegung der Trachealwand nach hinten und infolge Erschlaffung der
vorderen Trachealwand kann eine Malacie eintreten.

Glücklicherweise sind schwere dauernde doppelseitige Stimmband-
lähmungen selten, sie haben aber doch im französischen Schrifttum
zum Begriff des „canulard" geführt und in U.S.A. sind Kanülen mit
Klappen in Anwendung, die den Träger kaum belästigen und ihm sogar
eine genügende Stimmbildung ermöglichen. Während der Operation notwendige rasche Tracheotomien werden am allgemeinen von Seite der
Trachea komplikationslos ertragen, nur sind sie oft die Ursache tief
eingezogener Narben, die später operativ zu beseitigen sind.

Tritt eine Stenose auf, so ist sie in den meisten Fällen endolaryngeal
zu behandeln. Je höher die Stenose, desto leichter ist eine Heilung zu
erwarten. Die Besprechung der verschiedenen Bougies, Bolzen oder
Kanülen ist nicht Gegenstand dieser Abhandlung.

Sind Dauerkanülen notwendig, so ist eine Verbesserung der Atmung
durch eine übernarbte Trachealfistel zu erreichen. Erfahrungsgemäß
wird erst bei größeren Anstrengungen die Stimmbandenge als Lufthunger für den Patienten fühlbar.

Postoperativ kann noch ein Glottisödem auftreten. Dieses sehr seltene und unangenehme Vorkommnis kann nach Calciuminjektionen und
Eiskrawatte schwinden. Bei Erstickungszuständen ist die Intubation
angezeigt.

An dieser Stelle sei noch bemerkt, daß grundsätzlich vor jeder Kropfoperation möglichst vom Facharzt eine gründliche Untersuchung des
Kehlkopfes und der Trachea zu erfolgen hat und außer der Röntgen-
Untersuchung der unerhört wichtige laryngologische Befund Klarheit
vor dem operativen Eingriff bringen muß. Auch postoperativ sind sowohl Röntgen- als auch laryngologische Kontrollen empfehlenswert,
um entsprechende Komplikationen aufzudecken und frühzeitiger Behandlung zuzuführen. Der stumme Recurrensschaden, das postoperative zentrale Hämatom, die dauernd fortbestehende Einengung der Trachea werden auf diese Art rechtzeitig erkannt.

39. Recidivstruma.

Die Frage der Wiederkehr eines Kropfes bei einem schon Operierten
hat seit Beginn der operativen Aera Endocrinologen und Chirurgen
beschäftigt. In letzter Zeit hat sich P. HUBER nochmals eingehend mit
dieser Frage beschäftigt und zitiert in seiner Arbeit den Ausspruch
von ROUX, daß „jeder Kropfoperierte bereits mit der Anwartschaft auf
ein Recidiv den Operationstisch verläßt". Diese für die damalige Zeit
wohlbegründete Auffassung darf man heute wohl revidieren. EPPLE
gibt 10.5%, ENDERLEN 9%, HOTZ 10%, DUBS 6.2% und BRUNNER 3.5%
Recidivfälle an. Die in letzter Zeit errechnete Zahl der Recidivkröpfe
geht ungefähr parallel mit der allgemein sich perfektionierenden Opera-
tionstechnik.

Sollen über das Thema klare Grenzen abgesteckt werden, so ist es
notwendig, zwischen echtem und falschem Recidiv zu unterscheiden.
Wie sehr die Technik anscheinend doch die Basis eines neuen Recidivs

bilden kann, zeugen die guten Zahlen von URBAN, der 3% Recidive an-
gibt. Sie sind beweisführend, weil diese geringe Zahl weit unter den
sonst üblichen Recidivprozenten liegt. Auch die statistische Berechnung
von HUBER, der sich auf das ausgewählte Kropfmaterial und die Tradi-
tion von CASPAR stützen kann, gibt die Zahl der Recidive mit ungefähr
4% an.

Für die gesamte Beurteilung, wie weit ein vollbeschäftigter Chirurg
seine eigenen Recidive zu sehen bekommt, ist die Kenntnis der regionären Verhältnisse wichtig. In Großstädten wird der Kranke bei Wieder-
auftreten eines Kropfes fallweise einen anderen Operateur oder ein
anderes Krankenhaus aufsuchen. Trotz gebesserter Verkehrsverhält-
nisse sind es in der Provinz gewisse große Zentren, die immer wieder
von den Kranken der Umgebung aufgesucht werden müssen. In diesen
Anstalten ist die Recidivgefahr und auch die Recidive, die sich bei einzelnen Chirurgen häufen, besser zu übersehen.

Wichtig ist weiterhin die Tatsache, daß Recidivstrumen nach Jahrzehnten auftreten und daher kaum ein Chirurg imstande sein wird —
wenn er nicht immer an Ort und Stelle geblieben ist —, in größerem
Ausmaß seine eigenen Recidive zu kontrollieren.

Diesen Nachteilen ist jedoch auch ein Vorteil gegenüber zu stellen.
Bei Übernahme einer Abteilung, die für Kropfoperationen in gutem
Ruf steht, findet sich stets eine Anzahl von Kropfrecidivträgern zur
Operation ein.

Die Technik und Kontrolle des zweiten Operateurs sind nun maßgebend für die Erklärung, warum sich ein Kropf neuerlich ausbilden
konnte und es ist möglich, in einem Fall klare anatomische Verhältnisse
vom Vorgänger vorzufinden oder Ursachen, die zum Recidiv geführt
haben, zu erkennen.

Es darf nicht vergessen werden, auf die regionären Unterschiede einzelner Länder hinzuweisen. Die Recidivgefahr ist in endemischen
Kropfgegenden eine wesentlich höhere als in Großstädten oder in Ländern mit sporadischem Kropfvorkommen.

Die Hyperthyreose und das Basedowrecidiv sind außerdem noch
eng verknüpft mit der nachfolgenden Behandlung, der Ernährung und
Ereignissen, die den Operierten seitens seiner Umgebung zustoßen
können.

Einige Autoren lehnen die Bezeichnung echtes und falsches Recidiv
ab. Dazu wäre zu bemerken, daß ganz bestimmte technische Gegebenheiten die Möglichkeit des Recidiv wesentlich erhöhen und m. E. dazu
geführt haben, die Halbseitenresection nur auf besondere Fälle zu beschränken. Es besteht kein Zweifel, daß ein ursprünglich ungenügender
Eingriff, eine nicht entsprechend ausgedehnte Drosselung des Blut-
zuflusses, vorwiegend bei Hyperthyreosen, dem Wiederkehren des
Kropfes Vorschub leisten.

Mit diesen Feststellungen wird das wichtige Thema der Unterbindung aller vier Polgefäße aktuell und es ist bei allen Recidivoperationen wesentlich, ob ein unteres Polgefäß vom ersten Operateur nicht

unterbunden wurde und im Bereich des oberen Pols die Gefäßdolde
wirklich vom Pol abgelöst worden ist (Abb. 31).

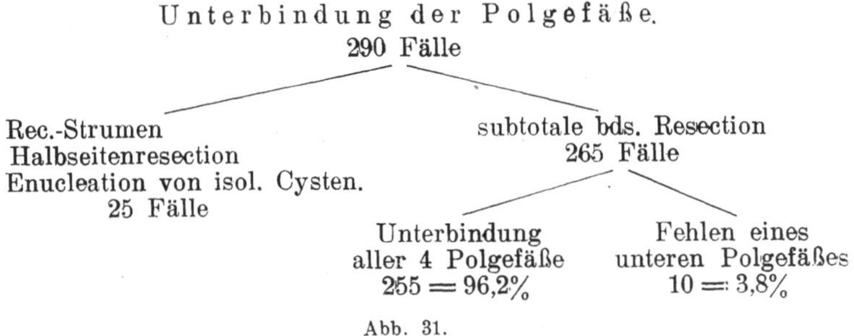

Abb. 31.

Eine Schrumpfung der Schilddrüse tritt nur dann ein, wenn alle
großen Arterien ligiert sind und eine secundäre Vergrößerung des
Kropfrestes sich in engen Grenzen der Gefäßversorgung des restlichen
Gefäßrahmens halten muß. Die Schilddrüsenarterien sind keine End-
arterien, sondern ein System von Kollateralen, welche die hintere Schale,
die bei der Resektion zurückbleibt, in genügender Weise ernährt.

Die großen Zahlen von URBAN und CASPAR beweisen uns, daß bei
hochgetriebener Technik trotzdem Recidive vorkommen und diese wahrscheinlich dem endocrinen Faktor, der durch das grobe anatomische
Vorgehen nicht entsprechend beeinflußt werden kann, zuzuschreiben
sind. Unter diesen Umständen ist die Nachbehandlung des Operierten
sehr wesentlich.

Wenn man unter echtem Recidiv das Nachwachsen eines Kropf-
stumpfes nach technisch einwandfreier Ligatur aller großen Hauptgefäße versteht, so ist das Pseudorecidiv durch die Vergrößerung eines
während des ersten Eingriffes nicht entsprechend erkannten oder in
seinem Gefäßanteil nicht genügend ausgeschalteten Drüsenstückes anzusehen. Die Forderung, bei jeder Recidivoperation auch wirklich festzustellen, ob alle großen Schilddrüsenarterien unterbunden sind, ist
nicht immer leicht zu erfüllen (Abb. 32).

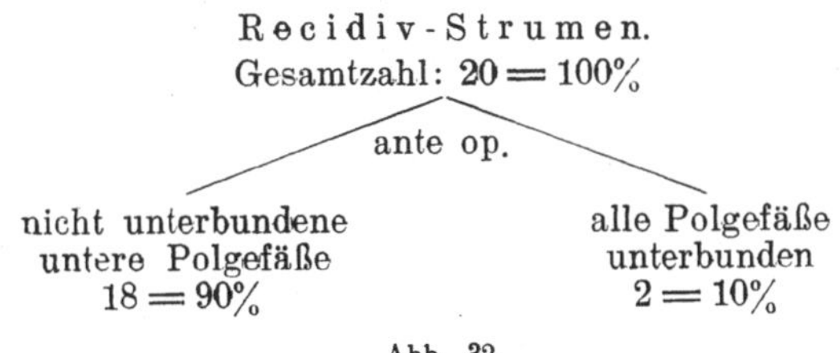

Abb. 32.

Die Technik der Recidivoperation ist bisher als atypischer Eingriff
angesehen worden, die derben Narbenplatten im vorderen Anteil werden
oft nur mit Mühe durchschritten oder ausgeschnitten und die Gefahr

der Recurrensläsionen, sowie die der postop. Tetanie und der Verletzung der Epithelkörperchen, lassen bei diesen Operationen die Möglichkeit anatomischen Vorgehens vermissen.

HUBER gibt den Prozentsatz der Recurrensschäden bei Rec.-Operationen auf der rechten Seite mit 19,3%, auf der linken mit 23,6% an. Auch die Tetanie tritt nach seinen Angaben nach Rec.-Op. oftmals auf. Luftembolie und Nachblutungsgefahren werden als bedeutend größer als bei einem Ersteingriff geschildert (Abb. 33).

Recidiv-Strumen.
Komplikationen.

Fälle: 20.

p.-op. Recurrensparese	1 = 5%
p.-op. Tetanie	0
Blutung	0
Luftembolie	0

Abb. 33.

Ehe auf die grundsätzliche Technik der Rec.-Op. eingegangen werden soll, ist festzustellen, daß isolierte Recidive des Pyramidenlappens oder Recidive nach Halbseitenresektionen technisch kaum Probleme bieten und in der üblichen Form angegangen werden können.

Das beiderseitige Recidiv verursacht technisch oft enorme Schwierigkeiten. Bei bestehender Rec.-Lähmung ratet HOFER mit Recht, nur die einseitige weitgehende Resection auszuführen, um dem Kranken Luft zu schaffen, nicht weiter zu gefährden und ihn vor der doppelseitigen Recurrensparese zu bewahren. Zwischen den Extremen eines in beiden Schilddrüsenanteilen wiederkommenden Kropfes und dem Recidiv bei einem schon bei der ersten Operation durch irgendwelchen Zwischenfall geschädigten Patienten, ist technisch ein beträchtlicher Unterschied zu ziehen.

Beim doppelseitigen Recidiv ist bei systematischem Vorgehen die Gefahrenquote herabsetzbar. Der Hautschnitt hat mit der Ausschneidung der alten Narbe zu beginnen. Zwei Einschnitte bedingen einen sehr schlechten kosmetischen Effekt. Der Hautplatysmalappen ist mit scharfer Präparation cranial zu entwickeln. Die Gefahr einer Luftembolie ist bei dieser Freilegung und den vielen Narben nicht gegeben. Im Gegensatz zur üblichen Methode ist es notwendig, nach der Präparation des Hautplatysmalappens, die hoch nach oben geführt werden muß, nicht den aussichtslosen Versuch zu machen, die oft knorpelharte Narbenplatte in der Mittellinie durchbrechen zu wollen, sondern den *Recidivkropf von der Seite her, also am Rand der Narben, anzugehen.*

Ähnlich dem Vorgehen DE QUERVAINS wird von vornherein der hintere Anteil der Schilddrüse aufgesucht und von dorsal her zuerst der obere und dann der untere Pol aufgerollt. Wenn der dorsale Anteil des Kropfes bei seitlichem Eingehen erreicht wird, gelangt der Operateur in den meisten Fällen in ein noch unberührtes Gebiet, von wo aus er

in zügigen Unterbindungen die Schilddrüse freilegen kann. Auf diese
Art werden die anatomischen Verhältnisse so klar gestellt, daß auf
jeden Fall ein nichtunterbundener Teil der cranialen Gefäßdolde oder
eine nichtunterbundene Art. caudalis gefunden werden.

Nach diesem Vorgehen, mit sicherer Unterbindung der Gefäße, ist
es nicht notwendig, die Resektion dieser Hälfte und das Vorwälzen
dieses Schilddrüsenlappens zu forcieren, sondern man kann die restliche
andere Seite nach gleicher Methode präparieren und ist nun in der Lage,
mit Sicherheit eine Blutung vermieden zu haben und auch vermeiden
zu können.

Bei diesen Vorgängen wird die V. jugularis int. besonders beachtet
werden müssen und es ist notwendig, diese große innere Hauptvene,
wenn möglich präparatorisch, sei es von vorne, in seltenen Fällen von
hinten her, vom Kropfe zu lösen. Die primär seitliche Freilegung gestattet auch die V. jug. int. präparativ von der Schilddrüse frei zu
bekommen und diese Arbeit auszuführen, noch ehe der Schilddrüsenlappen aus seinem Bett gehoben ist. Bei allen diesen Maßnahmen ist auf
eine genaue Blutstillung besonders Bedacht zu nehmen, denn die capil-
lare Blutung ist immer eine stärkere als bei Erstoperationen.

Ist die Gefahr des Einreißens an einer Stelle wirklich gegeben, so
empfiehlt es sich, cranial und caudal so klare Verhältnisse zu schaffen,
daß der Einriß bei der nachfolgenden Präparation kein fatales Ereignis
bedeutet.

Angenommen, daß beide Schilddrüsenhälften am oberen Pol und
seitlich gelöst sind, das untere Polgefäß unterbunden ist und diese
Unterbindung nach der Präparationsmethode fern ab von Drüse,
Stimmbandnerven und den Epithelkörperchen erfolgt ist, lassen sich
mit der KOCHER-Rinne oder der gelochten KOCHER-Sonde in zügiger
Weise von oben nach unten kommend, die Verwachsungen, die gegen
das Sternum hinziehen, lösen. Auf die vordere Halsmuskulatur wird
nur soweit Rücksicht genommen, als sie nicht schwielig verändert ist.
Bei diesem präparatorischen Vorgehen von lateral nach medial ist es
empfehlenswert, sich durch Tasten über die Lage der Trachea frühzeitig Klarheit zu verschaffen und in der für den Stimmbandnerven
gefährlichen Gegend das Phonieren des Patienten und das vorhergehende Kreuzen beim Legieren nicht zu unterlassen, auch dann nicht,
wenn anscheinend klare anatomische Verhältnisse vorliegen, die bei Rec.
Strumen trügerisch sind. Gelingt es, von diesen Verwachsungen nun
auch im unteren Schilddrüsenpol, sich eng an die Drüse haltend, abzu-
kommen, so ist die folgende Resektion nach dargestellter Trachea kein
Problem mehr. Allerdings ist bei der Resektion, die nun gut zugängliche Schilddrüsenhälfte ca. 2 cm paramedian zu spalten und ohne
Kapselwegnahme das erforderliche Maß von Drüsen zu entfernen. Uns
hat sich dieses methodische Vorgehen sehr bewährt.

Schon URBAN verweist auf die Schwierigkeit, bei Rec. Strumen in die
richtige Schichte zu kommen. Wörtlich schreibt er: „Nachdrücklich
möchten wir warnen, die Lösung des Kropfes in der falschen Schichte

zu forcieren" und „Mit besonderer Vorsicht muß man bei der Lösung
des unteren Drüsenpoles vorgehen, da, im lockeren Bindegewebe eingebettet, gerade hier sehr häufig das untere Epithelkörperchen liegt, das
namentlich bei Erwachsenen von Fettläppchen kaum zu unterscheiden
ist". Diese von ihm bei tausenden von Operationen festgelegten Richt-
linien sind dahingehend zu erweitern, daß als Prinzip der Rec.-Operat.
zu gelten hat:

die *unversehrte normale Schicht an der Hinterseite der Schilddrüse
möglichst primär zu erreichen*, um von dieser Stelle aus präparatorisch
in das unübersichtliche vordere Narbengebiet mit Erfolg einzudringen
und es entspechend anatomisch richtig auflösen zu können. Ein Luxieren des Kropfes ist bei Rec.-Operat. überhaupt erst nach entsprechender Freimachung möglich und nur relativ nach Unterbindung der Polgefäße zur Darstellung der sich anspannenden fibrösen Stränge, die von
der Schilddrüse in ihre Umgebung ziehen, empfehlenswert.

Am unteren Drüsenpol besteht die Gefahr, ein Ek. zu verletzen; dies
wird zu vermeiden sein, wenn man sich in die richtige Schicht vor-
gearbeitet hat, wirklich nur die untere Circumferenz der Schilddrüse
freimacht und sich bei den unteren und seitlichen Verwachsungen auf
vorsichtiges Abschieben mit Präparation von cranial nach caudal am
Drüsenkörper begnügt.

Bei jeder Rec.-Operation ist es unbedingt erforderlich, die Trachea
darzustellen. Die derben, durch Narbenbildung die Luftröhre einengen-
den Verwachsungen müssen gelöst sein und der Operateur hat die
Frage des Ausspannens der Luftröhre nach beiden Seiten hin entsprechend der anatomischen Situation zu erwägen und durchzuführen.

Bei dem beschriebenen Vorgehen ist der postop. Verlauf der Recid.-
Strumen ein guter und sogar oft ein auffallend leichter, besonders dann,
wenn nur eine Halbseitenresection erforderlich war.

Schwere, durch chronische Entzündung oft steinharte Recidive, die
glücklicherweise meist einseitig sind, werden ebenfalls so behandelt,
wobei eine bestehende Lähmung des Stimmbandnerven in der Indikation und auch beim operativen Vorgehen Berücksichtigung finden muß.
Einseitige Entfernung des Recidivs auf der Seite der Stimmbandlähmung schafft meistens genügend Luft. Bei regelmäßigem postop.
Verlauf treten annähernd normale Verhältnisse ein, die einen folgenden
Eingriff nicht notwendig machen oder wesentlich erleichtern.

Das Erzwingen der doppelseitigen Resection ist bei schweren Fällen
sicherlich nicht vorteilhaft und oft ein Mißerfolg. Die langdauernde
Operationszeit sowie Ermüdung von Operateur und Patient wirken sich
ungünstig aus, es ist besser, sich mit einseitiger Resection zu begnügen
und auf das kosmetische Resultat geringeren Wert zu legen.

Bei Durchsicht von Operat.-Protokollen über Patienten, die an
Recidivkropf operiert werden mußten, finden wir Berichte von Zwischenfällen während des ersten Eingriffes, die den Operateur zwangen,
ein entsprechend radikales Vorgehen zu unterlassen. So wie bei Rec.-
Operationen in den meisten Fällen ein nicht unterbundenes Polgefäß

gefunden wurde, scheint auch bei meinen eigenen Recidiven, wo grundsätzlich alle vier Polgefäße hätten unterbunden werden sollen, irgend ein operativer Zwischenfall auf, der mich selbst vor Jahren an der Ligatur eines Polgefäßes hinderte und ein weiteres radikales Vorgehen während des operativen Eingriffes unmöglich machte.

Die operative Technik der Rec.-Kröpfe hat sich daher nicht an das übliche Vorgehen bei Erstoperationen zu halten, sondern im Gegensatz dazu, statt von der Mittellinie auszugehen, von der Seite aus mit Umgehung der Verwachsungen, die hintere Fläche der meist unversehrten dorsalen Schilddrüsenteile zu erreichen. Von dort aus läßt sich in übersichtlicher Weise das weitere operative Vorgehen bestimmen.

40. Indikation zur Operation.

In den letzten 50 Jahren hat sich dank fortschreitender biologischer Erkenntnisse, aber auch durch die weiter entwickelte chirurgische Technik eine Verschiebung der Indikationsbreite zur Kropfoperation ergeben. Die PLUMMERsche Jodvorbehandlung und die weitere Kenntnis gut wirksamer Thyreostatica haben weiterhin die Gefahrenquote bei Kropfoperationen beträchtlich vermindert. Diese Fortschritte setzen den Operateur in die Lage, gelegentlich weitgesteckte Ziele als vor 50 Jahren zu erreichen und einen Teil der Kropfoperationen, besonders im Krankheitsbild des Basedow, in das Gebiet der Prophylaxe zu verlegen. Wenn über die Indikation bei Schilddrüsenerkrankungen, abgesehen von malignen Degenerationen, gesprochen wird, muß von vornherein die Unterscheidung zwischen Hyper-, Eu- und Hypothyreoten Zuständen gemacht werden. Diesen inkretorischen Beurteilungen sollen alle Störungen, die mechanischen Ursachen entspringen, als weitere Gruppe zugeordnet werden.

Das Problem gestaltet sich deshalb gelegentlich unübersichtlich, weil sich inkretorische und mechanische Veränderungen in Kombination mit den von ihnen verursachten Beschwerden überschneiden, den Kranken zum Arzt treiben und Indikation verlangen.

Eine dritte Gruppe bildet das Krankengut jener Patienten, die über 40 Jahre alt sind und die an Fettleibigkeit und allgemeiner Schädigung des Herzens leiden (Tab. 1).

Tab. 1. Mortalität.

Fälle: 290	nach Altersstufen
Todesfälle . . . . . 5 = 1,7%	
eigene Fälle: 226	bis 40 Jahre 176
Todesfälle . . . . . 3 = 1,3%	Todesfälle . . . . 0 = 0 %
Fälle der Assistenten: 64	über 40 Jahre 114
Todesfälle . . . . . 2 = 3,2%	Todesfälle . . . . 5 = 4,4%

Wie aus vorliegender Tabelle zu ersehen ist, läßt sich die Operationsanzeige immer nur mit Vorbehalt der entsprechenden Altersklasse des Kranken feststellen.

Die allgemeinen Statistiken, die über hunderte und tausende von Kropfoperationen eine Mortalität um 1% berichten, sind in letzter Zeit noch von FAHRNI mit 0,7% und von McKNIGHT mit 0,45% verbessert worden. Dieser Umstand darf jedoch nicht dazu verführen, die Operationsgefahr gleichmäßig so niedrig anzusehen. Es ist im Gegenteil notwendig, die Mortalitätsrate für jedes Dezennium ab 40. Lebensjahr für sich gesondert zu betrachten, um auf diese Weise entsprechende Zahlen der Operationsgefährdung im höheren Alter zu erhalten.

Mit dieser Einstellung wird es möglich sein, die tatsächliche Gefährdung bei einzelnen Personen besser abzuschätzen.

Eine Sonderstellung in der Indikation nehmen die Kröpfe Jugendlicher ein. Es besteht kein Zweifel, daß der Jugendkropf nur bei schwerer mechanischer Behinderung der chirurgischen Behandlung zugeführt werden soll. Daß die adoleszenten Strumen sowohl hyper- als hypothyreote Typen zeigen, wurde von GOLD und ORATOR festgestellt. Wenn der Jugendkropf von Beginn der Pubertät bis zum 18. Lebensjahr gerechnet werden kann, so sind dabei folgende Überlegungen anzustellen:

1. Die Funktion der Schilddrüse ist durch den GU. zu kontrollieren, außerdem ist eine mechanische Beengung der Luftröhre auszuschließen. Sehr wesentlich ist die Klarstellung, ob es sich um eine parenchymatöse, die ganze Schilddrüse erfassende Veränderung handelt, oder ob ein isolierter großer Kolloidknoten vorliegt. Gerade der letztere führt zu Beschwerden, ist stark auffallend und kann durch isolierte Cystenenucleation erfolgreich für das ganze fernere Leben des Kranken behandelt werden. Dies erscheint auch biologisch insofern richtig, weil die sonst relativ unveränderte Schilddrüse nicht mehr dem pathologischen Druck der großen Cyste ausgesetzt ist und ihre normalen Funktionen weiterhin leisten kann.

Kinder- und Jugendstrumen zeichnen sich durch ihre Jodverträglichkeit aus; deshalb wird ein Versuch mit reiner Jodbehandlung empfehlenswert sein. Im allgemeinen läßt sich durch Verwendung von jodiertem Salz in vielen Fällen wesentliche Besserungen erzielen. Auch eine Kombinationsbehandlung von Jodkali und Drüsenpräparaten kann versucht werden. Treten Zeichen von stärkerer Hyperthyreose auf, so gestattet die Kenntnis der Thyreostatica diese Basedowifizierung abzubremsen und den Patienten der allfälligen, jedoch wenn möglich zu umgehenden Operation, zuzuführen.

2. Die Hyperfunktion. Jeder hyperthyreote Kropf, der auf eine interne Behandlung nicht reagiert, sowie jede basedowifizierte Kolloidstruma muß operiert werden. Diese Indikation umreißt BREITNER eindeutig in seiner Monographie aus dem Jahr 1928. SAEGESSER schreibt 1938 „dem Chirurgen gehören alle jene Basedowfälle, deren Schilddrüsenvergrößerung ein gewisses Maß überschreitet. Nicht angezeigt ist eine konservative Behandlung bei der Struma Basedowificata", und weiterhin „hat die Krankheit mehr als vier Jahre im vollen Maße bestanden, so ist meistens ein solcher Grad an körperlichem und geistigem

Siechtum vorhanden, daß ein operativer Eingriff in der Regel keine Aussichten auf Erfolg mehr hat. Diese völlig zerstörten Kranken mahnen dringend, die Länge der Behandlung einer Kritik zu unterziehen. — Eine klare Anzeigestellung zur operativen Therapie ergibt der Eintritt erkennbarer Herzstörungen. Unbedingt angezeigt ist der Eingriff bei Auftreten der absoluten Arrhythmie. Treten Zeichen von Leberschädigung auf, klinisch oft zuerst durch den Nachweis einer vermehrten Urobilinogen-Ausscheidung erfaßt, so soll die konservative Behandlung nicht weiter fortgesetzt werden."

BERARD und PEYCELON schreiben wörtlich: „Mais la valeur curative réelle des divers médicaments reste toujours aléatoire." CROTTI stellt in seinen letzten Arbeiten fest, daß zwischen Hyperthyreose und Basedow kein prinzipieller, sondern nur ein gradueller Unterschied besteht.

Über die Notwendigkeit, schwere Thyreotoxikosen und auch Basedowfälle einer chirurgischen Behandlung zu überweisen, sind Internisten und Chirurgen einig. Die Kenntnis der neuen Thyreostatica hat ausgedehnte Versuche gezeitigt, die Hyperthyreose mit solchen Medikamenten zu behandeln und die Operation zu umgehen.

Aus dem großen Krankengut der Klinik LAHEY geht eindeutig hervor, daß diese Mittel nur zur Vorbehandlung der Operation anzuwenden sind und bei nicht sinngemäßer Verordnung, bei zu großen Dosen und nicht entsprechender ärztlicher Kontrolle, Schaden für den Kranken erwächst. Die kritiklose Anwendung der Thioharnstoffpräparate hat zu Schädigungen der inkretorischen Funktion der Schilddrüse geführt und ist als Dauerbehandlung nicht zu empfehlen. So ausgezeichnet die Erfolge der Vorbehandlung für die Operation sind, so wenig erfolgreich sind die Dauerbehandlungen. Todesfälle sind bekannt geworden (MURRAY).

Aus diesen Überlegungen und der größeren Sicherheit des operativen Eingriffes bei Thyreotoxikosen ergibt sich zwangsläufig die Forderung, die Thyreostatica dahingehend zu benützen, die *Erfolgsmöglichkeiten der Operation bis zur Sicherheit zu gestalten und die Frühoperation bei Hyperthyreosen zu fordern.* Die Indikation ist bei diesen Kranken aus der verschiedenen Symptomatik und der wirklichen endokrinen Störung ohne und mit Vergrößerung der Schilddrüse zu stellen. Der GU. allein ist nur ein Symptom, welches durch wiederholte Untersuchungen und gleichbleibende Resultate als ein Faktor unter anderen zur Indikation herangezogen werden darf. Im allgemeinen ist eine GU.-Höhe von über 35% zu fordern, jedoch muß aufmerksam gemacht werden, daß es Hyperthyreosen ohne nachweisbaren erhöhten GU. gibt und erhöhter GU. ohne Zeichen irgend einer störenden Überfunktion der Schilddrüse vorkommt.

Es ist gleichgültig, ob es sich um den klassischen Morbus Basedowi, das toxische Adenom oder um eine Hyperthyreose mit und ohne Vergrößerung der Schilddrüse handelt.

Wenn ein Exophthalmus besteht, der auf die Überfunktion der Schilddrüse zurückzuführen ist, so erscheint die Operation oft mehr als gerechtfertigt, weil nur die Frühoperation eine bleibende Störung verhindert.

Die Störungen durch die Schilddrüse im Sinne einer Hyper- oder Dysthyreose, ohne Vergrößerung der Schilddrüse, sind ein Krankheitsbild, welches sich meist durch starke Blutfülle des Organs auszeichnet, Thyreoideahüpfen der oberen Polgefäße zeigt und durch die Unterbindung aller vier Polarterien und Resektion mit Erfolg behandelt werden kann.

Dazu sei auf ein Symptom aufmerksam gemacht, welches für die Unterscheidung zwischen einer einfachen und autonomen Übererregbarkeit des Sympathicus und der Forme fruste zu verwenden ist; bei Schildrüsenüberfunktion wird beobachtet, daß sich Kranke von einem niedrigen Sitz nicht richtig erheben können (Signe du tabouret). Diese Muskeldystrophien treten vorwiegend in den unteren Extremitäten bei Hyperthyreosen auf.

Es sei davor gewarnt, den sog. „fetten Basedow" operativ heilen zu wollen. Der „plump"-Typus spricht im Gegenteil sogar auf Thyreostatica an (CONWAY).

Der häufig von nicht operativ tätigen Ärzten vorgebrachte Einwand, daß ja keine Schilddrüsenvergrößerung bestehe und der operative Eingriff daher nicht gerechtfertigt sei, ist nicht am Platz. Die guten Erfolge nach der Operation bestätigen die Richtigkeit des Vorgehens.

Freilich ist es sinnlos, psychisch labile Menschen, die durch Überarbeitung oder seelische und körperliche Traumen vorübergehend ihr Gleichgewicht verloren haben, einer Operation zuzuführen. Die vegetative Dystonie ist keine Indikation zum operativen Eingriff und zur Reduktion der Schilddrüse. Die Unterbindung der Polgefäße bringt oft statt Besserung eine Vermehrung der Beschwerden. Die GU.-Werte sind bei solchen Kranken häufig erhöht und dürfen nicht zu voreiliger operativer Behandlung Anlaß geben.

Die Frühoperation als erstrebenswertes Ziel fordern auch schon BERARD und PEYCELON. Sie schreiben, daß die Frühoperation der Schlüssel des Problems sei und zur Senkung der Mortalität und zur Erhöhung guter Resultate beitrage.

Unter dem Einfluß gut durchgearbeiteter Vorbehandlung, sowohl mit Jod- als auch Thioharnstoffen, ist die Forderung der Frühoperation von chirurgischer Seite kein unbilliges Verlangen und führt zu ausgezeichneten Erfolgen. Kranke, die unfähig waren, Bergtouren zu unternehmen, konnten nach rechtzeitiger Operation genau wie vorher ihrem Bergsport nachkommen. Die Karenzzeit völliger postoperativer Ruhe muß allerdings mindestens ein halbes Jahr betragen.

Die Unterscheidung zwischen vegetativer Dystonie, nervösen allgemeinen Affektionen und einer wirklichen incretorischen Störung im Sinne einer Dysthyreose, gleichgültig, von welcher Seite sie ausgelöst wurde, ist nicht allein vom Chirurgen zu verlangen, sondern gehört einer engen Zusammenarbeit mit dem Internisten und einer wirklich gemeinschaftlichen Klärung an. Die Überschneidung der inneren

Medizin mit der Chirurgie bei den Erkrankungen der Schilddrüsen mit Funktionsstörungen erfordert gebieterisch gemeinsames Arbeiten. Die Tage, wo der Volksmund sagen konnte, „der Chirurg will nur schneiden“, sind vorüber und die Zeiten, in denen sich der Internist durch Operationsscheu auszeichnete, sind ebenfalls vorbei. Nur auf diese Weise kann gerade auf dem Gebiete der Hyperthyreosen die Frühoperation erreicht und von objektiver Seite kontrolliert werden.

Die Dysfunktion der Schilddrüse muß in ihrer ganzen Schwere frühzeitig erfaßt sein. Sie kommt öfter beim weiblichen als beim männlichen Geschlecht vor und es wird daher bei Frauen zusätzlich eine strenge Indikation gefordert.

Eine sehr wichtige Form der Hyperthyreose ist die sog. "forme galopant" nach CARNOT, die besonders rasches Eingreifen notwendig macht.

Bei Schwangerschaften ist der operative Eingriff nur mit Vorsicht zu erwägen, da die Vergrößerung und die schwere Belastung der Schilddrüse genügend bekannt sind. Bei schweren Störungen wird man sich auch bei Dysthyreosen zum Eingriff entschließen müssen, wobei jedoch besonders folgendes zu beachten ist:

1. Der Eingriff soll wenn möglich, in der ersten Hälfte der Schwangerschaft ausgeführt werden.

2. Die Vorbehandlung darf nicht mit Thioharnstoffen und ähnlichen Thyreostaticis durchgeführt werden, da die Gefahr einer intra-uterinen Schädigung der kindlichen Schilddrüse besteht.

3. Eine vorsichtige Lugolbehandlung darf eingeleitet werden.

4. Der Stoffwechsel der Mutter ist nach der Operation zu kontrollieren und bis zum Austragen der Frucht einer Dauerbeobachtung zu unterwerfen.

5. Eine milde Jodmedikation, zumindestens der Gebrauch von jodiertem Salz, ist empfehlenswert. Allerdings ist auf unsere Beobachtungen Rücksicht zu nehmen, daß postoperativ bei resec. Str. ein nochmaliges Aufflackern der Beschwerden bei einfachem Gebrauch von jodiertem Salz auftreten kann.

6. Verabreichung von Jod und nicht erklärbare Störungen können in Ausnahmsfällen auf zu geringe Dosierung zurückgeführt werden. Kontrollen des Blutjodgehaltes kündigen das Recidiv an und werden zusammen mit der GU.-Kontrolle entsprechende Hinweise geben.

LEIBOVICI und GILBERT-DREYFUS beschreiben die sekundäre Resistenz bei resec. Kranken, empfehlen bei absoluter Jodresistenz Vitamin A und Vitamin C als Antagonisten des Thyroxin und bezeichnen zur postoperativen Nachbehandlung Lugolsche Lösung und Vitamin A als Optimum.

Es darf nicht vergessen werden, daß bei Hyperthyreosen die Operation die Erkrankung nur in eine forme fruste verwandelt hat und jeder wegen Dysfunktion Operierte dringend einer Nachbehandlung bedarf.

In diesem Zusammenhang sei erwähnt, daß sich Alkohol am besten in Form von dunklem Bier zur Erholung des Gesamtzustandes und zur Dämpfung restlicher Beschwerden bewährt hat.

Die Struma Basedowificata bietet eine eindeutige Indikation zum Eingriff. Diese bedauernswerten Kranken kommen meist in recht schlechtem Zustand zum Chirurgen und hier soll vermerkt werden, daß Jodverordnungen bei einfachen Kolloidkröpfen ohne entsprechende Stoffwechseluntersuchungen — dazu gehören Blutjodspiegel, Grundumsatz, Calcium- und Kaliumspiegel und die Cholesterinbestimmung — nicht durchgeführt werden sollen. Die Indikation zur Jodbehandlung ist nach modernen Grundsätzen das Reservat einer entsprechend gut ausgestatteten Abteilung, die nicht nur die Indikation an sich, sondern entsprechend dem Ansprechen des Stoffwechsels, auf Jodgaben, wie beim Diabetiker, eine Einstellung der Joddosis vorzunehmen hätte.

Gerade Altersschichten, welche zwei Weltkriege miterleben mußten oder junge Menschen, die während des letzten Krieges einer absoluten Überbelastung ihres Nervensystems ausgesetzt waren, sei es durch Kriegseinwirkungen, Schmerzen, Verluste und widrige Lebensumstände, sind der Basedowifizierung ihrer sonst harmlosen Schilddrüsenvergrößerung sehr zugänglich.

Ist durch das oft in minimalen Mengen zugeführte Jod die Basedowifizierung im Gange, so nützt nur mehr der operative Eingriff. Dem Chirurgen soll der Versuch vorbehalten sein, mit hohen Joddosen die Entwicklung der Erkrankung aufzuhalten, weil er diese Maßnahmen als Vorbereitung zur Operation braucht. Auf Propylthiouracil sprechen solche Kranke gut an und die Operationsgefahr ist so gering, daß ohne weiteres bei solchen, meist jugendlichen Kranken zur Operation zu raten ist.

In diesem Krankheitssektor finden sich auch viele Patientinnen, denen in fast unverantwortlicher Weise bei kaum nennenswertem Blähhals, aus rein kosmetischen Gründen Jod verordnet wurde.

Jod und Thioharnstoffe sind aus der kritiklosen und vielpropagierten allgemeinen Anwendung herauszuheben und sollen nur mit strenger Indikation und Stoffwechselkontrolle verabreicht werden. Daß in der Praxis verhältnismäßig wenig Schaden angerichtet wird, ist unter anderem damit zu erklären, daß die an sich unruhigen Patienten leicht geneigt sind, verschiedene Ärzte zu konsultieren.

Der Meinung CHILDS kann nicht zugestimmt werden, wonach bei Exophthalmus und geringen toxischen Symptomen mit der Operation zuzuwarten und bei solchen Fällen eine Indikation für die Behandlung mit Propylthiourazil zu sehen ist.

Da eine genaue Diagnose der Schilddrüsenveränderung nur durch einen histologischen Befund möglich und die Reaktion der Schilddrüse, sowie ihre biologische Wertigkeit nicht völlig abschätzbar ist, sind wir gezwungen, die Frühoperation zu befürworten, wenn eine Prophylaxe in der Medizin getrieben werden soll.

Da normale Schilddrüsen plötzlich mit einem schweren Basedow auf irgendwelche Einflüsse reagieren und der Kolloidkropf durch ein toxisches Adenom unmittelbar schwerste Wirkungen auf den gesamten Stoffwechsel ausüben kann, soll nachdrücklichst die Behauptung aufgestellt werden, *daß eine Thyreotoxikose bei klargestelltem Krankheitsbild möglichst früh operiert werden muß. Die Sensibilisierung gewisser Organsysteme ist einer Dauerheilung umso eher zugänglich, je früher der Eingriff durchgeführt wurde;* es kann sich dabei um das cardiovasculäre, das oculäre oder das Nervensystem mit allen ihren pathologischen Symptomen handeln.

Der Exophthalmus, ein den Kranken sehr oft belästigendes Symptom, verschwindet ebenfalls nur bei frühbehandelten Fällen. Ist dieses Symptom sehr ausgeprägt und besteht längere Zeit, so ist die Aussicht, es durch die Operation zum Verschwinden zu bringen, sehr gering.

Bei inkretorischen Störungen mit Überfunktion der Schilddrüse ist daher eine relativ klare Indikation zur Prophylaxe und zum Früheingriff gegeben.

Bei Kröpfen mit Unterfunktion ist die Operationsnotwendigkeit nicht so klar abzugrenzen. Es ist bekannt, daß auch bei Minderleistung der Schilddrüse durch die Resektion sogar bei Unterbindung aller vier Polgefäße, eine Erholung des restlichen Gewebes eintritt und die Operation vollen Erfolg bringen kann. Diese oftmals bewiesene Tatsache ist nur damit zu erklären, daß der Druck des gewucherten Drüsengewebes wegfällt, die vollkommen neuen Zirkulationsverhältnisse dem Rest der Drüse die normale Funktion ermöglicht und der plötzliche Verlust und incretorische große Ausfall von Schilddrüse eine reziproke Beeinflussung der Hypophyse auslöst und die Vermehrung von thyreotropen Hormon verursacht.

Mechanische Einflüsse, sei es durch Ptose der Schilddrüse, durch Einengung, Verdrängung oder Malacie der Trachea oder retrosternale Lage bedingen eine absolute Indikation zum Eingriff; es handelt sich meist um ältere Menschen, die das 40. Lebensjahr überschritten haben. Die Unterfunktion der Schilddrüse, oft in Form eines Kolloidkropfes, zeigt sich bei diesen Kranken jahrzehntelang ohne wesentliche Beschwerden, um dann infolge Verdrängungserscheinungen zu örtlichen Störungen oder Herzbeschwerden Anlaß zu geben. Solche Patienten sind auch im hohen Alter der Operation zuzuführen, weil bei richtiger Jodvorbehandlung, entsprechender Bettruhe und allgemeiner Therapie, die Erfolge ausgezeichnete sind.

Die Kenntnis der Arbeiten von CRILE jun. und DEMPSEY, die bei über 700 Kropfoperierten 3,9% maligne entartete Strumen fanden und die Angaben, daß in der Organliste der Schilddrüsenkrebs an 16. Stelle statistisch festgelegt ist, erleichtern den Entschluß, zur Operation zu raten. Sogar bei Kindern können Adenome auf Malignität suspekt sein

In diesem Zusammenhang muß allerdings erwähnt werden, daß die Resektion der Schilddrüse nicht gegen Malignität schützt und daher nicht zur Prophylaxe gegen das Schilddrüsencarcinom herangezogen werden darf.

Frühzeitige Interventionen führen jedoch zum Erkennen einer malignen Degeneration und sind deswegen bei älteren Kropfträgern insofern von Wert, weil die Radikaloperation des Schilddrüsentumors sofort angeschlossen werden kann.

Der postop. eventuell auftretenden Hypofunktion kann die Opotherapie entgegengesetzt werden. In den seltensten Fällen ist der an sich schon herabgesetzte Stoffwechsel so weit gestört, daß solche Maßnahmen notwendig sind. Wenn ein Myxödemschaden bei korrekt zu rückgelassenem großen Drüsenrest auftritt, ist eine Transplantation von Hypophysen mit gleichzeitiger Verabfolgung von Thyreoidea einzuleiten.

Die Beschreibung des Kolloidkropfes mit Unterfunktion, mechanischen Störungen und Minderleistung des Herzens, führt nach BLUMGART weiter zur Indikation zur totalen Thyreotectomie bei Herzkranken. Nach meiner Erfahrung reagieren Herzkranke, dazu sind die schweren Myocardschäden bei massiven Kropfträgern hinzuzurechnen, auf die radikal ausgeführte Resektion der Schilddrüse ebenfalls sehr gut. Eine totale Entfernung der Schilddrüse ist in solchen Fällen nicht notwendig, weil die Normalisierung des Stoffwechsels mit wesentlicher Abbremsung der Schilddrüsenfunktion schon durch eine subtotale Resektion gewährleistet ist.

Bei ganz großen Kröpfen, die zu schwerster mechanischer Verdrängung geführt haben, ist als Indikation zur Operation niemals der Einlieferungszustand maßgebend. Nach entsprechender 3—4wöchentlicher Vorbehandlung mit relativ strenger Bettruhe und hohen Joddosen, lassen sich solche Fälle oft überraschenderweise bessern und operationsreif machen. Die absolute Notwendigkeit des operativen Eingriffes ist auch im hohen Alter gegeben. Die Gefahr des Eingriffes kann nur durch vielwöchentliche Vorbehandlung, schonendes Vorgehen während des Eingriffes und sogar Beschränkung auf Halbseitenresektion gesenkt werden; in der postop. Phase durch Vermeiden der halbsitzenden Lage und oxygener Therapie.

P. HUBER nimmt gegen die zu radikale Ausrottung der Schilddrüse bei Herzkranken Stellung und empfiehlt ebenfalls, die Resektion nur auf jenes Ausmaß zu beschränken, das zur Beseitigung der Trachealkompression notwendig ist.

Mechanische Ursachen.

Häufig verlangen Kranke mit sichtbarem Knotenkropf die Operation aus kosmetischen Rücksichten. Wenn in früheren Abschnitten diese Art des Eingriffes abgelehnt wurde, so muß nun eingehend zu diesem Problem Stellung genommen werden. Jede äußerlich sichtbare Vergrößerung der Schilddrüse wirkt sich doch irgendwie störend aus. Bei sehr eingehender Untersuchung ist besonders beim Cystenkropf, eine mechanische Verdrängung nachweisbar. Ist ein solcher Befund vorhanden und sind die vom Kranken vorgebrachten Beschwerden glaubhaft, ist gegen den Eingriff nichts einzuwenden.

Geringe Veränderungen sollen jedoch den Chirurgen dazu verhalten, den Patienten auf gewisse Gefahren der Operation aufmerksam zu machen, vor allem auf den nicht zu garantierenden kosmetischen Erfolg. Vorbehaltlos soll dem Grundsatz von HUBER zugestimmt werden, daß „jede Struma, die einen stärkeren Druck auf Nachbargebilde ausübt, operiert werden soll, sofern keine ausgesprochene Kontraindikation vorliegt und sofern es sich nicht um einen voraussichtlich nur vorübergehenden Druck handelt".

Mechanische Ursachen bedingen im allgemeinen bei der heute relativ geringen Gefahr der frühzeitig oder rechtzeitig durchgeführten Kropfoperation eine Indikation zum Eingriff, weil jedes Zuwarten und jedes weitere Jahrzehnt die Gefahrenquote wesentlich erhöht.

In besonderen Fällen können kleine Cysten zweifellos lange Zeit stationär bleiben, den Träger außer einer Verunstaltung kaum beschweren und bis ins hohe Alter ohne besondere Erscheinungen ertragen werden.

Dies führt zu jenen Kropfformen, die durch ihre Lage oder durch ihr beim Schlucken abnormes Verhalten unangenehme Erscheinungen hervorrufen können. In solchen Fällen ist keine wesentliche Änderung zu erwarten und die Operation ist indiziert.

Die Einteilung nach HUBER betr. die mechanischen Ursachen:

I. Sichtbare kosmetische Störung,

II. Schweregefühl durch die ausschließlich nach außen ausladende große Struma,

III. Druckerscheinungen auf die Nachbarorgane, insbesonders Trachea, Oesophagus, Halsgefäße, seltener Nerven (N. recurrens, symp. Grenzstrang),

sind ein Rahmen, der für die praktische Indikation gut verwendbar ist und in klarer Weise den Standpunkt betont, bei mechanischen Ursachen den Eingriff nicht zu verzögern, bei kosmetischen Störungen die soziale Indikation beim Kropfträger ebenfalls in Rechnung zu stellen.

Auch bei mechanischen Ursachen ist eine Frühoperation, wenn möglich, anzustreben, allerdings mit dem Einwand, daß im Gegensatz zur toxischen Struma auch längeres Zuwarten sich ohne Schaden über Jahre erstrecken kann.

Zwar wird die Frühoperation der Knotenkröpfe schon von LINGENFELTER und HOWARD empfohlen, da vor allem diese leicht zu basedowifizieren sind und solche toxische Knotenkröpfe schlechter auf Propylthiourazil ansprechen, als diffuse toxische Parenchymstrumen.

MELLANBY hat als das moderne Ziel der Medizin die Prophylaxe bezeichnet; diesem Ausspruch kann sich der Kropfoperateur vorbehaltlos anschließen. *Das Ziel der modernen Indikation ist der operative Eingriff zu dem Zeitpunkt, in welchem der Kranke die Möglichkeit hat, mit größter Sicherheit gesund vom Tisch zu steigen.*

Wer vor zirka 30 Jahren den Kropfträgern in den Alpenländern Aufmerksamkeit schenkte, wer vor 50 Jahren diese Gegenden durchwanderte und heute noch dazu Stellung nehmen kann, wird zugeben müssen, daß die unförmigen, den Träger belästigenden und bedrohenden Kröpfe seltener geworden sind. Bei eigener Tätigkeit durch fast drei Jahrzehnte ist schon eine wesentliche Zunahme der früh- und rechtzeitig durchgeführten Operationen und eine entsprechende Abnahme der verschleppten, verspätet eingewiesenen Fälle zu beobachten. Wenn auch die Mortalitätsrate bei Kropfträgern eine relativ geringe ist, so muß das *Ziel der Indikation der Früheingriff mit größter Sicherheit sein*.

Contra-Indikationen.

Schlechter Allgemeinzustand bei Hyper- und Dysthyreosen ist eine Warnung vor operativem Eingriff, da trotz aller Korrektheit eine postop. Krise zu erwarten ist. Solche verschleppte Fälle sind einer entsprechenden Vorbehandlung zu unterwerfen, von deren Erfolg die Anzeige zum Eingriff abhängt. Zu spät eingewiesene Kranke und hoffnungslos Stoffwechselgestörte sind nicht mehr zu operieren. Sie sind eine Belastung für die Statistik der Chirurgie und können den Internisten zur Annahme verleiten, daß die Operation mit einer hohen Mortalität verbunden wäre.

Die oben beschriebene Ausnahme ist so zu modifizieren, daß durch längeres Abwarten und innere Behandlung unbedingt jener Zustand erreicht werden soll, der dem Chirurgen die beste Chance für den Operationserfolg bietet.

Auch bei älteren Kropfträgern soll der Eingriff nur dann ausgeführt werden, wenn die eingeleiteten therapeutischen Maßnahmen und langdauernde Vorbehandlungen Aussicht auf Erfolg bieten. Das Alter allein ist nicht entscheidend. Patienten mit Herzstörungen, gleichgültig welcher Art, dürfen nicht ohne kritische interne Untersuchung und allfälliger Behandlung zur Operation kommen. Allgemeine Gegenindikationen, also Erkrankungen, die mit der Schilddrüse nicht im Zusammenhang stehen, dürfen einer gründlichen Voruntersuchung nicht entgehen und sind fallweise als Operationshindernis zu werten. Diabetes ist keine Gegenindikation, wenn der Stoffwechsel einwandfrei ist.

Bei der Besprechung der Indikation soll der Vollständigkeit halber die Behandlung mit Radiumjod erwähnt werden. Diese Möglichkeit haben allerdings nur wenige Kliniken, sie wird teils zur Therapie der Basedowkranken, teils zur Therapie der malignen Tumoren der Schilddrüse eingesetzt. Soweit aus dem amerikanischen Schrifttum ersichtlich, hat man widersprechende Resultate erzielt. Nach den Mitteilungen von TRUNNELL, MARINELLI, DUFFY u. a. wurden bei fast 50% der Fälle wesentliche Erfolge erreicht.

Die Anwendung des radiumaktiven Jod bei Basedowkranken scheint nicht ohne Gefahr zu sein. Von PEMBERTON, HAINES und KEATIN jr. wird mitgeteilt, daß Myxödem nach dieser Behandlung häufiger zu beobachten sei, als nach operativen Eingriffen. Sie empfehlen die Anwendung des radiumaktiven Jod nur bei toxischen Recidivstrumen und bei älteren Kranken.

JACKSON hat exophthalmischen Kropf mit radiumaktiven Jod (J^{131}) ohne Erfolg behandelt, nach einigen Monaten trat sogar während der Therapie Verschlechterung auf und die Operation war trotzdem notwendig. JACKSON fügt außerdem hinzu, daß toxische Adenome nicht behandelt werden sollen. Die Therapie mit radiumaktiven Jodisotopen führt merkwürdigerweise sowohl zu Myxödem als auch zu Thyreotoxikose.

41. Postoperatives Myxödem.

Das Krankheitsbild des Myxödem war CHARCOT als Cachexie pachydermique bekannt. Bessere Kenntnis über die Schilddrüsenfunktion erhielten wir durch den Bericht von Sir W. GULL aus dem Jahr 1874, der schon 1873 fünf Fälle einer eigenartigen Erkrankung beschrieb: "On a cretinoid state, supervening in adult women." 1878 bezeichnete ORD diesen Zustand als Myxödem, in der Annahme, daß die außerordentliche Zunahme des Unterhautzellgewebes auf eine Schleimansammlung zurückzuführen sei. ORD stellte auch schon bei einer Obduktion die Atrophie der Schilddrüse fest und erklärte diesen Zustand mit einer Minderwertigkeit der Schilddrüse.

Erst die schlechten Ergebnisse der Totalexstirpation brachten die klare Erkenntnis der Zusammenhänge zwischen Schilddrüsenunterfunktion und Myxödem. REVERDIN berichtet 1882 über die schädlichen Folgen der Totalexstirpation des Kropfes, zugleich mit Schilderung des Krankheitsbildes. Ein Jahr später beschrieb KOCHER die gleiche Erscheinung, welche er Cachexia strumipriva nannte. Die eingehende Beschreibung KOCHERs ist fast vollständig, weil er damals schon beinahe alle Symptome des p. o. Myxödem klar umrissen hat. REVERDIN bezeichnete den operativ hervorgerufenen Schaden als Myxödem.

Auf Grund dieser Erkenntnisse wurden bei vielen Tieren Totalentfernungen der Schilddrüse vorgenommen, wobei sich zeigte, daß bei Hunden und Katzen infolge Entfernung der Epithelkörperchen eine Tetanie entstand, während Kaninchen, Schafe und Ziegen nur geringe Tetaniesymptome zeigten. Dieser Befund ist bemerkenswert, weil die Carnivoren andere Reaktionsbereitschaft zeigten als die Herbivoren. 1895 entdeckte LEVY, daß schilddrüsenlose Tiere ihre Wärmeproduktion 30—40% verringern und die Stoffwechselsenkung jahrelang bestehen kann. Eine besonders wichtige Beobachtung zeigt, daß Schilddrüsenreste bei solchen Tieren regenerieren und ein Wiederanstieg des Stoffwechsels erfolgen kann. Jüngere Tiere sind besser regenerationsfähig als alte.

Bei den operativ Geschädigten ließ sich nicht nur ein entstehendes Myxödem nach totaler Entfernung der Schilddrüse beobachten, sondern wurden nach Teilentfernung Fälle von Myxödem festgestellt, so wie nach der bewußten Totalexstirpation, am Beginn der op. Tätigkeit an der Schilddrüse auch schon festgelegt worden war, daß nur ein Teil aller Operierten ein Myxödem bekam.

Die fortgeschrittene Technik hat die Zahl der p. o. Myxödemfälle stark eingeschränkt. 1949 hat BREITNER auf der österreichischen Ärztetagung in Salzburg neuerlich auf ein stärkeres Vorkommen dieses Krankheitsbildes nach Unterbindung aller vier Schilddrüsenarterien hingewiesen und, abgesehen von der Frage der operativen Technik, die Notwendigkeit bewiesen, sich auch heute noch mit dem Problem des p. o. Myxödem zu befassen.

1938 erwähnt URBAN, daß er ein p. o. Myxödem noch nicht erlebt habe und erklärt es damit, daß er die Resektion der Schilddrüse in der Regel nur bis auf ein Drittel der normalen Größe durchführte. Falls eine ausgedehnte Reduktion der Schilddrüse vorgenommen werden mußte, wurden ein oder mehrere Implantationen von Schilddrüsengewebe durchgeführt. URBAN schreibt, „wir haben im Laufe der Jahre hundert homoplastische Schilddrüsenimplantationen ausgeführt und stehen im Gegensatz zu anderen Chirurgen auf dem Standpunkt, daß das Implantat keinen anderen Zweck hat, als dem Kranken Schilddrüsensaft zu geben und ihn über die kritische Periode zu halten, bis sich der zurückgelassene, von dem Druck der Knoten befreite Schilddrüsenrest, erholt und die Funktion wieder aufgenommen hat. Eine funktionelle Organeinheilung in dem Sinn, daß das Implantat die Schilddrüse dauernd ersetzt, findet nicht statt. Das Implantat wird nach Wochen und Monaten vollständig resorbiert".

URBANS prophylaktische Einpflanzung von Schilddrüse führt zu den Versuchen, das Myxödem dauernd zu heilen. Die Substitutionstherapie wurde ursprünglich in einfachster Weise mit frischer Drüsensubstanz gemacht. Der von BREITNER erwähnte Fall EISELSBERGS zeigt klar und eindeutig, daß mit frischer Kalbsschilddrüse das Myxödem erfolgreich behandelt werden kann und die Symptome schwinden. Er demonstriert außerdem, daß eine anatomische Kenntnis der Schilddrüse bei den Fleischhauern nicht vorauszusetzen sei, nach der sie mit Sicherheit zwischen Schilddrüse und Bries unterscheiden könnten. Diese Möglichkeit besteht auch jetzt noch.

BREITNER gibt täglich 1—6 g Drüsensubstanz per os. Die Einspritzungsbehandlung wurde ebenfalls mit gutem Erfolg versucht. Injektionen von lebendem Gewebsbrei erwiesen sich jedoch als umständlich und führten dazu, Organextrakte aus getrockneten Schilddrüsen herzustellen und mit diesen zu behandeln. Es gelang mit diesem Extrakt in Tablettenform, Myxödemkranke sehr wesentlich zu bessern und fast alle Symptome zum Verschwinden zu bringen. Allerdings wurde festgestellt, daß eine Dauerbehandlung dieser Kranken notwendig sei. Unangenehmer war die Erfahrung, daß trotz Verschwinden der meisten Symptome die Myxödemkranken oft über unklare allgemeine Beschwerden klagten und die Präparate in einigen Fällen scheinbar eine toxische Wirkung auf das Herz ausübten. Ähnliche Erscheinungen.

wie bei Angina Pectoris, werden bei Myxödemkranken beobachtet und
HURXTHAL führt diese auf eine gewisse Anoxämie des Herzmuskels zurück. Steigende Dosen von Thyroxin oder trockener Drüsensubstanz
sind nur geeignet, die Beschwerden zu vermehren und es ist bei solchen
Kranken notwendig, die übliche Dosis auf kleinste Gaben zu reduzieren.

FÜRTH, ZYON und OSWALD sowie CARTER und seine Mitarbeiter
untersuchten die Wirkung der Schilddrüsenzufuhr auf Herz und Kreislauf. Die intravenöse Injektion von gereinigten Jodthyreoglobulin-
lösungen führt zwar nur zu einer leichten Blutdrucksenkung, jedoch
nach einer Latenzperiode zu merklicher Herzvergrößerung.

LEWIS und McEACHERN konnten nachweisen, daß die Tachycardie
mit Thyreoidea behandelter Kaninchen noch einige Stunden nach Über-
führung des Herzens in eine Ringer-Locke-Lösung anhält. Daraus ist
zu ersehen, daß sich trotz fortschreitender chemischer Erkenntnisse und
Entdeckungen von BAUMANN, KENDALL und OSWALD, sowie einer weitgehenden Erforschung der Jodwirkung auf die Schilddrüse, toxische
Erscheinungen sich bei der Behandlung nicht immer umgehen lassen.

Die synthetischen Präparate sind in ihrer Verabfolgung wesentlich
sicherer und einfacher. Das von HARINGTON und BARGER 1927 syntheti-
sierte Thyroxin wird per os in Form verschiedener Salze mit gutem
Erfolg gegeben.

DUDLEY HART und N. F. McLAGAN haben das Salz von L-Thyroxin
als vollwirksam in täglichen Dosen von 0,15—0,3 mg bei Myxödem gefunden. Ihre Beobachtungen zeigen, daß das L-Thyroxin ebenso aufgenommen wird, wie das Hormon in getrockneter Schilddrüse.

Neben diesen fortschrittlichen Versuchen haben sich auch die
Chirurgen bemüht, mit Hilfe von Drüsenüberpflanzungen Dauererfolge
zu erreichen. Der Fall EISELSBERG — Einheilung eines eingepflanzten
Schilddrüsenadenoms in die Bauchhöhle — zeigt, daß sich bei entsprechenden Wachstumsvalenzen tatsächlich Schilddrüsengewebe längere Zeit bei Überpflanzung halten kann. Der Versuch, Drüsen von
Tieren auf den Menschen zu übertragen, also die Heterotransplantation,
hat bisher immer zu Mißerfolgen geführt, weil die überpflanzte Drüse
wohl einheilte, aber ihre funktionelle Wirkung nur in der Resorption
der in ihr vorhandenen Wirkstoffe bestand.

Eigene Untersuchungen, die schon vor Jahren mit Parabiose und
Blockierung des reticuloendothelialen Systems durchgeführt wurden,
ergaben bei verschiedenen Drüsen und Homoioplastik, daß nur der Eierstock und die Schilddrüse längere Zeit einheilten, jedoch im allgemeinen
nach sechs Monaten resorbiert waren.

Daraus ist zu schließen, daß die Überpflanzung einer Drüse vom
Tier auf den Menschen nur insofern als Zielpunkt von Wert sein
kann, wenn eine *volle Inkretwirkung dieser Drüse vorübergehend und
nur vorübergehend erforderlich ist und aus dieser zeitlichen Wirkung
für den Kranken der Zustand erreicht wird, daß er mit seiner eigenen
Drüse wieder sein Auskommen findet.* Dieses Zuhilfekommen hat oft
bei voller Drüsenwirkung viel bessere Erfolge gezeitigt. Typisch ist

der mit Drüsenpfropfung behandelte Fall von Diabetes insipidus, den
BACHMANN vor einigen Jahren veröffentlichte. Die Extraktbehandlung
ergab keine therapeutischen Erfolge, während die Überpflanzung einer
Hypophyse schlagartig Besserung brachte.

Der Wert einer kausalen Therapie durch eine Transplantation ist
deshalb nicht abzulehnen, weil zumindest einige Zeit lang eine volle
und natürliche Inkretwirkung erreicht wird.

Die auto- oder homoioplastische Einpflanzung einer Schilddrüse
hat nur einen zeitlich sehr begrenzten Erfolg. Nach einigen
Monaten verschwinden diese Transplantate, deren Größe immer nur
beschränkt sein kann, da sonst eine zentrale Nekrose eintritt und der
Körper das übergroße Transplantat nicht bewältigt.

Die Übertragung von Schilddrüsen, besonders von Basedow-Patien-
ten, bringt nach eigenen Erfahrungen nur vorübergehende Erfolge und
die Aufsaugung der Setzlinge erfolgt nach Ablauf von 3—6 Monaten,
gleichgültig in welches Bett immer sie eingepflanzt werden. Diese Resultate decken sich mit der von BREITNER erwähnten Schilddrüsentrans-
plantation mittels Gefäßnaht, die von BOGORAS durchgeführt und während 6 Monate beobachtet wurde. BREITNER selbst bemerkt, daß der
Fall nachgeprüft und über Jahre hinaus verfolgt werden muß. Er zitiert
in diesem Zusammenhang den Ausspruch von LEXER, wonach man bei
Homotransplantationen von Schilddrüse reine Erfolge überhaupt nicht,
Teilerfolge nur selten erwarten darf.

Lange Zeit schenkten Tierexperimentatoren und Chirurgen dem Ort
der Einpflanzung besonderes Augenmerk. Es sei in diesem Zusammenhang auf die Abhandlungen von BREITNER und anderen verwiesen. Die
Einpflanzung von Schilddrüsengewebe in das Knochenmark und die
Milz zeigt, in welchem Ausmaß man sich bemühte, ein Angehen dieser
übertragenen Drüsenzellen zu erreichen. Bei diesen operativen Eingriffen darf ein wichtiger Punkt nicht übersehen werden, d. i. die Gefahr des Eingriffes an sich. Einpflanzungen von Schilddrüsen in das
Bauchfell, in die Milz usf. sind Operationen, die nicht nur in ihren
weiteren Effekt mißlingen können, sondern auch eine Gefahrenquote
für den Patienten bedeutet.

Das Schicksal des Transplantates hängt in erster Linie von der
erfolgenden Gefäßversorgung, Ruhe und gleichmäßiger Wärme in ge-
schützter Lage ab. Die Aufsaugungszeit wird sich immer auf einige
Monate erstrecken. Daher ist es nicht notwendig, eine besondere Stelle
zur Transplantation zu suchen. Nach meiner Erfahrung hat sich *im
Bereich der hinteren Achselfalte die intramuskuläre Einpflanzung von
Transplantaten sehr bewährt.*

Die Ersatzbehandlung mit Schilddrüsensetzlingen hat ebenfalls gezeigt, daß eine Einheilung für immer nicht erfolgt und daß sie gleicherweise wie die orale Substitutionstherapie, auf dauernde Wiederholung
solcher Eingriffe angewiesen ist.

Bei beiden Arten, der Drüsenverfütterung per os sowie der Ver-
fütterung synthetischer Präparate oder bei wiederholten Transplanta-

tionen ist festzustellen, daß in einigen Fällen immer weniger Schilddrüsenzufuhr vom Kranken gebraucht wird und schließlich nach jahrelanger Behandlung ein scheinbares Erholen der Schilddrüsenreste möglich ist. Diese Tatsachen legen die Idee nahe, nach einer Methode zu suchen, die fähig wäre, dem Schilddrüsenrest solche endocrine Impulse zu geben, daß er in absehbarer Zeit fähig wäre, seine volle eigene Funktion wieder aufzunehmen. In diesem Zusammenhang muß an die Hypophyse erinnert werden.

Im Jahre 1929 haben LOEB und ARON, unabhängig voneinander, eine fördernde Wirkung der Vorderlappensubstanz der Hypophyse auf die Schilddrüse entdeckt. Die Feststellung eines thyreotropen spezifischen Hormon des Vorderlappens ist von außerordentlicher Wichtigkeit. Es zeigt weder somatotrope, gonadotrope, noch andere Wirkungen. JUNCKMANN und SCHOELLER sowie LOESER haben das thyreotrope Hormon zum erstenmal annähernd rein dargestellt. Es ist nur bei vorhandener Schilddrüse wirksam und die totale Exstirpation des Organs bringt die spezifischen Wirkungen des Hormons zum Verschwinden.

Wird die Hypophyse entfernt, so ist eine Hypothyreose die Folge und H. McLEAN EVANS schreibt deshalb, „man wäre berechtigt, zu fragen, bis zu welchem Ausmaß der Kretinismus oder das Myxödem als primäre Störungen der Hypophyse und nur als sekundäre Störungen der Schilddrüse angesehen werden könnten".

ANDERSON und COLLIP haben ein antithyreotropes Hormon entdeckt. COLLIP nimmt an, daß alle Hormone von im Blut enthaltenen Antihormonen begleitet und mit diesen gepuffert sind.

Die Entfernung der Hypophyse führt zu ausgedehnter Atrophie der Nebennierenrinde. Hypophysenimplantate oder Einspritzung von solchen Drüsenextraten können den Schwund der Nebennierenrinde rückgängig machen. Wenn diese experimentellen Beobachtungen zu Recht bestehen, ist durchaus anzunehmen, daß eine entsprechende Mehrleistung der Hypophyse imstande wäre, die restlichen Teile einer geschädigten Schilddrüse, oder kleine Reste eines zurückgelassenen Schilddrüsenanteiles ohne wesentliche inkretorische Minderleistung, durch vermehrten Impuls zu einer Hochleistung zu bringen und damit das Defizit der Schilddrüsenverminderung auszugleichen.

Die Hypophyse ist mit ihren Hormonen für viele Drüsen bestimmend. Die Entfernung dieses Organs führt zum Wachstumsstillstand, Schwund der Gonaden und verursacht eine Involution der Schilddrüse beim Säugetier. Nach den Arbeiten von SMITH P. E. und SMITH I. P. im Jahre 1922 zeigten Versuche bei Kaulquappen, daß verfütterte Hypophyse zur Schilddrüsenhyperplasie führt.

Theoretisch ist zu bedenken, daß die Reaktionsfähigkeit des Erfolgsorgans noch vorhanden sein muß, um mit der Hypophyse und ihrem thyreotropen Hormon eine Mehrleistung der Schilddrüse zu erzwingen.

Wenn die Wegnahme der Hypophyse zu Atrophie des Schilddrüsengewebes führt, so konnte an Säugetieren nach P. E. SMITH festgelegt werden, daß mit Vorderlappensubstanz der Normalzustand dieser Drüse wieder hergestellt werden kann.

Bei breitester Anwendung von Vorderlappensubstanz kann nicht nur eine Schilddrüsenvergrößerung bei normalen Tauben ausgelöst werden, sondern auch eine deutliche Vergrößerung und Hyperplasie dieser Drüse, verbunden mit Exophthalmus bei normalen Enten und normalen Säugetieren. Diese Arbeiten von SCHOCKAERT, LOEB, BASSETT, ARON und anderen beweisen, daß die Hypophyse zumindest beim Tierexperiment imstande ist, eine Schilddrüse mit Minderleistung, deren Genese nicht erörtert werden soll, so anzuregen, daß wiederum eine relative Normalleistung produziert wird.

Sehr wesentlich erscheint es, die Wichtigkeit des Jods für den normalen Ablauf des Stoffwechselgeschehens, welches mit der Schilddrüsentätigkeit in Korrelat steht, zu beachten. Hier erscheint es auch außerdem notwendig, bei solchen Transplantationen nicht nur auf die stimulierende Wirkung des Hypophysenvorderlappens Bedacht zu nehmen, sondern dem Kranken nach der Transplantation auch jene Jodmengen in ausreichender Weise zur Verfügung zu stellen, die das Stoffwechselgleichgewicht im Korrelat der endocrinen Drüsen mit einem Minimum an Kraftaufwand herstellen können. Der Jodgehalt der Schilddrüse geht im allgemeinen parallel mit der Menge des sichtbaren Kolloids. MARINE und WILLIAMS sowie MARINE und LENHART vertieften unsere Kenntnisse über die Beziehungen des Jods zur Schilddrüsenstruktur. Sie demonstrierten, daß die Jodspeicherung sich im allgemeinen verkehrt proportional zum Grad der funktionellen Hyperplasie verhält. In Fällen extrem hoher Grade von Schilddrüsenhyperplasie zeigte sich der Jodvorrat gänzlich erschöpft.

Eine wichtige Tatsache ist die Schwankung des Jodgehaltes, die saisonmäßig nachweisbar ist, im Frühjahr eine Erniedrigung und gegen Ende des Sommers eine Erhöhung aufweist.

Da die Schilddrüse bisher als einziges Organ zur Bereitung eines jodhältigen Hormons bekannt ist, muß diese Fähigkeit durch Jodgaben nach der Transplantation unterstützt werden. Es ist zwar im Vorderlappen der Hypophyse sowie im Eierstock ebenfalls Jod nachzuweisen, jedoch naheliegend, infolge der inkretorischen Verflochtenheit zwischen Hypophyse, Ovar und Thyreoidea einen thyreoigenen Ursprung anzunehmen. Wichtig ist das Anbot genügender Jodmengen nach der Transplantation, gleichgültig woher immer das Jod in den anderen Organen kommt.

Nach diesen Überlegungen wird man sich entscheiden müssen, in welcher Form man das Jod physiologischerweise dem Kranken im Anschluß an eine Hypophysentransplantation verabfolgt. Wir haben zwei Wege zur Wahl. Der erste ist die Abgabe von Jod in Form seiner Salze, wobei sich das Jodnatrium als stimulierend besonders geeignet erweisen dürfte. Nach DUERST steht die Kaliumwirkung in völligem Gegensatz zur Kalkwirkung auf das Schilddrüsenkolloid. Trotzdem es die stärkste Base ist, erweist es sich im menschlichen und tierischen

Organimus elektrochemisch als negativierend, daher ansäuernd. Diese Wirkung beruht nach Duerst auf der negativierenden Aktion der Beta-Radiumstrahlungen, die von dem Metall selbst mit allen seinen Salzen ausgehen. Kalium steigert die Schilddrüsenfunktion. Zondek und Reiter sind der Meinung, daß der Organismus mit Hilfe des Kalium die Schilddrüsenfunktion anrege oder verstärke, das Calcium dagegen die umgekehrte Wirkung auslöse. Gleichgültig wie weit die Kalium-Calcium-Proportion sich im Körper selbst regelt, ist es doch wesentlich, sich bei Verabreichung von Jodsalzen des voraussichtlich wirksameren Kaliumsalzes zu bedienen. Duerst schreibt der Kalifunktion erhöhte Thyreoideatätigkeit zu, weil es durch Verflüssigung des Kolloids wirksam ist. Jod wirkt als negativierend ansäuernd auf die Schilddrüse und unterstützt ihre Tätigkeit in eindeutiger Weise. Seine Verordnung in Form des Kaliumsalzes ist also theoretisch zu vertreten.

Der zweite Weg, Jod in geeigneter Form dem Patienten zuzuführen, ist die Abgabe von nativen Schilddrüsengewebe in irgendwelchen Extrakten. Dazu sei erwähnt, daß Trockenextrakte, wie sie von der Industrie in verschiedenster Weise in den Handel gebracht werden und synthetische Präparate immer nur eine uns derzeit bekannte Partialfunktion der Schilddrüse inklusive geringer Jodmengen in gebundener Form heranbringen.

Als Optimum ist nativer frischer Schilddrüsenextrakt anzusehen. der als Preßsaft, frische Drüse (eingetropft in Suppe) oder in Form von leicht angebratenem Schnitzel gegeben werden kann und sich in allen diesen Verabreichungsformen wirksam erwiesen hat.

Die native Schilddrüsenzufuhr ist viel weniger imstande, toxische Einflüsse auf den Kreislauf und auf das Herz auszuüben. Sie wird meistens von den Patienten gut vertragen. Wenn Kranke eine Idiosynkrasie gegen die Einnahme von Schilddrüsensubstanz haben, so versuche man, die benötigte Dosis in Suppen zu verabreichen.

Aus dem Gesagten geht hervor, daß es am besten ist, schon vor und im Anschluß an die Transplantation monatelang Schilddrüse zu verfüttern.

Auch die Transplantation einer Hypophyse ohne Jod und Schilddrüsenmedikation verursacht Gewichtsabnahme und GU.-Steigerung. Nach unserer Erfahrung empfiehlt es sich, trotzdem zur Unterstützung sowohl Jod, als auch Schilddrüse zu verordnen. Ein Dauererfolg ist auf diese Weise leichter zu erzielen und unter Umständen ist sogar eine Transplantation allein schon erfolgreich.

42. Technik der Hypophysentransplantation.

Die Einpflanzung von Drüsen oder von kristallisierten Hormonen begegnet im allgemeinen keinen technischen Schwierigkeiten. Wenn die Setzlinge rasch und steril überpflanzt werden, erfolgt die Einheilung glatt und ohne Zwischenfall. Während der Operation muß jede Blutung vermieden werden und die Entnahme der Drüse unter aseptischen Kautelen vor sich gehen.

Bei der Technik der Überpflanzung ist die Wahrung der Sterilität strikte zu fordern, vor allem in der Phase der Drüsenentnahme. Die geringste Infektion führt dazu, daß die Setzlinge ausgestoßen werden, ja sogar eine Eiterung eintreten kann, Entzündungen und Komplikationen jeder Art die Methode in Mißkredit bringen und bei dem Kranken schweres Unbehagen auslösen.

Die Hypophyse zur Überpflanzung wird zumeist dem Kalb entnommen, es kann aber ohne weiteres auch eine Schweinshypophyse implantiert werden. Das operative Vorgehen zerfällt in drei Phasen:

1. Unsterile Phase (Eröffnung des Schädels),
2. Sterile Phase (Entnahme der Hypophyse aus ihrem Bett),
3. Einpflanzung der Hypophyse in ein Muskelbett im Bereich der hinteren Achselfalte.

ad 1. Unsterile Phase: Schädeleröffnung.

Ehe eine Hypophyse verpflanzt wird, ist darauf zu achten, daß das Tier nicht durch Schlagen oder Schießen, sondern durch Stechen getötet wird, um die Blutfülle des Gehirns zu vermindern und die aseptische Entnahme der Hypophyse zu erreichen *). Außerdem muß die Schlachtung unmittelbar vorher erfolgt sein und der Kopf des Tieres darf am Schlachthof nicht länger liegen oder transportiert werden. Bei Einhaltung dieser Kautelen ist ein Hochsteigen von Keimen aus der Wunde nach der Schlachtung noch nicht zu befürchten.

Der nächste Akt betrifft die Eröffnung des Schädels. Mit Hilfe eines über die Stirne angesetzten T-Schnittes werden die beiden Hälften der Kopfschwarte tiefseitlich hinab abpräpariert und die freiliegende Kalotte wird so durchsägt, daß die Dura wenn möglich nicht verletzt wird. Mit einiger Geschicklichkeit ist dies durchaus möglich. Kleinere Verletzungen der Dura sind bei sofortigem Weiterarbeiten kaum von Belang.

ad 2. Sterile Phase der Entnahme. So einfach und leicht die Entnahme erscheint, ist es doch ratsam und sicher, von einem Assistenten die Kalotte im Sägeschnitt seitlich zuerst heben zu lassen, um dann bereits aseptisch mit Schere und Pinzette die Dura zirkulär möglichst weit nach hinten zu durchschneiden. Die Falxe mit sich ziehend, läßt sich die Dura leicht abheben und gibt das Stirnhirn frei.

Streng sterile Phase der Entnahme: Nach Instrumentenwechsel zieht der Assistent das Stirnhirn mit vom Operateur steril aufgelegten Tupfern nach hinten. Die sich nun anspannenden Hirnnerven reißen mit Ausnahme des Opticus ab, der Sehnerv wird mit sterilen Instrumenten durchtrennt. — Im Fall einer Blutansammlung im Bereich des Türkensattels wird sie vom Operateur nach hinten abgewischt, so daß das Hypophysenbett freiliegt. Mit neuerdings gewechseltem sterilen Skalpell wird seitlich in das Dach der Sella eingeschnitten. Zwei am Rande der Sella geführte Längsschnitte werden durch einen vorderen und hinteren Querschnitt verbunden. In diesem Abschnitt der Ent-

---

*) An dieser Stelle sei Herrn Dr med. vet. GEBAUER für sein freundliches Entgegenkommen gedankt.

nahme soll die Hypophyse in ihrem Bett belassen werden. Vorsichtige Schnitte von der Seite her lösen das mit der Pinzette gehaltene Organ von seiner Unterlage. Nun wird ohne Schwierigkeit die entnommene Hypophyse in ihrer Gesamtheit in das sterile Präparatglas zur sofortigen Übertragung abgelegt.

ad 3. Operation und Einpflanzung: Wenn bei der zweiten Phase der entscheidende Faktor auf strengster Einhaltung der Asepsis beruht, so ist bei der Einpflanzung selbst das Wichtigste, abgesehen von der selbstverständlichen Sterilität, die *Vermeidung jeglicher Blutung.* Lokalanästhesie ist sogar bei kleinen Kindern möglich, sonst sind Evipan oder ein Ätherrausch zu empfehlen.

Bei seitlich erhobenem Arm ist die hintere Achselfalte in ihrem unteren Anteil gut zu sehen und daselbst der Hautschnitt anzulegen. Nach Durchtrennung der Haut und des Unterhautzellgewebes bis auf die Fascien, werden die letzteren gespalten und nun stumpf die Muskelfasern auseinandergedrängt. Dieser Vorgang läßt sich am besten mit dem Dilatator durchführen. Alle diese Aktionen sollen unblutig verlaufen. Ein Blutpunkt im Unterhautzellgewebe kann durch einfaches Liegenlassen der Klemme und eventuellem Abdrehen des Gefäßes unschädlich gemacht werden. Das Muskelbett darf nicht zu oberflächlich sein und breit genug, um die Drüse bequem aufzunehmen. Eine lange automatische anatomische Pinzette kann so eingeführt werden, daß zwischen ihren Branchen die Drüse in die Tiefe versenkt wird. Nach Tunlichkeit sind sogar Catgutnähte zu vermeiden, da sich ja sowieso der Längsriß in der Fascie von selbst schließt und mit einer oder zwei Nähten die Haut geschlossen wird.

Hypophysenentnahme
Unsterile Phase:

1. Hautschnitt, T-Schnitt,
2. Sägen frontal,
3. Sägen seitlich,
4. Seitliches Einschlagen des Meißels.

Sterile Phase:

1. Zurückklappen der Kalotte (Dura),
2. Zurückklappen des Stirnhirns und Hirnstammes (Instrumentenwechsel),
3. Abschneiden des Hirnnerven,
4. Darstellung der Hypophyse.

Streng sterile Phase:

1. Spaltung der Dura,
2. Zirkuläre Umschneidung der Hypophyse,
3. Allseitige Lostrennung aus dem Bett,
4. Entnahme und Einbringen in das sterile Gefäß,
5. Bettdarstellung (Neurohypophyse).

Operation und Einpflanzung

1. Lagerung,
2. Einschnitt,
3. Bettbereitung,
4. Verschluß ohne Blutung.

Die subcutane Verlagerung ist nicht sehr empfehlenswert. Zwar ist es bestechend, das Transplantat bei lang angelegtem Hautkanal längere Zeit in seiner Größe verfolgen zu können, aber die Haut antwortet auf den Fremdkörper mit leichten Reizerscheinungen und die Kranken selbst beobachten und tasten an der eingepflanzten Drüse.

Nach Abschluß des Eingriffes erhält der Patient je nach seinem psychischen Zustand für einen oder mehrere Tage einen DESAULT-verband.

S- und P-Schutz sind nicht unbedingt notwendig.

Die Überpflanzung *einer Drüse ist die übliche Norm*, obwohl es äußerst verlockend ist, zur Vermehrung der Wirkung in einer Sitzung zwei Drüsen einzupflanzen. Wenn dies in einem Lager geschieht, so sind Schwellungen und leichte aseptische Entzündungen nachweisbar. Deshalb erscheint es vorteilhaft, immer nur eine Drüse einzupflanzen und nötigenfalls die Einpflanzung zu wiederholen.

Bei Übertragung von zwei Hypophysen auf einmal sollen diese so gelagert sein, daß sie nicht zu einem Klumpen geballt liegen, sondern voneinander getrennt in verschiedenen Muskelschichten zur besseren Durchblutung eingepfropft sind.

Die Fixierung des Armes erfolgt nicht nur, um die Wunde für die erste Zeit nach dem Eingriff ruhig zu stellen, sondern gewährleistet dem Transplantat eine gleichmäßige Wärme und gute Durchblutung in den ersten Zeiten der Einwachsung.

Prä- und postoperativ ist, wie vorhin schon erwähnt, Nativschilddrüse zu füttern, um den GU. entsprechend hoch zu halten. Die Verabfolgung von 50 g Schilddrüse in Form von Eingetropftem in die Suppe oder mit anderem Fleisch gemischt als Schnitzel, hat sich uns bewährt. Die gleichzeitige Verfolgung des GU. zeigt bei der Opotherapie schon vor dem Eingriff ihren Erfolg und es erscheint zweckmäßig, mit dieser Behandlung den GU. schon vor der Operation auf $+20$ bis $+30$ hinaufzutreiben, um ihn nach der Operation mit Hilfe der Opotherapie in gleicher Höhe zu halten.

Bei den Myxödemkranken ist eine dauernde Kontrolle notwendig und es muß betont werden, daß eine einmalige Überpflanzung selten genügt, sondern nach einigen Monaten wiederholt werden muß. Durch mehrmalige Drüsenübertragungen wird endlich jener Zustand erreicht, der die geschädigte Schilddrüse oder ihre Reste in den Stand setzt, den Körperbedarf wieder vollends zu decken. Es ist also von vorneherein notwendig, diese Behandlung mindestens ein Jahr lang fortzusetzen, nach dem ersten Halbjahr vorübergehend jede Schilddrüsenabgabe einzustellen, bei starkem Sinken des GU. oder Wiederkehr von Myxödemsymptomen sofort die Opotherapie kombiniert mit Transplantation einer Hypophyse zu wiederholen.

Es ist klar, daß nicht jede Behandlung von postop. Myxödem zu einem Dauererfolg führt, aber es gibt doch Fälle, die nach mehrjähriger Beobachtung lange Zeit keiner weiteren Betreuung mehr bedürfen. Nicht allein der Dauererfolg spricht für die Durchführung der Hypophysenüberpflanzungen, auffallend ist vielmehr die wesentliche objektive und subjektive Besserung, die zu einem wirklichen Geheiltsein führt. Die unbestimmten Neuralgieformen, Beschwerden und psychische Labilität sind bedeutend besser mit Hilfe der Transplantation zu beeinflussen.

Hier sei darauf hingewiesen, daß es postop. Myxödemformen gibt, die nicht mit Gedunsenheit des Gesichtes und auffallender Unterhautzellgewebeschwellung erscheinen. Diese Formen werden leicht verkannt und unter verschiedensten Diagnosen mit wenig Erfolg behandelt.

Dosierungen: Wenn im prä- und postop. Abschnitt 50 g Schilddrüsensubstanz ein- bis zweimal wöchentlich unter Kontrolle des GU. verordnet wurde, so sind späterhin die Dosen zu senken.

Solange der Kranke in stationärer Behandlung steht, zeigt die ansteigende Pulszahl die Wirksamkeit der Opotherapie an. An den Eingriff anschließend ist der Patient anfangs in 3—4wöchentlichen Intervallen zu bestellen und nach Prüfung des GU. kann man ohne weiteres wieder 50 g Schilddrüse geben.

Will man eine Dauerwirkung mit kleinen Dosen durchführen, so läßt sich dies mit 5 g alle 3.—5.Tage erreichen. Bei schon wesentlich gebesserten Fällen kann die Dosis auf wöchentlich 10 g vermindert werden.

Gleichzeitig ist die anfänglich tägliche, späterhin in Abständen von Tagen verordnete Einnahme von Jodkali empfehlenswert. EGGENBERGER hat in Form der Blauen Lösung diese zur individuellen Kropftherapie und Prophylaxe nach Kropfoperationen empfohlen und ihre erfolgreiche Anwendung wurde neuerlich von WESPI-EGGENBERGER bestätigt.

<pre>
Rp. Kalii jodati   02
    Aquae dest.   200,0
    1% Methylenblaulösung gtt.   I
M.D.S. Abends 3 Tropfen in einem halben Glas Wasser. Dazu
    eine Augentropfflasche 10 ccm mit Glaspipette zum Einfüllen
    und genauen Abzählen der Tropfen.
</pre>

Auch beim Myxödem ist die Jodmedikation, besonders wenn durch Transplantation und Opotherapie eine Einstellung schon erreicht ist, insofern nicht ungefährlich, als bei dauerndem Gebrauch plötzlich Herzbeschwerden und unangenehme allgemeine Sensationen auftreten, die nach Absetzen der Jodmedikation prompt verschwinden.

Regeneration: Das biologisch von vielen bedeutenden Forschern festgestellte Korrelat des Hypophysenvorderlappens mit der Schilddrüse läßt erwarten, daß Hypophysenübertragungen und vorübergehende Wirksamkeit des thyreotropen Hormons des Transplantates bei länger dauernder Einwirkung, durch mehrmalige Wiederholung der Einpflanzungen die Regeneration der Schilddrüse einleiten würde und in einigen Fällen zur Wiederherstellung der vollen Funktion imstande wäre.

ROGOWITSCH gelang es, eine Hypertrophie des Hypophysenvorderlappens bei Kaninchen zu erzeugen, wenn experimentell die Schilddrüse entfernt wurde. NIÉPCE und SCHÖNEMANN konnten schon vor einigen Jahrzehnten nachweisen, daß Menschen oder Tiere mit großen Parenchymkröpfen vergrößerte Hypophysenvorderlappen besitzen. Im Gegensatz dazu sind die Arbeiten von SMITH und ALLEN dahingehend, daß die Hypophyse in ihrem vorderen Anteil die Entwicklung und Funktion der Schilddrüse im wesentlichen beherrsche.

Auf Grund von zehn Beobachtungen konnte nach der Transplantation von Hypophysen mit gleichzeitiger Opotherapie ein koordiniertes Wachstum der bislang nicht tastbaren Schilddrüsenreste bemerkt werden. Gepaart mit diesem Wachstum der Schilddrüse war der Rückgang aller Symptome des Myxödems.

Der Einwand, daß es sich um ein einfaches Kropfrecidiv handle, ist insofern nicht stichhaltig, weil bei einem Fall z. B. folgender Tatbestand vorlag: Es handelte sich um einen 42 Jahre alten Landwirt, der wegen eines Leistenbruches zur Operation kam und bei dem wegen Gedunsenheit des Gesichtes und einer gewissen Schwerfälligkeit der Erscheinung, der Verdacht eines Myxödems bestand. Eine vor Jahren ausgeführte Kropfoperation und die seither bestehende Zunahme seiner Beschwerden, sowie der weitere klinische und Laboratoriumsbefund bestätigten die Diagnose. Sofort wurde eine Behandlung mit dreimaliger Transplantation von Hypophysen und Schilddrüse nativ per os und anschließend eine vorsichtige Jod-Nachkur eingeleitet. Nach Ablauf eines Jahres waren beide vorher nicht tastbaren Schilddrüsenlappen einwandfrei palpabel und von normaler Größe. Der Patient war nicht nur wieder lebhaft und munter, sondern auch wieder in vollem Ausmaß arbeitsfähig.

Die Einteilung des postop. myxödematösen Zustandes in transitorische und stationäre Formen zeigt, daß es spontane Heilungen gibt.

Der oben beschriebene Fall zeigt jedoch, daß bei zunehmendem Myxödem nach jahrelanger Mißachtung des Krankheitszustandes, bei restierenden Drüsenstümpfen durch die Transplantation von Hypophysen kombiniert mit Opo- und Jodtherapie, eine völlige Wiederherstellung zu erreichen war und die Dauerform des Myxödems in eine vorübergehende verwandelt werden konnte.

Wie ist die Regeneration der Schilddrüse bei solchen Fällen zu erklären? Die Einpflanzung der Hypophyse und ihre Aufsaugung bewirken die Aufnahme von thyreotropen Hormon, welches in einer solchen Menge immer wieder zur Verfügung gestellt werden muß, daß es wie eine inkretorische Leitschiene für die Entwicklung des Schilddrüsenrestes wirkt.

Die Hypophyse als übergeordnetes Organ kann mit ihrer zentralen Lenkung die Schilddrüse zur Wiederfunktion bringen, falls sie überhaupt regenerationsfähig ist, sie kann nach unseren Untersuchungen, sogar wenn schon ein Schaden vorliegt, ihre Funktion wieder aufnehmen und inkretorisch voll wirksam werden. Auf Grund der klinischen Beobachtungen, die sich auf wohlfundierte experimentelle Arbeiten stützen, ist die Hypophyse und auch ihr Transplantat als Leitschiene für die Regeneration der Schilddrüse anzusehen und der Versuch mehrfacher Überpflanzungen und mehrjähriger Behandlung zur Erreichung eines Dauererfolges gerechtfertigt (Tab. 2).

Tab. 2. Hypophysenimplantationen.
Es wurden bei 31 Patienten 64 Transplantationen durchgeführt.

		Erfog
10	Myxödem	sehr gut,
4	Polyarthritis rheum. . . .	sehr gut,
3	hypophys. Fettsucht mit Hypogenitalismus	gut,
2	reine Mastfettsucht	gut,
10	Debilität und Kretinismus . .	8 Fälle gebessert, 2 Versager,
2	Ichthyosis	sehr gut.

43. Die Strumaresezierten.

Bei der großen Zahl der heute wegen Kropf oder mehr oder weniger schweren Thyreotoxikose-Operierten, gibt es Geheilte, die mit dem Resultat des Eingriffes vollkommen zufrieden sind. Aber wir finden auch eine Reihe von Patienten, deren Zustand nur gebessert ist und die nicht ohne Grund über alte oder neue Krankheitserscheinungen klagen.

Gleichgültig, ob es sich um Kropfoperierte wegen eines mechanischen Hindernisses oder um Toxikosen gehandelt hat, ist nach moderner Auffassung bei allen Kranken eine Nachbehandlung, zumindest eine mehrjährige fallweise Kontrolle durch den Operateur zu verlangen.

Auf Grund dieses systematischen Vorgehens wird es möglich sein, zwischen nicht besserungsfähigen Resten des alten Leidens und Folgen der Operation, die zu neuen Beschwerden Anlaß geben, zu unterscheiden.

Der zeitliche Überblick ist aus begreiflichen Gründen in den meisten Statistiken sehr gering. Es muß jedoch festgehalten werden, daß die Zahlen mit kurzfristiger postop. Beobachtungsdauer für eine exakte Statistik nicht genügen.

In diesem Zusammenhang wird man zwischen Teilerfolgen und Recidiven unterscheiden müssen und auch den Effekt einer Nachbehandlung bis zur endgültigen Heilung präzise festlegen. Das Verschwinden aller Symptome kann bei beiden Kropfformen als vollständige Heilung betrachtet werden, während als relative Heilung die Wiederaufnahme der normalen Tätigkeit, Ausübung des Berufes und höchstens geringe Einschränkung des Wohlbefindens bezeichnet wird. Was das Leiden an sich betrifft, sollte keine Nachbehandlung mehr notwendig sein.

Bei Patienten, die wegen großen extro- oder introvertierten Kröpfen operiert werden mußten, ist das wesentliche postop. Problem nach

Wegnahme eines so großen Anteiles der ohnehin funktionell minderwertigen Drüse, die Wiedererreichung eines normalen Stoffwechsels. Als erschwerender Umstand tritt bei solchen Menschen, die meist im höheren Alter stehen, eine mehr oder minder grobe Störung der Herzkraft hinzu. Beide Komponenten erzeugen gewisse Fettleibigkeit nach der Operation, die Basis hiezu schafft der niedere Stoffwechsel und mangelnde Beweglichkeit dieser Kranken.

Zur Vermeidung des postop. Fettansatzes ist nicht nur die Kontrolle des GU. notwendig, sondern es empfiehlt sich als wesentlich die Behandlung des Herzens, das nun auf verschiedene Herzmittel gut ansprechen kann. Außer diesen Maßnahmen sind die Kranken diätisch zu beraten, es ist ihnen eine saure Diät vorzuschreiben und vor allem eine entsprechende Regulierung der Flüssigkeitsaufnahme anzuraten.

Ist der Stoffwechsel nach der Resektion so stark abgebremst, daß Minuswerte beobachtet werden, so leitet dieser Zustand in die postop. Hypothyreoidose und zum postop. Myxödem über.

Das Krankheitsbild ist dadurch gekennzeichnet, daß eine geringe Zunahme des Unterhautzellgewebes in verschiedensten Formen, oft nur als scheinbare Fettleibigkeit, festzustellen ist. Die etwas schilfernde und trockene Haut, Haarausfall und Veränderungen der Nägel, werden diesen Zustand rasch erkennen lassen. Allerdings muß daran gedacht werden, daß es auch magere Formen der postop. Insuffizienz gibt, die durch Regelstörungen, Schwächegefühl in den Beinen, allgemeine Muskelschwäche und nervöse Störungen gekennzeichnet sind. In diesem Zusammenhang sei darauf hingewiesen, daß der Hypothyreoidismus am Beginn der Erkrankung nicht durch Apathie, Schläfrigkeit und Faulheit auffallen muß, sondern daß bei solchen Kranken eine scheinbar durch nichts zu beeinflussende Nervosität, Minderleistung an Aufmerksamkeit, leichte Gedächtnisschwäche und oft völlig unbestimmbare Herzbeschwerden sich miteinander verbinden und das Krankheitsbild verwirren. Dazu tritt noch in manchen Fällen eine Atonie und eine Volumenvermehrung des Herzens auf, die röntgenologisch nachzuweisen sind.

Wichtig ist bei diesen Fällen, daß scheinbar unerklärbare Bauchbeschwerden vorliegen und allgemeine Blähung nachzuweisen ist, die wieder zu weiteren Störungen des Herzens Anlaß geben.

Das Elektrokardiogramm zeigt ebenfalls Störungen, die bis zur Umkehrung der T-Zacke und einer Abflachung der P-Zacke führen.

Die GU.-Bestimmung ergibt gelegentlich nur geringe Minuswerte, die fast normal sind. Die sofort eingeleitete Behandlung, sei es mit Transplantation einer Hypophyse oder einer Opotherapie, bestätigen durch den Erfolg die Diagnose. LEIBOVICI und GILBERT-DREYFUS betonen, daß sich trotz bestehendem Myxödem der GU. in normalen Werten bewegen kann und sich in dieser Hinsicht die postop. Unterfunktion von der angeborenen Unterfunktion unterscheidet. Wesentlich ist die Festlegung verschiedener Krankheitserscheinungen, die durch formes frustes der Hypothyreoidie in ganz bestimmten Organsystemen ausgelöst werden. Nach Hyperthyreosen beschreibt HARTSOCK eine okulomotorische, eine cardiale, eine psychische, eine mit verschiedenen Schmerzen und Neuralgien verbundene und eine den Verdauungstrakt betreffende Form. Zu diesen sehr eingehend beschriebenen und wichtigen postop. Krankheitsbildern kann im Rahmen des postop. Hypothyreoidismus noch eine genitale und eine hepatale Form hinzugefügt werden.

Im ersteren Fall handelt es sich bei Frauen meist um Regelstörungen, post op. Dys- und Amenorrhoen, sogar um Konzeptionsunfähigkeit. Beim Mann kann starke Verminderung der Libido bis zur manifesten Impotenz eintreten, die trotz entsprechender Therapie nicht anspricht.

Die hepatale Form zeigt sich in relativer Empfindlichkeit der Lebergegend und ist als Hypofunktion der Gallenblase röntgenologisch in Form einer mangelnden Kontraktilität und verlängerter Entleerungszeit nachzuweisen.

Leichte Formen des Hypothyreoidismus sind einer spontanen Heilung zugänglich. Im Laufe der Jahre kann eine Hypertrophie der Drüsenstümpfe auftreten und dieses Krankheitsbild von selbst beheben. Gerade für diese Fälle ist das Früherkennen des Hypothyreoidismus von außerordentlicher Wichtigkeit, weil die sofort eingeleitete Opotherapie, kombiniert mit der Überpflanzung von Hypophysen, rasche und dauernde Heilung anbahnen. Die postop. Jodtherapie ist ein Weg, um leichte Fälle des Hypothyreoidismus von vornherein zu vermeiden und den Ausbruch der Erkrankung zu verhindern.

Es ist sinnvoll, diesen Erwägungen die Debatte anzuschließen, wieviel vom Schilddrüsengewebe überhaupt zurückzulassen ist. In den vorhergehenden Beschreibungen der Technik ist das Für und Wider der Unterbindung des unteren Polgefäßes zur Genüge behandelt worden. Aus den Mitteilungen der Weltliteratur, die besonders in den letzten Jahren zu dieser Frage Stellung nahm, ist zu ersehen, daß die Mehrzahl der Autoren bei entsprechender Lokalisierung der Unterbindung eine Nekrose der Schilddrüse und der Nebenschilddrüse nicht befürchten. Trotzdem ist es von besonderer Wichtigkeit, sich über die Größe der zurückgelassenen Schilddrüsenteile zu informieren. Es gibt Verfechter einer weitgehenden Resektion, vor allem bei Basedowerkrankten, die den gesamten oberen Pol resezieren und nur den unteren Pol belassen. Eine andere Möglichkeit, den oberen Pol mit einem Medaillon des unteren Poles, an welchem die Epithelkörperchen haften, zu belassen, wurde propagiert.

Im allgemeinen wird eine Schale des hinteren Drüsenanteiles belassen, wobei SMITH einen Drüsenrest von 3 cm Höhe, 1 cm Breite, mit ungefährem Gewicht von 6—7 g vorschlägt.

Nach meiner Meinung wäre als grundsätzliche Erfordernis voranzustellen, den Kropf nur so weitgehend als Maximum zu reduzieren, daß *die übliche Größe der örtlich vorkommenden Normaldrüsen erreicht wird. Eine weitere Reduktion ist unter allen Umständen abzulehnen. Im Gegenteil wird der Kropfoperateur eher einen größeren Rest*

*von Drüse belassen müssen, weil die Durchblutung durch die Unter-
bindungen der Hauptgefäße eine geringere und eine Schrumpfung des
Drüsenparenchyms in gewissen Grenzen zu erwarten ist.*

In unseren Gegenden ist mit einer weitgehenden Resektion die Gefahr des Hypothyreoidismus gegeben und man wird sich im allgemeinen
an folgende Grundsätze halten:

1. Möglichst weitgehende Erhaltung der Drüsenkapsel.

2. Erhaltung des oberen Poles in seiner Hinterfläche.

3. Breite Erhaltung der caudalen Schale.

4. Erhalten des Isthmusrandes (Erleichterung der Naht).

5. Zurücklassung von 30—50 g Drüse bei großen eu- und hypothyreoten Kröpfen, Zurücklassung von beiderseitigen Resten in je
Zweidaumengröße.

6. Eine subtotale Resektion ist auch bei Überfunktion der Schild-
drüse nicht zu empfehlen, weil die Einschränkung und Regelung des
Blutumlaufes das Krankheitsbild entscheidend beeinflussen und die
Entfernung von Drüsengewebe allein nicht bestimmend ist.

7. Berücksichtigung rascher oder langsamer Entwicklung der
Hyperthyreose.

8. Berücksichtigung der Grundumsatzhöhe.

9. Berücksichtigung der allgemeinen Symptome und des Krankheits-
verlaufes (rasche Entwicklung).

10. Berücksichtigung des Alters (bei jüngeren Personen ist mehr
zu resecieren als bei bejahrten).

Der Hypothyreoidismus kann auch im Verlauf jahrelangen Be-
stehens einen Dauerschaden des Herzens hervorrufen, der sich dann
trotz erfolgreicher Behandlung und Wiederherstellung normaler Stoff-
wechselverhältnisse nicht mehr ausgleicht. Der Myocardschaden mani-
festiert sich in einer Minderleistung des Herzens, die bei solchen Kranken als Dauerschaden zurückbleibt (Gefäßveränderungen).

Wenn über die post op. Unterfunktion, besonders in ihren latenten
Formen, auf ihre schädlichen Einflüsse noch Jahre nach der Operation
aufmerksam gemacht wurde, so ist im folgenden über persistierenden
Hyperthyreoidismus und recidivierenden Hyperthyreoidismus zu dis-
kutieren.

Es ist bekannt, daß bei längerer Krankheitsdauer auch eine längere
postop. Erholung bei Überfunktion der Schilddrüse notwendig ist. Je
schwerer der Fall, desto geringer ist die Aussicht, daß die chirurgische
Intervention zu einem vollkommenen Erfolg führt. Es ist nicht nur anzunehmen, daß die Schilddrüsenreste in ihrer Funktion allein die
Erholung verhindern, sondern auch die Stoffwechselentgleisung
eine so weitgehende ist, daß die vollkommene Wiederherstellung sehr
lange Zeit in Anspruch nimmt und nur bei ausgiebiger Reduktion des
Gefäßquerschnittes und durch Verminderung des Gefäßstromes die starken thyreotropen Impulse abgebremst werden können.

Aber auch die Reaktion aller Erfolgsorgane, seien es die Drüsen
mit innerer Sekretion oder die anderen Organsysteme, ist bei einer

langdauernden Dysharmonie des Stoffwechsels in ihrer autonomen Reaktion in Betracht zu ziehen.

Um solche Vorkommnisse frühzeitig zu erkennen und präventiv eine entsprechend intensive und lange Nachbehandlung durchzuführen, ist es sehr wesentlich, bei schweren Fällen durch Monate, ja durch Jahre, eine GU.- und Pulskontrolle anzustreben.

Zu diesem Krankheitsbild des Fortdauerns. gewisser Beschwerden bei Thyreotoxikosen gehören auch die noch anhaltenden vasomotorischen Störungen, Schwitzen, vor allem feuchte Hände. Diesen vom autonomen Nervensystem hergeleiteten Erscheinungen geht eine allgemeine Neurotonie parallel. *Der GU. kann durchaus zu normalen Grenzen abgesunken sein, die nervösen Symptome bleiben bestehen.* Um die Krankheit zu behandeln, muß die Erkenntnis, daß sich die vegetative Dystonie autonom gemacht hat, frühzeitig erfolgen. Im französischen Schrifttum wird von einem Syndrom neurotonique residuel und von para- und post. Basedowsyndrom gesprochen.

All diese Bezeichnungen beziehen sich auf verschiedene Gebiete, die einer vorwiegenden Sympathicotonie unterschiedlicher Systeme entsprechen und entweder das cardiovasculäre System, das Verdauungssystem oder die sekretorischen Systeme, wie z. B. die Schweiß- oder Speicheldrüsen, betreffen.

In diesen Abschnitt gehört auch der persistierende Exophthalmus. In einer Reihe von Fällen verschwindet er nach längerer Krankheit nicht mehr oder ist trotz erfolgreicher Intervention kaum wesentlich beeinflußt worden. Es ist möglich, daß bei solchen Kranken niedere GU.-Werte gefunden werden, der Exophthalmus jedoch weiterbesteht.

Die Hyperthyreose ist in einem gewissen Stadium nicht mehr total reversibel. Diese Feststellung hat insofern große Bedeutung, weil nicht nur beim Exophthalmus, sondern überhaupt beim Krankheitsbild der Thyreotoxikosen die Frühoperation damit ihre Rechtfertigung findet.

Zu erwähnen ist noch, daß es einen malignen Exophthalmus gibt, der trotz gelungener Operation durch Weiterschreiten gekennzeichnet ist und statistisch nach WELTI und OFFRET einmal auf je 2000 Fälle vorkommt.

Die Behandlung der persistierenden Exophthalmusformen ist postop. von relativ geringem Effekt begleitet.

LEIBOVICI und DREYFUS geben Johimbin in massiven Dosen an. Sie betonen, daß nur diese Dosen wirkungsvoll sind (15—25 Milligramm täglich). Die Behandlung wird 4—6 Monate lang fortgesetzt und eine Gewöhnung an das Präparat durch zweiwöchentliche Pausen verhindert. Die Autoren sagen, daß diese Kur nur dann wirksam sein kann, wenn die fettig fibröse Degeneration des Orbitainhaltes noch nicht eingetreten ist.

Für die maligne Exophthalmie kommen nur mehr operative Maßnahmen in Frage. Die von JABOULAY zur Behandlung des Basedow empfohlene Operation im Bereich des Halssympathicus kann als Behandlung für den Exophthalmus versucht werden. Erfolge und Mißerfolge wurden über diese Methode berichtet.

Da das Vortreten der Augen für den Patienten ein äußerst unangenehmer Zustand ist, der Kranke seiner Umgebung ständig auffällt, ja sogar durch zu starkes Vortreten der Bulbi das Auge selbst gefährdet werden kann, hat man noch weitgehendere Eingriffe versucht.

Die Operationsmethode von NAFFZIGER wird im Schrifttum neuerdings empfohlen. Sie besteht aus einem weitgehenden Eingriff mit Entfernung des Orbitaldaches und weitgehender Eröffnung der periorbitalen Fascie, Lösen der motorischen Augenmuskeln unter Schonung ihrer Nervenversorgung und sogar in Erweiterung des Sehkanals, um den Sehnerven selbst von einer Einquetschung zu befreien. Diese große Operation soll gute Erfolge bringen, die von WELTI bestätigt wurden.

Von den persistierenden Hyperthyreosen ist das echte Recidiv abzugrenzen. HAINES hat nach Jahren voller Gesundheit Recidive bei Thyreotoxikosen beobachtet. Dieses Wiederkehren einer vorher schon überstandenen Erkrankung, das echte Recidiv, ist nicht damit zu erklären, daß seinerzeit bei der Operation die Ausdehnung der Resektion zu gering gewesen wäre. Es sind kaum technische Fehler schuld, sondern es ist bei solchen Kranken eben die Bereitschaft zur inkretorischen Entgleisung gegeben. Äußere Einflüsse sind geeignet, eine neuerliche Thyreotoxikose auszulösen und manifest werden zu lassen.

Das Recidiv kündigt sich durch eine Erhöhung des GU., durch die bekannten Symptome der Überfunktion und durch ein Ansteigen des Blutjodgehaltes an. Die Entwicklung des Recidivs erfolgt klinisch gelegentlich spontan, d. h. wir sind nicht imstande, eine Gelegenheitsursache nachzuweisen. Typisch ist das Wiedererscheinen der Schilddrüsenvergrößerung.

Kleine, oft lateral am Larynx und der Trachea aufsitzende Knoten können starke Beschwerden hervorrufen. Diese Knoten sind wichtig, weil sie durch ihre Härte imponieren und an eine maligne Entartung erinnern.

Häufig erfolgen Recidive nach Infektionskrankheiten und körperlichen oder seelischen Überbelastungen, bei Frauen in der Zeit des Klimakterium, gleichgültig, ob es natürlich eingetreten war oder künstlich hervorgerufen wurde. Röntgenbestrahlungen können durch plötzliches Hervorrufen inkretorischer Umstellungen das Recidiv einer thyreotoxen Struma auslösen. Für das echte Recidiv wird also anzunehmen sein, daß nicht technisches Geschehen für sein Erscheinen verantwortlich gemacht werden kann, sondern äußere Einwirkungen mehr oder weniger die Ursache bilden.

Beim persistierenden Hyperthyreoidismus dagegen kann das Unterlassen von Gefäßunterbindungen, das Zurücklassen zu reichlich durchbluteter Drüsenanteile, zu wenig radikales Vorgehen oder mangelhafte Technik für die Beschwerden verantwortlich gemacht werden.

Diese zwei Hauptgruppen von Schilddrüsenoperierten, einerseits Unterfunktion, andererseits Überfunktion, die postop. in oft schwer erkennbaren Formen die Patienten belästigen, sind zu unterscheiden von einer dritten Gruppe, jene, die eingestandenerweise umsonst operiert wurden.

Die anscheinend von der Schilddrüse ausgelösten Symptome sind durch die Operation nicht beeinflußt worden und veranlassen das Auftreten neuerlicher Beschwerden mit Wiedererscheinen präop. Symptome. Die Unempfindlichkeit gegen die Antitoxykosetherapie zeigt, daß es sich um eine andere Schädigung im Bereich des Nervensystems handelt, daß ursprünglich eine rein vegetative Dystonie vorlag, deren Genese geklärt hätte werden sollen. Der GU. ist an der Grenze des Normalen. Reine toxische Symptome fehlen und die allfällig durchgeführte Operation bedeutet einen völligen Mißerfolg.

Es handelt sich in diesen Fällen meist um eine Fehldiagnose und es soll in diesem Zusammenhang erwähnt sein, daß nötigenfalls eine eingehende neurologische Untersuchung jedem operativen Eingriff voranzugehen hat und die Erhebung einer genauen Anamnese viel wichtiger als eine elegant durchgeführte Operation ist.

Bei der Nachbehandlung sind drei klinische Untersuchungsmethoden möglich, die einen Index der beginnenden Heilung bilden. Abgesehen von den in einigen Monaten völlig verschwundenen klinischen Symptomen wird ein Weiterbestehen von erhöhten GU.-Werten nachzuweisen sein. Wenn diese als Normalwert $+10 - +20\%$ betragen und bei ambulatorischen Untersuchungen zur einfachen Schätzung noch 10% dazugerechnet werden können, so ist der GU. über 30% als Mahnung für die noch nicht bestehende inkretorische Stabilisierung anzusehen.

In gleicher Weise sind die Blut-Cholesterinwerte zu kontrollieren und zu erheben, ob eine normale oder pathologische Jodämie vorliegt. (Normalwert 10—15 Gamma, path. Wert 25 Gamma.) Pathologische Werte künden ein Recidiv oder ein Persistieren der Toxikose an und bilden die Indikation für eine energische Nachbehandlung.

In diese Kontrolle sind die Gewichtsmessungen und Pulszählungen mit einzubeziehen. Bei der Beurteilung des Pulses ist besonders auf die Labilität von Frequenz und Qualität zu achten.

Bei Hyperthyreosen kann nach der Operation eine Wiedererkrankung mit vollkommen neuen Symptomen eintreten. Der Hyperthyreoidismus kann trotz technisch einwandfreiem Vorgehen in Hypothyreoidismus umschlagen oder es können sich Zeichen einer chronischen Strumitis entwickeln.

Wie schon vorhin beschrieben, kann nach Monaten ein Derberwerden der Drüse die chronische Entzündung ohne besondere Merkmale einer solchen ankündigen. Auch subjektiv meldet der Kranke beim Schlucken oder bei Bewegung des Halses unbestimmte Beschwerden und gibt oft selbst das Härter- und sogar Dickerwerden der Halsgegend an. Die Behandlung wird sich entsprechend dem schon beschriebenen Vorgehen bei Strumitis anschließen.

Die Behandlung des postop. Hyperthyreoidismus richtet sich ebenfalls nach den technischen Vorbedingungen. Wenn sich von vornherein erheben läßt, daß die unteren Polgefäße nicht unterbunden waren, daß intra operationem irgendein Zwischenfall das radikale Vorgehen des Operateurs behinderte, dann ist mit der Reintervention nicht zu zögern. Mit konservativen Maßnahmen wird bei solchen Fällen oft kostbare Zeit verloren, der neuerliche Eingriff erweist sich als notwendig.

Wenn jedoch die chirurgischen Maßnahmen in jeder Weise genügend und folgerichtig durchgeführt wurden und die Recidivoperation voraussichtlich auf große Schwierigkeiten stoßen würde, soll eine entsprechende Behandlung des Recidivs eingeleitet werden. Wenn schon vorher ein Thyreostaticum gegeben wurde, wird man unter den derzeitigen Verhältnissen zu einer Jodbehandlung greifen. Zur Erreichung des operativen Erfolges kann zuerst Propylthiourazil in dosis refracta durch mehrere Wochen verordnet und anschließend mit Lugollösung weiterbehandelt werden.

Jod pur.   1.0 gr
Kal. jodat.   2.0
Aqu. dest.   20.0

Fünfmal 3 Tropfen täglich. Bei Puls- und Gewichtskontrolle kann die Dosis von fünfmal drei bis auf fünfmal 15 Tropfen gesteigert werden, die Gesamtdosis auf 50—60 Tropfen täglich in schweren Fällen erhöht und einige Wochen bis zu drei Monaten verabfolgt werden. Diese Joddosen sind von LEIBOVICI und DREYFUS ausgearbeitet. Die Autoren empfehlen zusätzlich Barbitursäure-Derivate. Sie betonen ausdrücklich, daß eine Unterbrechung der Jodkur eine Recidivgefahr bedeutet. Die Lugolintoleranz wird auf zu geringe Dosen zurückgeführt und es wird ein Ansteigen bis zu 100 Tropfen täglich, verteilt in viele kleine Dosen, befürwortet, um die normale Jodsensibilität zu erreichen. Eine scheinbare Lugolintoleranz wird bei zu kleinen insuffizienten Dosen ausgelöst.

Bei absoluter Jodresistenz wird Vitamin A zugesetzt. 100 bis 200 Einheiten täglich allein oder in Kombination mit Lugol ist die Therapie. Dieser Jodverordnung ist gleichzeitig eine Behandlung mit Keimdrüsenhormon anzuschließen.

Nach meiner Meinung ist eine kombinierte Propylthiourazil-Jodbehandlung in solchen Fällen angezeigt und mit gleichzeitigen hohen Vitamindosen und massiven Dosen von Valeriana erfolgreich. Zu betonen ist, daß solche Kranke nicht ambulatorisch, sondern nur stationär wieder in die Latenzphase ihrer Erkrankung zurückzubringen sind. Gleichzeitig hat eine alkalisierende salzarme Diät mit Zusatz aller sonst erlaubten Gewürze einzusetzen.

Gegen neurovegetative Störungen, vor allem gegen profuse Schweiße, wird die Einspritzung von Acetylcholin in kleinen Dosen empfehlenswert sein.

Die Behandlung der postop. Störungen des N. recurrens wurde schon früher eingehend beschrieben.

Der postop. Hypoparathyreoidismus ist eine nicht seltene Erscheinung und wird häufig in seiner forme fruste nicht erkannt. Abgesehen von der besonderen Gefährlichkeit der Verletzung der Epithelkörperchen bei Recidivoperationen, kann eine Schädigung jener Zone erfolgen, *die als Recurrens-Epithelkörperchenscheibe* zu bezeichnen ist. Zu diesen Gefahren sind neben direkten Verletzungen auch Blutungen und Quetschungen sowie Zerrungen zu rechnen. Bei Nahunterbindung des caudalen Polgefäßes besteht außerdem die große Gefahr der Ischaemie.

Die schwere postop. Tetanie ist ein so typisches Krankheitsbild, das sofort erkannt und behandelt wird. Anschließend erfolgt häufig ein Latentstadium. Der Patient ist anscheinend genesen und verläßt ohne Beschwerden die Abteilung. Wochen, Monate und Jahre können in völligem Wohlbefinden vergehen. Wenn solche Individuen einem äußeren Schaden mit Belastung des Stoffwechsels ausgesetzt sind, kann sich eine bisher unbemerkte chronische Tetanie manifestieren und zu einer außerordentlichen Vielfalt von Beschwerden Anlaß geben. Die erhöhte Ansprechbarkeit der Muskulatur führt zu Spasmen jeglicher Art, die vor allem als Broncho-, Zwerchfell-, Magen-, Darm- und Blasenspasmen nicht sofort in ihrer Genese erkannt und daher auch nicht entsprechend behandelt werden. Obwohl der Spasmus als für die Tetanie typisch angesehen wird, ist zu erwähnen, daß eine ganze Reihe von anderen Beschwerden auf eine latente Tetanie hinweisen. Vasomotorische Störungen, Dermographismus, Tachycardie, circumorale Blässe und Speichelfluß, sowie Paraesthesien vorwiegend im Bereich des Halses, des Nackens und Rumpfes, trophische Störungen der Nägel und Haare, sowie flüchtige Ödeme und Artropathien sind zu beobachten. Dazu treten noch psychische Störungen, Drepressionsgefühle, Weinerlichkeit und eine gewisse geistige Konfusion. Diese Vielfalt von Symptomen, die niemals als geschlossenes Syndrom beobachtet wird, führen häufig zu Fehldiagnosen und Fehlbehandlungen.

Die Therapie der postop. Tetanie erstreckt sich auf eine Calciumzufuhr in hohen Dosen, die bis zu 16 g täglich gesteigert werden kann, wobei als Norm 2—6 g täglich in Milch gegeben werden. Gelegentliche Diarrhoen sind nach massiver Calciumlacticum-Behandlung möglich. Calcium carbonicum wird mitunter besser vertragen. Die Verordnung von Abführmitteln oder Präparaten die Phosphate enthalten, ist zu unterlassen.

Die Behandlung mit Parathormon ist in vielen Fällen erfolgreich, wobei täglich 10—20 Einheiten genügen. Sie dürfen ohne weiteres bis auf 100 Einheiten täglich erhöht werden. A. T. 10 und Calcamin bringen oft in kurzer Zeit überraschende Besserungen. Beide Präparate sind nur bei Kontrolle des Calcium- und Kaliumstoffwechsels anwendbar. Ist eine laboratoriumsmäßige Untersuchung nicht immer möglich, so ist die Probe von SULKOVIC zu empfehlen. In letzter Zeit wurde außer der Ultraviolettbestrahlung Vitamin D empfohlen. Wie aus den Arbeiten von JESSERER hervorgeht, ist Vitamin D 2 in hohen Dosen (600.000 Einheiten) geeignet, bei chronischer Tetanie gute Erfolge zu erzielen.

Die Knochenimplantationen sind insofern als gefährlich abzulehnen, weil nach diesen Eingriffen wohl die Symptome der Tetanie verschwinden, die Calciumwerte jedoch tief bleiben und die Gefahr der Starbildung besteht. Der Patient wird praktisch infolge mangelnder Beschwerden auf die Schwere seines Krankheitsbildes nicht aufmerksam gemacht und der Star im Auge kann sich schleichend entwickeln. JESSERER hat auf diesen Umstand aufmerksam gemacht und die Chirurgen vor dem in gewissen Grenzen fruchtlosen Eingriff gewarnt.

Die Drüsenüberpflanzung ist problematisch, weil die Epithelkörperchen sehr schwer zu finden sind und daher häufig überhaupt kein Nebenschilddrüsengewebe zur Verfügung steht. Es wird versucht in dieser Hinsicht ein normiertes Verfahren aufzustellen. So wie bei der Hypophysenüberpflanzung wäre es wohl möglich, die Reste der Nebenschilddrüsen durch entsprechend gezielte Überpflanzungen im Lauf der Zeit zur Erholung zu bringen.

Es gilt also für den Schilddrüsenresecierten in jedem Fall, das Kalium- und Calciumverhältnis bei oft nach Jahren auftretenden unbestimmten Beschwerden prüfen zu lassen, um solche Krankheitszustände zu erkennen und frühzeitig auszuschalten.

Die Verletzung des N. recurrens, einseitig oder doppelseitig, ist auf technische Unzukömmlichkeiten zurückzuführen. Für den Operierten ist die einseitige Verletzung in den meisten Fällen belanglos, weil nur die totale Schädigung der Stimmbandnerven einer Seite zur Aphonie führt. In den meisten Fällen tritt eine Erholung früher oder später ein, da der Patient unbewußt lernt, richtig zu phonieren. Nur bei Anstrengung, Stimmaufwand oder Singen kann sich diese Schädigung bemerkbar machen.

Die operativ traumatische Läsion der Stimmbandnerven wirkt sich bei doppelseitigem Schaden besonders schwer aus, weil sowohl die Phonation als auch die Respiration davon betroffen sind. Geringe Anstrengungen, schon längeres Sprechen oder Stiegensteigen verursachen beträchtlichen Lufthunger. Erstickungsanfälle können sich derart steigern, daß der Kranke bis zur Arbeitsunfähigkeit gelangt.

Häufig sind diese Patienten schon im Gespräch durch ein leichtes Keuchen oder an einer ziehenden Atmung zu erkennen. Ein gefährlicher Zustand wird gelegentlich durch die Infektion der Luftwege ausgelöst.

Bei den verschiedenen Versuchen, diesen Kranken Erleichterung zu verschaffen, haben sich andernorts Spezialkanülen bewährt, die sich während der Ausatmung schließen, die Stimme wiedergeben und die gesamte Luft durch den Kehlkopf treiben.

Bei uns versucht man durch Frühanlage der Tracheostomie und durch ein technisch einwandfreies Tracheostoma, dem Kranken genügend Luftzufuhr für die Atmung zu gewährleisten und die Luftwege frei zu machen. Beim Sprechen erlernen manche Patienten durch einfache Haltungsänderungen das Tracheostoma so zu schließen, daß auch sprachlich ein genügender und zufriedenstellender Erfolg erreicht wird.

Wenn von Nervennähten Erfolge berichtet worden sind, so halten sich diese in so engen Grenzen, daß sie klinisch nicht ins Gewicht fallen. Nervenverpflanzungen durch Abspaltung anderer Nerven (N. phrenicus, N. hypoglosus) bleiben ebenfalls ohne Erfolg.

Nach mehrfachen Eingriffen, U-förmig angelegten Hautschnitten, bei Nichtbeachtung der natürlichen Hautfalten oder nach Eiterungen entstehen manchmal schwer entstellende Narben. Verwachsungen der Haut mit der Trachea, Verwachsungen an der Drainagestelle und Verziehungen durch Narben wirken sich außerordentlich unschön aus und belästigen dauernd den Rekonvaleszenten.

Keloidbildungen verursachen in diesem Zusammenhang einen wirklich häßlichen Anblick, es ist nicht immer der Träger allein dafür verantwortlich zu machen, sondern auch die Umstände, die überhaupt zu grober Narbenbildung führten. Wie schon vorhin beschrieben, ist bei solchen Narben mit der Wiederherstellungsoperation nicht zu zögern. Bestehen sie schon längere Zeit, so läßt sich durch vorhergehende Massage eine Art Provokation auslösen. Geringe Temperatursteigerungen zeigen die latente Infektion an und geben einen Hinweis, sich im postop. Verlauf der Antibiotica zu bedienen oder noch einige Monate zuzuwarten.

Für die plastische Operation ist es von prinzipieller Wichtigkeit, die gesamten Narben auszuschneiden, weit nach cranial und weit nach caudal hin, Haut und Unterhautzellgewebe abzulösen und nun auch für alle tieferen Schichten das anatomische Bild örtlich wieder herzustellen.

Anschließend daran ist es notwendig, die meist weit auseinandergedrängten Kulissen der Halsmuskulatur zu nähern, das Operationsfeld mit dem vorhandenen subcutanen Gewebe zu polstern und erst dann die Haut in völlig entspanntem Zustand zu schließen. Damit gelingt es auch, entstellende Narben zu einem genügenden kosmetischen Erfolg zu bringen und vor allem den Träger von der größten Belästigung, dem Gefühl des Auf- und Niedergehens der Hautplatysmamuskeltrachealnarbe, zu befreien.

Literaturverzeichnis.

Aub, J. C.: Sammelwerk der Am. Medical Association, Aescul. Verlag Wien-Leipzig 1937.

Arnold, G. E.: Die traumatischen u. konstitutionellen Störungen der Stimme u. d. Sprache. Verlag: Urban & Schwarzenberg, Wien 1948.

Arnold, G. E.: Wiener med. Wochenschrift 1948, S. 209, 98. Jg.

Arnold S. Jackson, M. D.: FACS, F.I.C.S. Madison, Wis. The Journal of the Intern. College of Surgeons Vol. XIII, Mai 1950.

Aron, M.: Compt. rend. Soc. de biol. 102, 682—684 (29. November) 1929.

— Compt. rend. Soc. de biol. 103, 702—704 (7. März) 1930.

Almreich, l. A.: Wiener med. Wochenschrift 1950, S. 528, 100. Jg.

Bachmann, W.: Schweiz. med. Wochenschr. 1945, 75. Jg.

Bansi, H. W.: Thyreotoxikosen und Antithyreoidale Substanzen. Verlag Thieme, Stuttgart 1951.

Bastenie, P. A. a. Kowalewski, K.: Acta Chir. Belgica, Brüssel 1948.

Benninghoff, A.: Lehrbuch der Anatomie des Menschen, Verlag Urban & Schwarzenberg, Berlin-München 1948.

Berger, R.: La presse Medical, Paris 1948.

Braine et R. Rivoire: Chir. d. Glandes Parathyroides, Verl. Masson, Paris 1937.

Boehme: Surgical Clinics of North America, Juni 1945.

Borgström, S.: Acta Chir. Scand. 1949.

Breitner, B.: Die Erkrankg. d. Schilddrüse, Verlag Springer, Wien 1928.

— Ergebnisse d. Chir. u. Orthopädie, Bd. 21/1928.

Brüda: Deutsche Zeitschr. f. Chir. 1930, 228. Bd.

— Deutsche Zeitschr. f. Chirurgie 1930, Bd. 222.

Bircher, Eugen: Das Kropfproblem, Verlag Steinkopf, Dresden, Leipzig 1937.

Bickel: Ärztl. Monatshefte f. berufl. Fortbildg. 1946.

Bierhaus, H.: Archiv f. klinische Chir., Berlin 1947.

Boyd D. P. a. Lathrop, F. D.: The Lahey Clinic Bulletin, Boston 1949.

Balcells A. Gorina: Wr. med. Wochenschrift 1948, S. 282, 98. Jg.

Bérard & R. Peycelon: Maladie de Basedow, Verlag Masson & Cie., Paris 1936.

Bérard, J. Ficarra: The Journal of the Intern. College of Surgeons 1950.

Bartels, E. C.: Western Journal of Surgery Obstetrics and Gynecology, Portland 1948.

Cattel, R. B.: Surgical Clinics of North America 1939.

— Surgery, Gynecology and Obstetrics 1939.

— Western Journal of Surgerys Obstetrics a Gynecologie, Portland 1948.

— The Journal of Clinical Endocrinology 1949.

Compton: Med. Nachr. a. d. Vereinigten Staaten, Flg. 20, 1946.

Claiborne: The New England Journal of Medicin 1937, Nr. 10.

Cooke, R. T.: British Medical Journal 1950, S. 928.

— British Medical Journal 2, 1945.

Crile, Jr. G.: Western Journal of Surgery, Obstetrics and Gynecology 1947.

Crile Jr. G. a. Dempsey, W. S.: The Journal of The American Medical Association, Chicago 1949.

Crile, Jr. G.: The Journal of Intern. College of Surgeon 1949.

Chiari, H.: Klin. Medizin, Wien 1947.

Corning, H. K.: Lehrbuch der topographischen Anatomie, Verlag J. F. Bergmann, München 1944.

Cottrell, J. E.: Memphis Medical Journal 1948.

CHILDS, S. B.: Rocky Mountain Medical Journal, Denver 1949.
CROTTI, A.: The Journal of the International College of Surgeons, 1950.
CACARZANI, F.: L'oto-Rino-Laringologia staliana, Bologna 1948.
DE QUERVAIN, F.: Deutsche Zeitschr. f. Chir. 1912, Bd. 116.
— u. a.: Der endemische Kretinismus, Verlag Springer 1936, Wien.
DE CRINIS, M.: Das vegetative System, Verlag Georg Thieme, Leipzig 1944.
DOR, J.: Bulletins et Memoires de la Societé de Chirurgie de Marseille, Paris 1947.
DUDLEY HART, F.: British Medical Journal 1950, S. 533.
DUERST, J. U.: Die Ursachen der Entstehung des Kropfes, med. Verlag H. Huber, Bern 1941.
DRATSCHINSKAIA, E. S.: Grekov Surgery Bulletin. Moskau 1949.
DUNHILL: Brit. J. Surg. 10. 4. (1922)
ELMER: The Journal of the American Medical Association, Dezember 1, 145, Vol. 129, pp. 932—935.
— New York State Journal of Medecine, Jänner 1939.
ELMER u. BARTELS: Med. Nachrichten a. d. Vereinigt. Staaten 1949.
v. EISELSBERG: Krankheiten der Schilddrüse, Enkeverlag 1901.
EVANS, H. M. and LONG, J. A.: Anat. Rec. 21, 62, 1921.
FRIEHS, H.: Wr. klin. Wochenschrift 1946, S. 407.
FLEISCHHACKER, H.: Wr. med. Wochenschrift 1950, S. 488.
FELKEL, R. u. a.: Wr. med. Wochenschrift 1949, 99. Jg.
FINKBEINER, E.: Die Kretinische Entartung, Verlag Springer, Berlin 1923.
FISCHER, R.: Helvetica Chirurg. Acta, Basel 1949.
FRISK, A. R. u. EINAR, Josefson: Acta Med. Scand. Suppl. CXCVL, 1947.
FROMENT, Roger, Paul GUINET, Mmme. M. DEVIC u. M. DEVIC: Bull. et Mém. de la Soc. Méd. Hôp. de Paris, Nr. 28 u. 29, 63. Jg., 1947.
FAHRNI, G. S.: The Southern Surgeon, Atlanta 1947.
GREENE, M. A. u. a.: The England Journal of Medicine 1941.
GULEKE: Neue deutsche Chirurgie, 9. Bd. Chirurgie der Nebenschilddrüse, Verlag Enke, Stuttgart 1913.
GAMPER, E. u. H. SCHARFETTER: Das Myxödem und der endemische Kretinismus. Verlag Springer, Berlin 1928.
GILDAY, F. J.: Delaware State Medical Journal, Delaware 1948.
GOLDHAHN, R.: Die Anzeige zum operativen Eingriff, Verlag Georg Thieme, Leipzig 1938.
GIANGRASSO, G.: La Clinica Chirurgica, Rom 1948.
GILBERT-DREYFUS: Bulletins et Mémoires de la société Medical des Hôpitaux, Paris 1948.
HADORN: Schweiz. Med. Wochenschrift, Journ. Suisse de Médecine, Basel 1945, 75. Jg.
HUBER, P.: Wr. klin. Wochenschrift 1950, 62. Jg.
— Wr. med. Wochenschrift 1949, 99. Jg.
— Wr. med. Wochenschrift 1950, 100. Jg.
HOFER, G. u. a.: Zeitschrift f. d. gesamte Neurologie u. Psychiatrie 1944 177. Bd., S. 783—796.
— Zeitschr. f. Hals-, Nasen- u. Ohrenheilkunde, 1940, 45. Bd.
HANSON, A. M.: Sammelwerk der American Medical Association, Aesculap Verlag, Wien-Leipzig 1937.
HESS: Vegetatives Nervensystem, Verlag Schwabe & Co., Basel 1948.
HOFF, F.: Steuerungseinrichtungen des Organismus in Gesundheit und Krankheit, Georg Thieme-Verlag 1943, Leipzig.
HELLNER, H.: Schmerz und Schmerzbekämpfung, Georg Thieme-Verlag, Leipzig 1948.
HEINBECKER, P.: The Pathogenesis of Hyperthyroidism. Journ. Intern. d. Chirurg., Bruxelles 1950.
HOTTEN, W. J. T.: The Medical Journal of Australia, Sydney 1948.
HURXTHAL, L. M. M. D.: Copyright 1947, J. B. Lippincott Company, Vol. V Nr. 4, New York State Journal of Med. Vol. 44/1944.

JACKSON, A. S.: The Journal of the Intern. College of Surgeons 1950.
JESCHEK, J.: Archiv für Ohren-, Nasen- u. Kehlkopfheilkunde 1938.
JERVELL, A. a KLOVSTAD, O.: Nordisk Medicin, Stockholm 1948.
JESSERER, H.: Deutsche med. Wochenschr. 1942, Nr. 19.
— Klin. Medizin 1946, Jg. 1.
— Deutsches Archiv für klin. Medizin 1944, S. 522, 6. Heft .
— Deutsches Archiv für klin. Medizin, 1943, S. 399, 4. Heft.
— Deutsches Archiv für klin. Medizin, 1943, S. 471, 5. Heft.
— Deutsches Archiv für klin. Medizin, 1943, S. 193, 2. Heft.
— Wr. Klin. Wochenschr. 1943, Jg. 56, Nr. 33.
— Wr. Klin. Wochenschr., Jg. 58, Nr. 30.
— Wr. Klin. Wochenschr. 1946, Jg. 58, Nr. 15.
— Klinische Medizin 1950, 5. Jg.
— Klinische Medizin 1948, 3. Jg.
— Wr. Klin. Wochenschrift 1950, 62. Jg.
— Paracelsus aus Fasc. 3/1950.
— Schweizerische Rundschau für Medizin (Revue Suisse de Médecine) 1950, 39. Jg.
JESSERER u. PILLAT: Wr. Klin. Wochenschrift 1948.
JUNGHANS, H.: Anzeigen zur chir. Behandlung bei inneren Erkrankungen, Verlag Gustav Fischer, 1943, Jena.
JUNKMANN, K. u. SCHOELLER: Klin. Wchnschr. 11, 1176—1177 (9. Juli) 1932.
JEANNENEY & FOUCAULT: Tactique Operatoire des Glandes Endocrines, Verl. Gaston Doin & Cie., Paris 1938.
KOPF, H.: Wr. klinische Wochenschrift Nr. 27, 1950, S. 479.
KREINER, W.: Deutsche Zeitschr. f. Chir. 1929, 216. Bd.
— Deutsche Zeitschr. f. Chir. 1935, 244. Bd.
— Prakt. Arzt, Jg. III/21/77.
KNOFLACH, H.: Sonderdruck anläßl. d .österr. Ärztetagung 1949, Salzburg, Buchdruckerei Sedlmayr, Dornbirn.
KEYNES Geoffrey, M. D.: British Medical Journal 1950, S. 621.
KLOSE: 3. Bd., Chirurgie der Thymusdrüse, Verlag Enke, Stuttgart 1912.
KÖBERLE, K.: Die Diät des Nervösen, Verlag Maudrich, Wien 1949.
KOCHER: Die Pathologie der Schilddrüse, Verlag Bergmann, Wiesbaden 1906.
Mc. KNIGHT, R. B.: The Southern Surgeon, Atlanta 1947.
KAMNIKER, K.: Schweiz. med. Wochenschrift 1948.
LAHEY, F. H.: Med. Nachr. a. d. Vereinigten Staaten, Folge 22, 1946.
— Surgical Clinics of North America 1935, Dezember.
— Surgical Clinics of North America 1936, Dezember.
— Surgical Clinics of North America 1945, Juni.
— The New England Journal of Medicine 221/978, 982/1939, New York State Journal of Medicine, Vol. 39/1939.
— Med. Nachr. a. d. Vereinigten Staaten, Folge 39/1947, S. 1.
— Surgery Gynecology and Obst. 1945, Vol. 81, S. 425—439.
— PERKIN: The Archives of Intern. Medicine 1938, Vol. 61, pp. 875.
— Medico Surgical Tributes to Harold Brunn University of California Press. 1942.
— Surgery, St. Luis 1944.
LEIBOVICI et GILBERT-DREYFUS: Les Thyreidectomisés v. G. Doin & Cie., Paris.
LANDOIS, F.: Ergebnisse der Chir. u. Orthopädie, Bd. I/1910.
LEDERMANN, P.: Ergebnisse der Chir. u. Orthopädie, Bd. 12/1920.
LINGENFELTER, F. M. a. HOWARD, R. B.: The Southern Surgeon, Atlanta 1949.
LYONS, J. H.: Annals of Surgery Philadelphia 1949.
— Anales de Chirurgia, Buenos Aires 1949.
LOEB, Leo, and BASETT, R. B.: Proc. Soc. Expr. Biol. & Med. 26, 860—862 (Juni) 1929.
MAYRAT, Gilbert u. E. WILDI: Therapeutische Umschau, Jg. IV, 1947.
MURRAY, Ian, M. D.: British Medical Journal 1950, S. 80.

MARINE, D., ROSEN, S. H. a. SPARK: Proc. Soc. Exper. Biol. & Med. 32, 803 (Feb.) 1935.

MARINE, D.: Sammelwerk der American Medical Association, Aesculap Verlag, Wien-Leipzig 1937.

MARINE u. LENHART: Arch. Int. Med. 7, 506 (April) 1911.

MEANS, J. H.: Sammelwerk der American Medical Association, Aesculap Verlag, Wien-Leipzig 1937.

MULHOLLAND, J. H., LAWLER, J. A. a. RALLI, E. P.: Jurgery, Gynecologig and Obst., Chicago 1948.

MELCHIOR, E.: Ergebnisse der Chirurgie u. Orthopädie, Bd. I/1910.

MAES, U., KUKER and CRAIGHEAD: The American Journal of Surgery, New York 1948.

MARUTA, K., SETAK and KIMURA, M.: The Tohoku Journal of Experimental Medicine, Tokyo 1948.

MANZANILLA, M. A.: Journal of the Intern. College of Surgeons 1946.

MARINE, D., a. ROSEN, S. H.: Am. J. Physiol. 107, 677—680 (März) 1934.

NOVAK, Istvan: The Journal of the Intern. College of Surgeons 1949.

NEWAZELLA, A.: Zentralblatt für Chirurgie 1947.

NORDLAND, M.: The Southern Surgeons, Altanta 1949.

— The Journal of I. C. of Surgeons 1949.

NOBEL, E.: Schilddrüsenerkrankungen im Kindesalter, Verlag W. Maudrich, Wien 1933.

OPPOLZER, R.: Wr. klinische Wochenschrift 1949.

PALOS, L. A. u. L. BOZOKY: Zeitschrift f. Innere Medizin u. ihre Grenzgebiete, 27. Jg., Heft 1/1946.

POLZER, K. u. W. SCHOBER: Die vegetativen Anfälle des Herzens. Verlag Maudrich, Wien 1948.

PATZELT, V.: Das endokrine System u. d. Zwischenzellen, Verlag Springer 1947.

PATEL, J., u. a. m.: Nouveau Precis de Pathologie Chirurgicala, Verlag Masson & Cie., Paris 1947.

PAAL, H.: Arch. f. exper. Path. 173, 513 (24. Nov.) 1933.

PEMBERTON, J. de J. and BLACK, B. M.: The Surgical Clinic of North America, Philadelphia 1948.

PEMBERTON, J. de J., HEINES, S. F. a. KEATING, Jr. F. R.: The Journal of the Intern. College of Surgeons, Chicago 1949.

— — The Journal of Clinical Endocrinology, Springfield 1949.

PRIESEL, R. & D. FREY: Fettsucht im Kindesalter, Verag Enke, Stuttgart 1933.

REVENO, S. William: Med. Nachrichten a. d. Vereinigten Staaten, Folge 16, Seite 1, 1947.

RHOMAKO, M.: Wr. med. Wochenschrift 1949, 99. Jg.

ROSINSKY, O. E. Dr. med.: Konstitutionsmedizinischer Beitrag zur Frage des Kryptorchismus beim Menschen. Verlag Brüder Hollinek, Wien 1940.

RIVES, J. D.: Annals of Surgery, Philadelphia 1947.

REYES, A. I.: Philippine Journal of Surgery, Manila 1949.

RICHARD, M.: Schweiz. med. Wochenschrift, Basel 1948.

ROGOWITSCH, N.: Beitr. für path. Anat. u. z. allg. Path. (Zieglers) 4, 453—470, 1888—1889.

SAUTER, H.: Schweiz. med. Wochenschr. Journal Suisse de Medecine 1948.

SEIDL, G.: Wr. klin. Wochenschr. Nr. 13/14, 59. Jg.

SHELDON, J. H., M. D.: British Medical Journal 1950, S. 319.

SAEGESSER, M.: Schilddrüse, Jod u. Kropf, Verlag Schwabe & Co., Basel 1939.

— Der Kropf u. seine Behandlung, Verlag Enke, Stuttgart 1938.

SIEGLBAUER, F.: Lehrbuch der norm. Anatomie des Menschen, Verlag Urban & Schwarzenberg, Wien 1947.

SOLEY, M. H.: Lindsay S. a. Dailey M. E. Western Journal of Surgery, Obst. and Gynecologie, Portland 1948.

SCOTT, A. C. A., RAMEY, P. M.: The Journal of Clinical Endocrinology 1949.

SEED, L.: The Journal of Clinical Endocrinology 1949.
— The Journal of Intern. College of Surgeon 1949.
SWEET, R. H.: Surgery, Gynecology and Obst., Chicago 1948.
SMITH, P. E.: Sammelwerk der American Medical Association, Aesculap-Verlag, Ges. m. b. H., Wien 1937.
— J. M. Research 43, 267 (Juni—Juli) 1922.
— Proc. Soc. Exper. Biol. & Med. 30, 1252 (Juni) 1933.
SHEEHAN, H. L. and SUMMERS, V. K.: 1949, J. Med. 28, 319.
SCHITTENHELM, A. u. EISLER, B.: Klin. Wochenschr. 11, 6—9 (2. Jän.) 1932.
SCHOCKAERT, J. A.: Am. J. Anat. 49, 379 (Jänner) 1932.
SCHNEIDER, J.: Hypophyse u. Konstitution, Heft I, Hippokrates-Verlag Marquardt & Cie., Stuttgart 1944.
SCHOLZ, W.: Klinische u. anatomische Untersuchungen ü. d. Cretinismus. Verlag A. Hirschwald, Berlin 1906.
SPÜHLER: Schweiz. med. Wochenschr. J. Suisse de Medicine, Basel 1947, 77. Jg.
STERN, R.: Differentialdiagnose u. Verlauf des Morbus Basedow u. seiner unvollkommenen Formen. Verlag Deuticke, Leipzig u. Wien 1909.
STEINER, H.: Wr. klin. Wochenschrift 1948.
TRUNNELL, M. D., u. a.: The Journal of Clinical Endocrinology, Vol. IX, Nr. 11, 1949, pp. 1138—1152.
THOREK, Philipp: Am. Journal Surg. 78, 1949.
URBAN, K.: Die Chirurgie des Kropfes, 2. Auflage, Verlag Deuticke, Leipzig Wien 1938.
WINKELBAUER: Wr. Klin. Wochenschr. 1946.
— Deutsche Zeitschrift f. Chirurgie 1930, 225. Bd.
— Archiv f. klin. Chir. 1938, 193. Bd.
WALTON VAN WINKLE, Jr. M. D., u. a.: The Journal of the American Medical Association 1946, February 9., Vol. 130, pp. 343—347.
WATZKO, A.: Wr. med. Wochenschrift 1949, 99. Jg.
WESPI, H. J., u. EGGENBERGER: Schweiz. med. Wochenschrift 1948, 78. Jg., S. 153.
— Schweiz. med. Wochenschrift 1946, Seite 801.
WALDSCHÜTZ, J.: Wr. med. Wochenschr. 1948, S. 510.
WAGNER-JAUREGG: Kropf u. Vollsalz, Verlag Perles, Wien-Leipzig 1925.
— Über Kropfätiologie, Verlag v. Moritz Perles, Wien-Leipzig 1933.
— Myxödem u. Kretinismus, Verlag Deuticke, Leipzig-Wien.
WARREN, H. Cole: Operative Technik, 1949.
— S. a. Feldmann, J. D.: Surgery, Gynecology and Obst., Chicago 1949.
WESSELY, E. A.: Zeitschrift für Laryngologie, Rhinologie, Otologie u. ihre Grenzgebiete, 1949, Thieme Verlag, Stuttgart, 28. Jg.
WEST, T. H.: The Southern Surgeon, Atlanta 1947.
WELTI, H.: Memoires de l'Academie de Chir., Paris 1948.
ZELLNER, Hugo: Wissenschaftl. Mitteilungen der Donau-Pharmazie, Ges. m. b. H., Linz, 1949/1, 1. Jg.
ZONDEK, B.: Sammelwerk der American Medical Association, Aesculap-Verlag Wien-Leipzig 1937.